中西医结合诊疗与康复系列丛书

总主编 李 冀 于 波 吴树亮

骨科疾病诊疗与康复

主编 刘建宇 李 明

科学出版社

北 京

内 容 简 介

本书是"中西医结合诊疗与康复系列丛书"之一，旨在提高中西医结合骨科康复治疗的临床、科研和教学水平。全书分为总论和分论两篇。总论介绍了骨科康复的目标、现状和发展趋势，骨科康复评定，康复治疗。分论分为四个专题，介绍了四肢骨折、四肢运动系统慢性损伤、脊柱脊髓损伤及疾病、骨关节疾病的治疗与康复，团队将西医治疗方式与中医骨伤康复治疗措施的优势有机结合，形成中西医结合骨科康复治疗的新方式，客观地反映了该学科研究成就。

本书适合从事中医骨伤、中西医骨科及康复科治疗的临床医生、研究生及其他医务人员、医疗科研人员、中医院学生参考阅读。

图书在版编目（CIP）数据

骨科疾病诊疗与康复/刘建宇，李明主编. —北京：科学出版社，2021.11
（中西医结合诊疗与康复系列丛书/李冀，于波，吴树亮总主编）
ISBN 978-7-03-070603-4

Ⅰ.①骨… Ⅱ.①刘… ②李… Ⅲ.①骨疾病－诊疗②骨疾病－康复
Ⅳ.①R68

中国版本图书馆 CIP 数据核字（2021）第 228839 号

责任编辑：刘　亚 / 责任校对：申晓焕
责任印制：徐晓晨 / 封面设计：蓝正设计

科学出版社 出版
北京东黄城根北街 16 号
邮政编码：100717
http://www.sciencep.com

北京中科印刷有限公司 印刷
科学出版社发行　各地新华书店经销

*

2021 年 11 月第 一 版　开本：787×1092 1/16
2021 年 11 月第一次印刷　印张：15 1/2
字数：368 000
定价：98.00 元
（如有印装质量问题，我社负责调换）

中西医结合诊疗与康复系列丛书

编 委 会

总主编　李　冀　于　波　吴树亮

编　委　（以姓氏笔画为序）

于　波　哈尔滨医科大学
于　梅　黑龙江省中医药科学院
马　兰　哈尔滨医科大学附属第二医院
王贵玉　中国科学院大学附属肿瘤医院
王培军　哈尔滨医科大学附属口腔医学院
冯晓玲　黑龙江中医药大学附属第一医院
乔　虹　哈尔滨医科大学附属第二医院
刘述川　哈尔滨医科大学附属第一医院
刘建宇　哈尔滨医科大学附属第二医院
关景明　哈尔滨医科大学附属第二医院
杜丽坤　黑龙江中医药大学附属第一医院
李　岩　黑龙江中医药大学附属第一医院
李　冀　黑龙江中医药大学
吴树亮　哈尔滨医科大学
赵　惠　黑龙江中医药大学附属第二医院
徐世东　哈尔滨医科大学附属肿瘤医院
徐京育　黑龙江中医药大学附属第一医院
崔清波　哈尔滨医科大学附属第六医院
程为平　黑龙江中医药大学附属第一医院

骨科疾病诊疗与康复

编委会

主　编　刘建宇　李　明
副主编　王彦龙　林效宗
编　委　（按姓氏汉语拼音排序）

冯海燕　上海市公共卫生临床中心
郭亚山　哈尔滨医科大学附属第二医院
胡　桓　上海交通大学附属第六人民医院
李　丽　哈尔滨医科大学附属第一医院
李　明　哈尔滨医科大学附属第二医院
李　伟　哈尔滨医科大学附属第二医院
林效宗　哈尔滨医科大学附属第二医院
刘建宇　哈尔滨医科大学附属第二医院
穆玉龙　哈尔滨医科大学附属第二医院
齐月宾　哈尔滨医科大学附属第一医院
乔久涛　哈尔滨医科大学附属第二医院
沈子龙　哈尔滨医科大学附属第二医院
王春雷　哈尔滨医科大学附属第一医院
王娜娜　哈尔滨医科大学附属第二医院
王彦龙　哈尔滨医科大学附属第二医院
魏　利　哈尔滨医科大学附属第二医院
杨际宇　哈尔滨医科大学附属第二医院
姚　宇　哈尔滨医科大学附属第二医院
张浩然　哈尔滨医科大学附属第二医院
赵云龙　哈尔滨医科大学附属第四医院

总　序

中医被誉为"古老的东方智慧",它蕴含着中国古代人民同疾病作斗争的过程中积累的临床经验和理论知识,是在古代朴素的唯物论和辩证法思想指导下,通过长期医疗实践逐步形成并不断发展的医学理论体系。近年来,随着理论研究的不断深入和技术的不断发展,中医学焕发勃勃生机,尤其是在新冠肺炎疫情以来,中医药抗疫效果显著,中医药的疗效日益得到公众的认可,人们深刻认识到中医药的独特地位。

中西医结合是中国传统医学与现代医学现实并存的必然结果,是科学发展和科学研究走向交叉、综合、系统化、国际化和多元化的必然趋势。旨在互相取长补短、提高临床疗效、发展新的医疗模式、创新医学理论、弘扬中华传统医药文化,以丰富世界医学,贡献全人类。

2021年6月30日,国家卫生健康委、国家中医药局、中央军委后勤保障部卫生局联合发布《关于进一步加强综合医院中医药工作推动中西医协同发展的意见》,给中西医结合带来了前所未有的发展契机,这也必将带来对中西医结合人才培养和知识储备的巨大需求。鉴于此,我们集合了中医和西医领域的专家学者,从中西医结合的角度,精心编写了这套"中西医结合诊疗与康复系列丛书",以飨读者(分册书名见下页)。希望本丛书能为广大医疗工作者解决中西医结合领域的诸多问题提供思路和方法,能对我国中西医结合事业的发展有所裨益。

丛书编委会
2021年7月

中西医结合诊疗与康复系列丛书

消化系统疾病诊疗与康复

神经系统疾病诊疗与康复

内分泌疾病诊疗与康复

血液病诊疗与康复

冠心病诊疗与康复

脑卒中诊疗与康复

肾脏疾病诊疗与康复

肺癌诊疗与康复

耳鼻喉科疾病诊疗与康复

临床罕见病诊疗与康复

口腔疾病诊疗与康复

胃肠肿瘤术后诊疗与康复

骨科疾病诊疗与康复

妇产科疾病诊疗与康复

儿科疾病诊疗与康复

老年病诊疗与康复

目 录

上篇 总 论

第一章 骨科康复的目标、现状和发展趋势 3
- 第一节 骨科康复学定义 3
- 第二节 骨科康复的目标 4
- 第三节 骨科康复的现状 4
- 第四节 骨科康复的发展趋势 6

第二章 骨科康复评定 8
- 第一节 肌力评定 8
- 第二节 关节活动度测定 14
- 第三节 步态分析检查 21
- 第四节 感觉功能评定 25
- 第五节 疼痛评估 26
- 第六节 日常生活能力评定 28

第三章 骨科康复治疗 33
- 第一节 运动疗法 33
- 第二节 物理因子疗法 41
- 第三节 中医针灸推拿 46

下篇 分 论

第四章 四肢骨折的治疗与康复 59
- 第一节 锁骨骨折 59
- 第二节 肱骨近端骨折 63
- 第三节 肱骨干骨折 67
- 第四节 肱骨远端骨折 72
- 第五节 尺骨鹰嘴骨折 82
- 第六节 桡骨头骨折 85

第七节　前臂骨折··88
　　第八节　桡骨远端骨折··97
　　第九节　股骨颈骨折··101
　　第十节　股骨转子间骨折···106
　　第十一节　股骨干骨折··111
　　第十二节　股骨远端骨折···116
　　第十三节　髌骨骨折··120
　　第十四节　胫骨平台骨折···124
　　第十五节　胫腓骨骨折··130
　　第十六节　胫骨远端骨折（Pilon 骨折）···135
　　第十七节　踝关节骨折··139
　　第十八节　跟骨骨折··144
第五章　四肢运动系统慢性损伤的治疗与康复···150
　　第一节　肩周炎··150
　　第二节　肱骨外上髁炎··153
　　第三节　腕管综合征···155
　　第四节　膝关节疼痛···158
　　第五节　跟腱炎··171
第六章　脊柱脊髓损伤及疾病的治疗与康复··176
　　第一节　脊柱骨折···176
　　第二节　脊髓损伤···184
　　第三节　颈椎病··194
　　第四节　腰椎间盘突出症··200
第七章　骨关节疾病的治疗与康复··212
　　第一节　股骨头缺血性坏死···212
　　第二节　膝骨关节炎···219
　　第三节　类风湿关节炎··224
　　第四节　强直性脊柱炎··232

上篇 总 论

第一章

骨科康复的目标、现状和发展趋势

第一节 骨科康复学定义

康复（rehabilitation）这个医学词汇，最早出现于1921年骨科医师Dr.E.Mclver Law的论文《战争受害者的康复问题》中。康复在医学中的意思是："复原""恢复健康和工作能力及参与社会生活的能力"。康复医学（rehabilitation medicine）是一门由医学、心理学、社会学、工程学等相互渗透而成的综合性医学学科，是针对伤病导致的功能障碍进行研究，应用多种医学手段，最大限度地代偿或减轻患者的残障，恢复其生理、心理、职业和社会生活上的功能，以早日重返社会为目的的科学。康复医学更侧重于预防和减轻伤病导致的残障，最大限度地促进功能恢复。

由于第二次世界大战以后创伤病员的增多及骨科治疗的不断发展，现代康复医学也逐渐发展起来。随着早期康复理念的提出和专科康复的不断发展，形成了内外科疾病康复学、神经康复学、肌肉骨骼康复学等专科康复学，表明康复医学已经深入到临床治疗医学的各个专科领域。

骨科学（orthopaedics）来源于希腊词语矫正（orthos）和儿童（paidios），是小儿畸形得到预防和纠正的意思。随着医学的进步，骨科学发展为研究骨骼、肌肉的解剖形态、生理与病理，运用药物、手术及物理等方法保持这一系统的正常形态与功能，以及治疗这一系统伤病的专业性学科。可见，骨科学的研究对象是运动系统疾病，研究目的是最大限度的功能恢复。伴随骨科治疗手段和手术技术的不断提升，只有将骨科手术治疗和功能康复治疗紧密地结合在一起，才能符合现代生物-心理-社会医学模式的要求，更好地适应当代医学发展。

骨科康复学（orthopaedic rehabilitation）是综合运用物理治疗、运动治疗及医学工程等多种医学措施，研究骨与关节、肌肉及外周神经和软组织的损伤、畸形和疾病所致的功能障碍及康复处理的学科，最大限度地恢复骨科患者的躯体运动功能，以提高骨科疾病的临床治疗效果。根据骨科临床专业内容的不同，骨科康复学分为骨折后康复、关节置换术后康复、关节炎康复、脊柱脊髓损伤康复、周围神经损伤康复、截肢后康复、运动损伤康复、手外伤康复、烧伤康复、骨质疏松症康复等。根据治疗对象的差异，骨科康复学则涵盖了儿科骨科、老年骨科、运动损伤、手创伤外科、脊柱脊髓损伤、成年修复重建外科、工伤康复等7个学科的内容。根据组织类型的不同，骨科康复学可分为骨损伤康复、肌肉损伤康复、肌腱与韧带损伤康复、周围神经损伤康复等。因此，骨科康复学、骨科学与康复医学三者之间有着密切的联系，骨科康复学既是骨科学的一个分支，又是康复医学的一个专科。

（刘建宇）

第二节　骨科康复的目标

人类最常见的疾病有135种，其中106种疾病与骨关节、肌肉、神经相关，可见骨科疾病的发病率高，并且致残率也较高。因此，如何快速地恢复患者的机体功能尤为重要。骨科康复是康复医学的主要内容之一，通过骨骼、肌肉、神经系统功能康复的原理，利用生物力学及生物学知识，在患者接受骨科临床诊治及功能评定的基础上，对特定部位的骨科伤病，运用物理治疗、作业治疗、假肢、矫形器及其他康复辅具等康复治疗手段，改善或代偿患者受损的机体功能，提高生活质量。

骨科康复的服务对象包括所有因骨骼、肌肉、肌腱、韧带、软骨、关节等运动系统病损而导致功能障碍的患者。骨科康复能显著改善康复进程、恢复机体功能、降低致残率、改善生活质量。因此，功能至上（function priority）是骨科康复未来发展的最重要目标和方向，指在进行临床治疗、康复治疗方案设计和选择时，始终以功能恢复为导向，用组织损伤最小、治疗效果最大、生物力学最好、康复过程最快的治疗方式，来实现患者最大限度功能恢复的治疗目标。

我们要在骨科相关伤病的临床治疗和康复评定的基础上，早期、及时、适度、综合、有效地运用康复治疗手段，坚持"技术为基础、康复为必要、功能为目标"的原则，才能达到功能至上的康复目标。早期康复（early rehabilitation）指骨科相关伤病患者在手术或非手术治疗前后，根据疾病严重程度、组织损伤后的修复能力、组织结构生物力学等情况，在患者可接受的前提下，尽早进行关节活动度、肌肉力量、肢体负重、本体感觉等一系列的功能康复训练，有助于患者快速恢复肢体的功能，使其尽快做到生活自理及恢复工作（self-care and productive life），提高治疗效果。

（李　明　王彦龙）

第三节　骨科康复的现状

受人口老龄化、生活方式改变、交通工具使用量增加等因素的影响，骨科相关伤病的发病率逐年增加，与之相应的骨科康复治疗也越来越受到重视。骨科医师、康复医师和康复治疗师应该有敏锐的洞察力，紧跟骨科相关疾病发病谱的变化，大力开展骨科康复治疗的新领域。

一、国内骨科康复现状

2000多年前，我国在《黄帝内经》（简称《内经》）中就有关于肌肉、关节挛缩等功能障碍方面治疗的记载，但现代康复医学在国内起步晚，随着经济的发展和生活水平的提高，人们对临床治疗效果也有了更高的要求；伴随着骨科学的蓬勃发展，康复医学与骨科学已紧密地联系在一起，促进了我国骨科康复学的快速发展，但仍然存在以下问题。

1. 康复意识薄弱 骨科医师的康复意识和理念不强，没有充分认识到骨科康复治疗的重要性，普遍存在重手术轻康复、手术治疗与功能康复脱节、忽视围手术期康复的现象，缺乏与康复治疗师的有效沟通，未能形成团队治疗（team approach）的新模式。另外，由于平时临床工作压力大，没有过多时间关注患者的功能康复，相关的康复治疗开展得不够广泛与深入，导致许多患者在最佳的康复时机，未能及时进行专业的康复治疗。虽然我们的手术设备、内固定物、人工关节等器械，以及手术操作技巧与国外没有太大差别，但最终的治疗效果是要通过患者功能恢复的状况来评判的，只有依靠康复团队的协作，才能最大程度地促进其功能恢复。

2. 专科化康复人员缺乏 部分康复医师对影像学知识掌握不足、对手术过程没有足够的认识，不熟悉相关疾病的临床处理；部分康复治疗师重视非手术康复疗法，忽视骨科手术对功能康复的作用，不能制定合理、规范、系统的功能康复训练方案。另外，我国大多数康复机构以神经康复治疗为主，骨科康复治疗仅占一部分，导致专科化的骨科康复人员不足。这与康复医学的发展都是极不相称的。

3. 不完善的康复医疗服务 部分康复治疗项目未纳入医保报销范围、医保核销不同的结算方式、医院平均住院日要求等都制约了骨科患者进行康复治疗。

随着人们健康意识的提升、现代医学不断的发展、经济文化水平的提高，为我国现代康复医学带来了发展的契机。中国医师协会骨骼肌肉康复专业委员会第一届骨科康复论坛的召开、中华医学会骨科分会骨科康复学组的成立等学术交流活动，也为骨科康复学的蓬勃发展奠定了基础。

二、国外骨科康复现状

现代康复医学通过研究伤、病、残后造成的机体功能障碍，进行康复评估、康复训练及治疗。其实在现代康复医学诞生之前，骨科专家Robert Jones等就非常重视骨折和骨关节病患者的功能康复训练。一些矫正体操训练、器械治疗等逐渐成为康复运动治疗的重要组成部分，因此，才有现代康复医学的形成大部分来源于骨科的说法。

20世纪90年代，美国的康复医学快速发展，美国骨科医师协会在1989年成立了骨科康复协会（Orthopaedic Rehabilitation Association，ORA），并申请成为美国骨科医师协会下属肌肉骨骼专业学会（COMS）的成员，使骨科康复成为骨科的亚专业，从而促进了骨科康复学的快速发展。美国及欧洲等国家的骨科康复治疗实行一体化的团队治疗（team approach）的新模式。由骨科医师、康复医师、物理治疗师、作业疗法师、言语疗法师、康复心理学者、假肢矫形师、中医康复医师、职业康复顾问、社会工作者、康复护士等组成一个治疗小组（team work），共同查房并制定患者手术和康复方案，将骨科手术和功能康复治疗结合在一起，使康复治疗贯穿于医院治疗的全过程，保证了早期、有效的康复治疗。在美国梅奥医学中心，患者进行骨科手术治疗后全部进入康复治疗流程，如行全膝关节置换术患者，术后2小时就在康复治疗师的指导下进行主动膝关节屈伸功能训练，术后当天即可借助步行器下床行走，出院时医师开具康复运动处方，患者可在社区康复中心继续接受康复治疗。在欧洲国家，康复治疗已进入骨科病房，早期进行床旁康复训练，根据患者个体差异，为患者提供最佳康复治疗方案。

2002年1月，以功能相关分类法为基础的预付制正式颁布并实施。这种支付方式能使医院寻求患者最佳的治疗方案，并且争取在最短时间内使其功能恢复，重返社会。另外，美国康复医疗转诊制度也促进了各类康复机构的迅速发展。

（李　明　王彦龙）

第四节　骨科康复的发展趋势

骨科康复目的是恢复和重建由于骨骼、肌肉、周围神经等骨科相关疾病和损伤造成的运动功能障碍。骨科康复未来的发展，除了关注相关硬件设施在技术水平的研发外，还要关注医务人员业务水平的稳固和提高。世界卫生组织（WHO）把2000年以后的10年定为"骨关节疾病的10年"。在这一阶段，骨科康复学也正面临发展的机遇和挑战。现代骨科康复学的发展有如下趋势。

（1）进一步探索和完善多学科相互合作的机制和工作方式。建立完善的骨科康复一体化治疗制度，由骨科医师、康复医师、康复治疗师、护士等组成一体化治疗小组，共同负责患者的诊断、治疗、康复评定及早期康复治疗，从而使患者的诊治和功能恢复紧密结合。在工作过程中需要多方配合，相互学习，康复治疗师不仅要掌握骨科康复治疗本专业的技术，还要熟悉骨科相关疾病的临床处理原则、手术治疗过程，了解新技术、新材料的发展。骨科医师要和相关医师紧密联系起来，组成"跨学科团队"，通过会诊、联合查房、结合实际病例进行研究讨论、团队会议等形式，有效地将手术治疗与功能康复训练、假肢及矫形器等辅具应用相结合，缩短康复进程，使患者尽快恢复，早日重返社会。

（2）骨科康复不仅对恢复后期或后遗症的患者进行康复，且要在临床早期开始康复治疗，故骨科康复应贯穿疾病治疗的全过程。从医院转到社区康复与家庭康复；由于大部分骨科伤病患者康复治疗时间长，在康复医疗机构长期住院有很多困难，因此，把骨科康复的功能训练和日常护理引入到社区和家庭中，不仅能促进社区康复机构的发展，同时还减轻了患者的经济负担。

（3）研究和开发针对性强、敏感性高的评估工具。新的评估工具更能反映功能的变化，以残疾为取向，如实反映残疾障碍及康复指标，并能预测社会康复（如重返工作岗位的能力）。另外，对于接受不同治疗方法的患者在评估项目上也要有所不同，如进行关节置换术、内固定置入手术、组织修复术等患者的评估项目应与单纯接受物理治疗、药物治疗者有所区别。

（4）应用多种新技术、新型辅具，制定个体化骨科康复方案。21世纪，已进入了生物智能时代、人工智能时代。微创手术推动了骨科治疗与康复理念的转变，为患者最大限度的功能康复奠定了基础。随着骨科手术材料、生物材料辅具的发展，在医学领域里应用更多新技术和新材料，如生物反馈技术、芯片技术、生物传感技术、3D 精准打印技术等，为患者制定精准的、个体化骨科康复方案提供了保障。

（刘建宇　王彦龙）

参 考 文 献

陈世益，李国平，敖英芳，等. 2020. 功能至上、早期康复与重返运动是骨科运动医学的灵魂. 中国运动医学杂志，39（5）：339-340

纪君时，姜明轩，李宝和，等. 2004. 现代骨伤科学. 天津：天津科学技术出版社：122-124

于长隆. 2010. 骨科康复学. 北京：人民卫生出版社

中国健康促进基金会骨病专项基金骨科康复专家委员会. 2018. 骨科康复中国专家共识. 中华医学杂志

Piplin E. 2011. 发展中国家假肢矫形器应用的现况和未来. 朱图陵译. 中国康复医学杂志，24（15）：1134-1135

David Ip. 2007. Orthopedic rehabilitation, assessment, and enablement. 1st ed, Berlin: Springer publisher.

Matheson L N. 2003. Functional outcome in trauma patients with spinal injury. Spine, 28: 105-106

Oosterhuis T, Costa L O, Maher C G, et al. 2014. Rehabilitation after lumbar disc surgery. Cochrane Database Syst Rev, 3: CD003007

Quack V, Ippendorf A V, Betsch M, et al. 2015. Multidisciplinary rehabilitation and fast-track rehabilitation after knee replacement: faster, better, cheaper? A survey and systematic review of literature. rehabilitation (Stuttg), 54 (4): 245-251

第二章

骨科康复评定

康复评定是在临床检查的基础上，对伤、病、残者的功能状况进行定性、定量的分析，收集评定对象的病史和相关资料，通过询问、检查、测量等相关方法，明确研究对象是否存在功能障碍，对功能障碍的原因、种类、性质、部位、范围、严重程度、预后等做出客观、准确判断，从而明确康复治疗方向，确定康复治疗方案。这是康复治疗效果的判定和科学研究的基本手段。

第一节 肌力评定

肌力（muscle power）是指骨骼肌收缩产生的最大力量，其在姿势的维持、运动的启动和控制中具有重要作用。肌肉收缩方式包括肌肉长度不变肌张力明显增加的等长收缩、肌肉收缩时肌张力不变的等张收缩以及肌肉运动时角速度不变的等速收缩。影响肌力的因素较多，包括肌肉的生理横截面积、肌肉初长度、肌纤维类型、肌肉收缩的类型、年龄、性别、职业、有无疼痛等。

肌力评定指测定受试者在随意运动时肌肉或肌群的最大收缩力量。常用的方法技术包括徒手肌力评定、器械肌力评定。

一、徒手肌力评定

1916年，美国Robert Lovett创立了徒手肌力检查法。徒手肌力评定（manual muscle test，MMT）：测试者通过观察受测试者的某一肌腹形态及触摸肌肉有无收缩、该肌群所处的特定位置，对抗自身重力及测试者给予的阻力时，所测肌肉或肌群引起关节活动范围的能力。徒手肌力评定采用Lovett分级评定标准（表2-1）。

表2-1 Lovett分级评定标准

级别	Lovett名称	Lovett分级标准	相当于正常肌力（%）
0	零（O）	无肌肉收缩	0
1	微弱（T）	有轻微收缩，但不引起关节活动	10
2	差（P）	在减重状态下能做关节全范围活动	25

续表

级别	Lovett 名称	Lovett 分级标准	相当于正常肌力（%）
3	尚可（F）	能抗重力做关节全范围运动，但不能抗阻力	50
4	良好（G）	能抗重力以及一定阻力做关节全范围运动	75
5	正常（N）	能抗重力以及最大阻力做关节全范围运动	100

常见肌肉/肌群徒手肌力测试方法见表 2-2～表 2-5。

表 2-2　上肢部分肌肉（肩、肘肌群）徒手肌力检查方法

肌肉/肌群	功能	0级、1级（触及肌肉收缩为1级，无收缩为0级）	2级（除部分肌肉外，均为减重状态下能完成全关节活动范围）	3级、4级、5级（均在抗重力位完成全关节活动范围。不抗阻力为3级；部分抗阻力为4级；充分抗阻力为5级）
斜方肌上部、肩胛提肌	耸肩	俯卧，托住患者上臂，嘱患者试图耸肩，可触及肌肉收缩	俯卧，患者可主动耸肩	坐位，两臂垂于体侧，耸肩，在肩峰上方施加向下压的阻力
斜方肌中部	内收肩胛骨	俯卧，肘关节屈曲位于床沿，内收两侧肩胛骨，使其靠拢	俯卧，固定对侧胸廓，可主动内收肩胛骨	坐位，患者肩外展90°，屈肘90°，固定对侧胸廓，上肢置于桌面，施加肩胛骨外展的阻力
斜方肌下部、菱形肌	内收、下旋肩胛骨	坐位，肩外展放于桌面，使肩胛骨内收	坐位，固定对侧胸廓，可主动内收、下旋肩胛骨	俯卧，两臂稍抬起，使肩胛骨内收，施加向外推肩胛骨的阻力
前锯肌	外展和上旋肩胛骨	坐位，上肢向前放于桌上，上臂前伸时肩胛骨内缘触及肌肉收缩	坐位，上臂前伸时可见肩胛骨活动	坐位，上臂向前平举且屈肘，上臂向前移动，肘关节不伸，肘部施加向后推的阻力
三角肌前部、喙肱肌	水平内收、屈曲肩关节	侧卧，上肢置于滑板上，肘关节屈曲90°，肩胛骨固定并托住上肢，嘱患者屈曲肩关节，触及锁骨与喙突之间肌肉	侧卧，嘱患者屈曲肩关节至90°，可完成全关节活动范围	坐位，肘关节屈曲90°，肩关节正中或内旋位，屈曲肩关节至90°，肘关节近端施加伸直或水平外展肩关节的阻力
三角肌后部	外展、水平外展肩关节（固定同侧肩胛骨）	坐位，上肢置于桌面，屈肩、屈肘90°，试图水平外展肩关节，触诊肩胛冈外下方	坐位，使肩关节屈曲90°至外展120°，可完成全关节活动范围	俯卧，肩垂于床沿，屈肩90°，肘关节放松，使肩关节屈曲90°至外展120°，肘后上方施加内收肩关节阻力
大圆肌、背阔肌	内收、伸直肩关节	侧卧，上肢平板支撑，屈肩90°，试图伸直内收肩关节，触诊腋窝后侧	俯卧，嘱患者伸直并内收肩关节	俯卧，肩关节内旋屈曲置于床沿，嘱患者内收、伸直，肘后上方施加屈肩、外展肩的阻力
三角肌中部、冈上肌	外展肩关节	侧卧，上肢平板支撑，屈肘90°，试图外展肩关节，触诊肩胛下部横向肱骨、肩胛骨脊柱上部	侧卧，上肢平板支撑，屈肘90°，外展肩关节至90°，可完成全关节活动范围	坐位，屈肘90°，嘱患者外展肩关节至90°，上臂远端外侧施加内收肩的阻力
冈下肌、小圆肌	外旋肩关节	俯卧，肩外展90°，肘伸出床沿，屈肘90°，试图肩外旋，触诊肩胛下部冈下肌，肩胛下角肩胛骨外缘可触及小圆肌	俯卧。嘱患者主动外旋肩关节，可完成全关节活动范围	俯卧，肩外展90°，前臂垂于床沿，屈肘90°，固定肱骨及胸廓，嘱患者外旋肩关节，在前臂远端施加对抗肩外旋的阻力
肩胛下肌、大圆肌、背阔肌	内旋肩关节	俯卧，肩关节外展90°，上肢垂于床沿，试图内旋肩关节，触诊腋窝深部及前臂、后臂	俯卧，嘱患者内旋肩关节，可完成全关节活动范围	俯卧，肩外展90°，屈肘90°，前臂垂于床沿，嘱患者内旋肩关节，在肱骨远端及前臂施加外旋肩关节的阻力

续表

肌肉/肌群	功能	0级、1级（触及肌肉收缩为1级，无收缩为0级）	2级（除部分肌肉外，均为减重状态下能完成全关节活动范围）	3级、4级、5级（均在抗重力位完成全关节活动范围。不抗阻力为3级；部分抗阻力为4级；充分抗阻力为5级）
胸大肌	水平内收肩关节	坐位，肩外展90°，上肢置于桌面，屈肘90°，试图内收肩关节，触诊胸骨内侧至腋前、锁骨内侧1/3端下部	坐位，嘱患者水平内收肩关节，能完成全关节活动范围	仰卧位，肩正中旋转位置，外展90°，屈肘90°，水平内收肩关节，在上臂远端前内侧施加水平外展的阻力
肱二头肌、肱肌、肱桡肌	屈肘	坐位，肩水平外展30°~45°放于桌面，肘关节伸直，前臂旋后，试图屈肘，触诊肱二头肌肌腹或肱二头肌桡侧深面	坐位，患者屈曲肘关节，能完成全关节活动范围	坐位，肘关节完全屈曲，能维持关节末端姿势为3级，在前臂远端施加伸肘的阻力，测肱二头肌肌力时前臂旋后，测肱肌肌力时前臂旋前，测肱桡肌肌力时前臂中立位
肱三头肌、肘肌	伸肘	坐位，肩关节水平外展30°~45°，放于桌面，屈肘，试图伸肘，触诊上臂背侧部、尺骨鹰嘴上部	坐位，主动伸直肘关节，能完成全关节活动范围	俯卧位，肩外展90°，屈肘，前臂垂于床沿，固定上臂，嘱患者伸肘，前臂后方施加屈肘阻力
旋后肌、肱二头肌	前臂旋后	俯卧，肩外展90°，屈肘90°，前臂垂于床沿，试图前臂旋后，触诊上臂背外侧，桡骨近端	坐位，主动前臂旋后，能完成全关节活动范围	坐位，屈肘90°，前臂旋前，嘱患者旋后，在前臂远端施加旋前的阻力
旋前圆肌、旋前方肌	前臂旋前	俯卧，肩外展90°，前臂垂于床沿，试图前臂旋前，触诊肘窝	俯卧，主动前臂旋前，能完成全关节活动范围	坐位，屈肘90°，前臂旋后，固定肘关节，嘱患者前臂旋前，在前臂远端施加旋后的阻力

表 2-3　上肢部分肌肉（腕、手指肌群）徒手肌力检查方法

肌肉/肌群	功能	0级、1级（触及肌肉收缩为1级，无收缩为0级）	2级（除部分肌肉外，均为减重状态下能完成全关节活动范围）	3级、4级、5级（均在抗重力位完成全关节活动范围。不抗阻力为3级；部分抗阻力为4级；充分抗阻力为5级）
桡侧腕屈肌	屈腕、桡偏	坐位，屈肘，前臂中立位，上肢置于桌面，手指微屈，试图屈腕及桡偏，触诊腕关节屈侧稍外方	坐位，屈肘，前臂中立位，上肢置于桌面，手指微屈，主动屈腕并桡偏	坐位，屈肘，前臂旋后，上臂置于桌面，手指微屈，嘱患者屈腕并桡偏，在大鱼际处施加伸腕、尺偏阻力
尺侧腕屈肌	屈腕及尺偏	坐位，伸腕，前臂中立位放于桌面，手掌放于桌面边缘由检查者支撑，试图屈腕及尺偏，触诊豆状骨近端	坐位，伸腕，前臂中立位放于桌面，手掌放于桌面边缘由检查者支撑，主动屈腕并尺偏	坐位，屈肘，前臂旋后，手背靠于桌面，手指微屈，固定前臂，主动屈腕并尺偏，在小鱼际肌处施加伸腕及桡偏阻力
桡侧腕长、短伸肌	伸腕及桡偏	坐位，屈腕，前臂中立位置于桌面，手掌置于桌沿由检查者支撑，试图伸腕及桡偏，触诊第2掌骨底	坐位，屈腕，前臂中立位置于桌面，手掌置于桌沿由检查者支撑，主动伸腕及桡偏	坐位，屈肘，前臂旋前，嘱患者伸腕并桡偏，在第2掌骨底处施加屈腕及尺偏阻力
尺侧腕伸肌	伸腕及尺偏	坐位，屈腕，前臂中立位置于桌面，手掌置于桌沿由检查者支撑，手指放松，试图伸腕及尺偏，触诊第5掌骨底背侧	坐位，屈腕，前臂中立位置于桌面，手掌置于桌沿由检查者支撑，手指放松，主动伸腕及尺偏	坐位，屈肘，前臂旋前，主动伸腕并尺偏，在第5掌骨底施加屈腕及桡偏的阻力
掌长肌	屈腕	坐位，前臂旋前置于桌面，试图屈腕并手握成杯状，在腕部触诊掌长肌腱	坐位，前臂旋前置于桌面，主动屈腕并手握成杯状	坐位，屈肘，前臂旋后，主动屈腕并手握成杯状，在手掌及小鱼际肌处施加伸腕及使手掌展平的阻力

肌肉/肌群	功能	0级、1级（触及肌肉收缩为1级，无收缩为0级）	2级（除部分肌肉外，均为减重状态下能完成全关节活动范围）	3级、4级、5级（均在抗重力位完成全关节活动范围。不抗阻力为3级；部分抗阻力为4级；充分抗阻力为5级）
指浅屈肌	屈第2~5指近端指间关节	坐位，前臂、腕中立位，固定近端指骨、手掌，远端指间关节伸直，试图屈曲近端指间关节，触诊近节指骨掌面	坐位，前臂、腕中立位，固定近端指骨、手掌，远端指间关节伸直，主动屈曲近端指间关节	坐位，前臂旋后，手指伸展，固定近端指骨、手掌，远端指间关节伸直，主动屈曲近端指间关节，在中间指施加伸指的阻力
指深屈肌	屈第2~5远端指间关节	坐位，前臂、腕关节中立位，固定中节指骨和近端指骨，试图屈曲远端指间关节，触诊中间指节掌面	坐位、前臂、腕关节中立位，固定中节指骨和近端指骨，主动屈曲远端指间关节	坐位，前臂旋后，手指伸展，固定中节指骨，主动屈曲远端指间关节，在远节指骨掌侧施加伸指的阻力
指伸肌	伸第2~5掌指关节	前臂、腕关节中立位放于桌面，屈掌指关节，固定手掌和腕关节，试图伸直掌指关节（示指伸肌伸直第2掌指关节、小指伸肌伸直第5掌指关节）	前臂、腕关节中立位放于桌面，屈掌指关节，固定手掌和腕关节，主动伸直远端指间关节（示指伸肌伸直第2掌指关节、小指伸肌伸直第5掌指关节）	前臂旋前，掌指关节屈曲90°，固定手掌和腕关节，主动伸直第2~5掌指关节（示指伸肌伸第2掌指关节、小指伸肌伸第5掌指关节），在近端指节背侧施加屈曲掌指关节的阻力
拇长屈肌	屈拇指指间关节	前臂旋后，手背靠于桌面，腕关节正中位，拇指内收，试图屈曲拇指指间关节，触诊拇指近节指骨掌侧	前臂旋后，手背靠于桌面，腕关节正中位，固定近端指节，主动屈曲拇指指间关节，能部分完成活动	前臂旋后，手背靠于桌面，腕关节正中位，主动屈曲拇指指间关节，能完成全关节活动范围，在远端指节掌侧施加伸直拇指指间关节的阻力
拇短屈肌	屈曲拇指	前臂旋后，手背靠于桌面，腕关节正中位，拇指内收，试图屈曲拇指掌指关节	前臂旋后，手背靠于桌面，腕关节正中位，固定第1掌骨，主动屈曲掌指关节，能部分完成活动	前臂旋后，手背靠于桌面，腕关节正中位，主动屈曲第1掌指关节，能完成全关节活动范围，在拇指近节指骨掌侧施加伸直的阻力
拇长伸肌	伸拇指指间关节	坐位，前臂、腕关节中立位，固定拇指近节指骨，试图伸拇指远节指骨，触诊拇指近节指骨背侧	坐位，前臂、腕关节中立位，能主动部分伸拇指指间关节	坐位，前臂、腕关节中立位，主动伸拇指指间关节，在拇指远节指骨背侧施加屈曲阻力
拇长、短展肌	外展拇指	坐位，前臂旋后，伸腕，手掌尺侧缘置于桌面，固定手掌，试图外展拇指，触诊第1掌骨底及骨干	坐位，前臂旋后，伸腕，手掌尺侧缘置于桌面，固定手掌，分别主动在冠状面（拇长展肌）及矢状面（拇短展肌）外展拇指，能部分完成	坐位，前臂旋后，伸腕，手掌尺侧缘置于桌面，固定手掌，分别主动在冠状面（拇长展肌）及矢状面（拇短展肌）外展拇指，能充分完成关节活动，在第1掌骨远端（拇长展肌）及近端指节（拇短展肌）施加对抗外展的阻力
小指展肌	外展小指	坐位，前臂旋前，手掌心向下放于桌面，手指伸直，固定手掌，试图外展小指，触诊第5掌骨尺侧缘	坐位，前臂旋前，手掌心向下放于桌面，手指伸直，固定手掌，主动外展小指	前臂旋前放于桌面，手掌心向下放于桌沿外，手指伸直，固定手掌，主动外展小指，在小指尺侧缘施加内收阻力

表2-4　下肢肌群肌力检测方法

肌肉/肌群	功能	0级、1级（触及肌肉收缩为1级，无收缩为0级）	2级（除部分肌肉外，均为减重状态下能完成全关节活动范围）	3级、4级、5级（均在抗重力位完成全关节活动范围。不抗阻力为3级；部分抗阻力为4级；充分抗阻力为5级）
髂腰肌	屈髋	位置深，不可触及	侧卧，受检侧下肢朝上，屈髋屈膝90°置于平板上，能完成屈髋全范围活动	坐位，下肢自然下垂，固定躯干，主动屈髋，在膝关节上方施加伸髋的阻力
臀大肌	伸髋	俯卧，固定骨盆，试图伸髋，触诊坐骨与大转子间肌肉	侧卧，固定骨盆及托住小腿，屈髋90°，屈膝90°，主动伸髋，能完成超过中位10°	俯卧，屈膝90°，主动伸髋，在膝关节大腿后方施加屈髋的阻力

续表

肌肉/肌群	功能	0级、1级（触及肌肉收缩为1级，无收缩为0级）	2级（除部分肌肉外，均为减重状态下能完成全关节活动范围）	3级、4级、5级（均在抗重力位完成全关节活动范围。不抗阻力为3级；部分抗阻力为4级；充分抗阻力为5级）
内收肌群（大收肌、短收肌、长收肌、耻骨肌、股薄肌）	髋内收	仰卧，髋外展45°，试图内收髋，触诊大腿内侧及耻骨附近肌肉	仰卧，髋外展45°，固定骨盆，能完成全髋关节活动范围，并保持髋关节无旋转	侧卧，受检下肢在下，对侧下肢外展45°，主动内收受检下肢髋关节，固定骨盆，在膝内侧近端施加外展的阻力
臀中肌、臀小肌	髋外展	俯卧，伸膝，髋关节中立位，固定骨盆，试图外展髋，触诊大转子与髂嵴间及中线稍后方肌肉	俯卧，伸膝，髋中立位置于光滑平面。固定骨盆，主动外展髋	侧卧，对侧下肢屈髋屈膝，主动外展髋，在大腿外侧施加内收的阻力
闭孔内外肌、梨状肌、上下孖肌	髋外旋	仰卧，髋内旋并伸直膝关节，试图外旋髋，触诊股骨大转子后梨状肌	体位同前，主动外旋髋，能完成髋外旋全范围活动	仰卧，小腿垂于床沿，对侧屈髋屈膝足底置于床面，主动外旋髋，膝关节超过中线为3级，小腿远端内踝处施加内旋的阻力
股四头肌	伸膝	侧卧，屈髋45°，屈膝90°，固定大腿，试图伸膝，触诊大腿前侧	侧卧，受检下肢置于平板上，下方下肢屈髋90°，屈髋45°，屈膝90°固定大腿，主动伸膝	半坐，屈髋45°，屈膝90°，双上肢置于床面支撑躯干，小腿垂于床沿，固定大腿，主动伸膝，在小腿前方远端施加屈膝的阻力
腘绳肌	屈膝	侧卧，下肢置于平板上，稍屈髋，屈膝5°，试图屈膝，触诊腘窝两侧	侧卧，固定大腿，主动屈膝，能完成全关节活动范围	俯卧，髋关节屈曲中立位，屈膝5°，主动屈曲膝关节，稍内旋髋和腿，测试半腱肌、半膜肌，稍外旋髋和腿，测试股二头肌，屈膝45°~50°时，在小腿后方远端施加伸膝的阻力
胫骨前肌	踝背伸且内翻	侧卧，试图踝背伸及内翻，触诊踝内侧背侧、胫骨腹侧	仰卧，固定小腿，主动背伸踝、足内翻，能完成全范围活动	患者坐位，小腿自然下垂，固定小腿，主动踝背伸及足内翻，在足背内缘施加外翻的阻力
腓肠肌、比目鱼肌	踝跖屈	侧卧，屈膝90°，踝中立位，试图踝跖屈，触诊跟腱	仰卧，固定小腿，主动踝跖屈，能完成全关节活动范围	仰卧或俯卧，膝伸直位（测腓肠肌）；膝屈曲90°（测比目鱼肌），固定小腿，主动踝跖屈，在足跖面施加踝背伸的阻力
胫骨后肌	踝跖屈、足内翻	仰卧位，足垂于床沿，试图踝跖屈及足内翻，触诊内踝后部或内踝末端	仰卧，固定小腿，踝轻微跖屈及足内翻	坐位，小腿垂于床沿，踝解剖位，固定小腿，主动做踝跖屈后足内翻，在第1跖骨底内侧施加踝背伸及外翻的阻力
腓骨长、短肌	足外翻	仰卧，踝解剖位，试图足外翻，触诊外踝远端	仰卧，固定小腿，主动足外翻	侧卧，踝中立位，固定小腿，主动踝外翻，在足外缘施加足内翻的阻力

表2-5 常见脊柱肌肉肌力测定方法

肌肉/肌群	功能	0级、1级（触及肌肉收缩为1级，无收缩为0级）	2级（除部分肌肉外，均为减重状态下能完成全关节活动范围）	3级、4级、5级（均在抗重力位完成全关节活动范围。不抗阻力为3级；部分抗阻力4级；充分抗阻力5级）
双侧胸锁乳突肌、颈长肌、头长肌	颈前屈	仰卧，试图屈颈，触诊胸锁乳突肌	侧卧，支撑头颈，头纵轴与脊柱纵轴平行，主动屈颈，可全范围屈颈	仰卧，固定肩部，主动屈颈，在前额部施加颈后伸的阻力
斜方肌、颈部竖脊肌、双侧胸锁乳突肌	颈后伸	俯卧，支撑头部，试图后伸颈椎，触诊7到枕部肌肉	侧卧，支撑头颈，头纵轴与脊柱纵轴平行，主动后伸颈椎	俯卧，头置于床沿外，固定背部，主动后伸颈，在枕后部施加颈前屈的阻力

续表

肌肉/肌群	功能	0级、1级（触及肌肉收缩为1级，无收缩为0级）	2级（除部分肌肉外，均为减重状态下能完成全关节活动范围）	3级、4级、5级（均在抗重力位完成全关节活动范围。不抗阻力为3级；部分抗阻力4级；充分抗阻力5级）
单侧胸锁乳突肌、头夹肌、颈夹肌、头后大直肌、头上/下斜肌	颈旋转	坐位，试图转头，触诊胸锁乳突肌	坐位，主动向一侧转头，可完成全范围活动	仰卧位，头转向对侧，固定胸廓上部或肩部，在头侧方施加对抗头侧旋的阻力
腹直肌、腹内斜肌、腹外斜肌	躯干前屈	仰卧，双手置于枕后或体侧，咳嗽或前屈躯干，触诊腹部	仰卧，双手置于枕后或体侧，主动前屈躯干，部分坐起	仰卧，双手伸直能坐起为3级，上肢交叉坐起为4级，双手放于耳边坐起为5级
躯干后伸肌、竖脊肌、腰方肌、多裂肌	躯干后伸	俯卧，固定骨盆及下肢，试图伸直胸腰椎，触诊脊柱胸腰椎两侧	俯卧，固定骨盆及下肢，后伸胸腰椎，能完成部分关节活动范围	俯卧，固定骨盆及下肢，双手置于体侧（3级）、双手置于下背部（4级）、双手置于枕后（5级），后伸胸腰椎，能完成全关节活动范围为3级
腹外斜肌、背阔肌、竖脊肌	躯干旋转	坐位，双上肢位于体侧，固定下肢，试图转体	坐位，双上肢自然放于体侧，主动旋转躯干	仰卧，双手置于体侧，下肢伸直，屈曲躯干并旋转，运动侧肩胛骨部分抬离床面为3级，完全抬离床面为4级，双手置于枕后，屈曲并旋转躯干，胸廓旋转至一侧为5级

二、器械肌力评定

1. 等长收缩肌力测试　是运用特定测力器测定标准体位下局部肌肉或肌群的肌力，包括握力测试、捏力测试、背肌力测试、四肢肌力测试等。

2. 等速收缩肌力测试　等速运动的概念最早由 Hislop 和 Perrine 于20世纪60年代后期提出，等速设备指利用特定设备，根据关节力矩变化，自动调节与肌力大小相适应力的阻力，保持关节运动中角速度不变。利用等速设备分析测定关节运动中收缩力的技术，称为等速收缩肌力测试。

等速收缩肌力测试常用生物力学指标如下。①峰力矩：肌肉收缩产生的最大力矩输出，反映受试者肌力大小。②峰力矩体重比值/相对峰力矩：代表肌肉收缩的相对肌力，可用于不同体重人群之间的肌力比较。③平均力矩：全关节活动范围内肌群收缩过程中所产生力矩的平均水平。④峰力矩角度：力矩曲线中，峰力矩所对应的角度，代表关节的最佳用力角度。⑤总做功：同一肌群数次重复运动做功之和，指数次运动时描记的力矩曲线下的面积之和。

测试方案：包括肌肉收缩测试方式、测试速度、测试次数。根据测量的要求摆放患者体位，并进行相应肢体固定，注意去除重力因素，可称取肢体重量。测试活动范围可以是全关节活动范围，也可以是关节可动范围。通常以60°/s以下进行慢速测试，180°/s进行快速测试。

等速收缩肌力测试具有测试结果准确、重复性好的优点，可运用于各种原因所致的运动系统损伤的辅助诊断、康复治疗、疗效评定和预防。

（姚　宇　胡　桓）

第二节 关节活动度测定

关节活动度（range of motion，ROM）指关节运动时所通过的运动弧度，通常用度数来表示，包括主动关节活动度和被动关节活动度。主动关节活动度指骨骼肌随意主动收缩运动时，关节所能通过的运动弧度。被动关节活动度指被检者无关节周围肌肉收缩，通过外力作用使关节被动运动时通过的运动弧度。一般情况下，主动关节活动度小于被动关节活动度。关节活动度测定（measurement of joint range of motion）是运动系统功能检查的基本内容，可以评价关节运动功能损害的范围及程度，作为制定康复治疗方案及评价康复治疗效果的重要依据。

一、影响关节活动度的因素

影响关节活动度的因素可分为生理因素和病理因素。生理因素包括关节的解剖结构、关节囊的厚薄及松紧度、关节韧带的数量及强弱、原动肌的肌力和拮抗肌的伸展性、年龄、性别、职业等因素。病理因素包括任何引起关节内结构、关节周围肌肉、软组织等病变而导致关节活动受限的因素。

关节内异常包括关节内骨折、关节内游离体、类风湿关节炎、创伤性骨关节炎等，导致关节主被动活动均受影响。关节外异常包括骨折、关节炎症等原因造成关节及周围软组织损伤、粘连、挛缩等，导致关节主被动活动度减少；烧伤、长期制动等导致的软组织挛缩，引起关节囊、关节周围肌肉韧带粘连、短缩，引起关节主被动活动度减少，各种原因所致的周围神经损伤或长期营养不足导致的肌肉无力，引起关节主动活动度减少，关节被动活动度正常或增加；中枢神经系统病变导致的肌肉痉挛，导致关节主动活动度减少，初期关节被动活动度正常或增加。

二、关节活动度测定的适应证与禁忌证

关节活动度测定的适应证：所有引起关节活动范围受限的功能障碍，如关节周围软组织损伤及关节继发性损害等疾病，包括关节肿胀、疼痛，关节周围肌肉痉挛、短缩，关节囊及周围组织的炎症、粘连，皮肤瘢痕挛缩，关节炎，痛风，截肢等。

关节活动度测定的禁忌证：关节脱位或骨折未愈合，肌肉、肌腱、韧带新近手术后，骨化性肌炎，关节周围严重感染等。

三、关节活动度的测量工具

常用关节活动度的测量工具有量角器、方盘量角器、皮尺、电子角度计等。皮尺多用于脊柱及手指关节活动度的测量，量角器为临床常用关节活动度测量工具，量角器有180°、360°和指关节量角器之分。以180°量角器为最常用。量角器通常有两臂，分别称为固定臂和移动臂，两者通过轴心相连。直接测量关节活动度需选取正确体位，美国骨科医师学会关节运动委员会推荐采用解剖学中立位法确定关节活动范围的体位。

四、常见关节活动度的测量方法

（一）上肢关节活动度测量

上肢关节活动度测量见表2-6～表2-8。

表2-6 肩关节活动度测量

运动	被检者开始体位	量角器放置位置	动作	固定方法	正常活动范围
前屈（图2-1）	臂位于躯干侧方，手心朝下	轴心：肱骨侧面的肩峰 固定臂：平行于躯干侧腋中线 移动臂：平行于肱骨外侧面中线	在矢状面上肢向前上方运动	固定肩胛骨，避免弓背，转动躯干	0°～180°
伸展（图2-2）	臂位于躯干两侧且手心朝下	轴心：肱骨侧面的肩峰 固定臂：平行于躯干侧腋中线 移动臂：平行于肱骨中线，远端对准肱骨外	在矢状面上肢向后上方运动	固定肩胛骨，避免肩抬离台面，转动躯干	0°～60°
外展/内收	仰卧位，上肢放在身体两侧	轴心：肩峰 固定臂：通过肩峰与地面垂直的线 移动臂：平行于肱骨长轴	冠状面的上下运动，向内、外侧最大限度地旋转肩关节	固定胸廓，避免躯干向侧方运动	外展：0°～180° 内收：0°～75°
水平内收、外展（图2-3、图2-4）	坐位，肩外展90°，屈肘90°	轴心：肩峰顶端 固定臂：平行于肱骨长轴，垂直于躯干 移动臂：平行于肱骨长轴	水平面向内、外运动	固定胸廓，避免躯干向侧方运动	0°～120°
内旋、外旋（图2-5、图2-6）	肩外展至90°；肘关节屈曲90°且手心向下；前臂垂直于地面	轴心：尺骨鹰嘴 固定臂：通过肘关节与冠状面垂直的线 移动臂：平行于尺骨	前臂在矢状面上做向前下方的动作（内旋）/向头端的动作（外旋）	固定肱骨远端、肩胛骨、胸廓，避免改变肩、肘关节角度	0°～90°

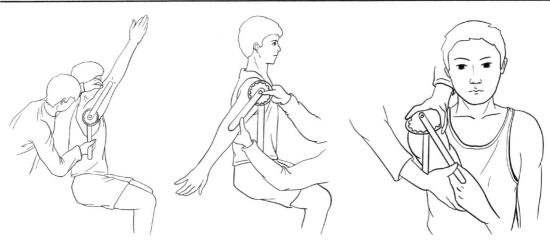

图2-1 肩关节前屈　　　图2-2 肩关节伸展　　　图2-3 肩关节水平内收

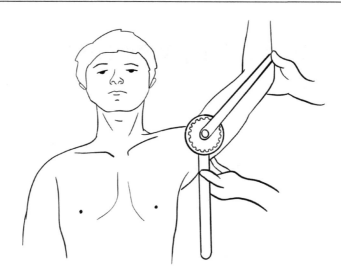

图 2-4　肩关节水平外展

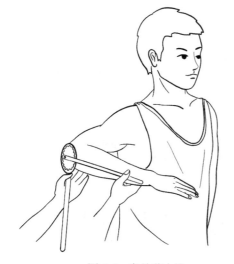

图 2-5　肩关节内旋

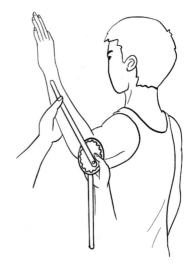

图 2-6　肩关节外旋

表 2-7　肘关节活动度测量

运动	被检者开始体位	量角器放置位置	动作	固定方法	正常活动范围
屈曲、伸直（图 2-7）	坐位、仰卧位，前臂位于体侧	轴心：肱骨外上髁 固定臂：平行于肱骨纵轴 移动臂：平行于桡骨纵轴	矢状面上前臂做靠近/远离肱骨的动作	肱骨外端	0°～150°
前臂旋前、旋后（桡尺骨）（图 2-8）	坐位、站立位，肘关节屈曲 90°，前臂中立位	轴心：尺骨茎突 固定臂：垂直于地面，平行肱骨纵轴 移动臂：平行于桡骨茎突与尺骨茎突连线	在水平面，以垂直轴为轴，拇指向内侧（旋前）/外侧、掌心向下（旋前）/向上的运动	肱骨远端	0°～90°

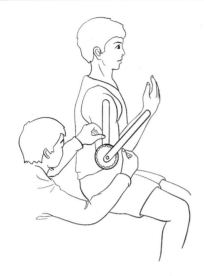
图 2-7 肘关节屈曲、伸直

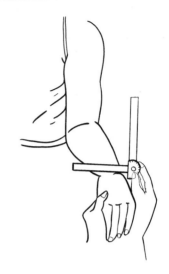
图 2-8 前臂旋前、旋后（桡尺骨）

表 2-8 腕关节活动度测量

运动	被检者开始体位	量角器放置位置	动作	固定方法	正常活动范围
屈、伸（图2-9）	坐位，前臂旋前放于桌面，手指伸直/屈曲	轴心：桡骨茎突 固定臂：平行于桡骨长轴 移动臂：平行于第2掌骨长轴	固定前臂，手掌向前臂屈侧（屈曲）/伸侧靠拢	固定前臂，并避免腕关节桡尺偏	屈：0°~90° 伸：0°~70°
桡偏、尺偏（图2-10）	坐位，肘关节屈曲，前臂旋前与手掌置于桌面	轴心：第3掌骨底 固定臂：平行于前臂背侧中线 移动臂：平行于第3根掌骨中线	水平面手掌向桡侧靠近	固定前臂，同时避免腕屈伸	桡偏：0°~25° 尺偏：0°~55°

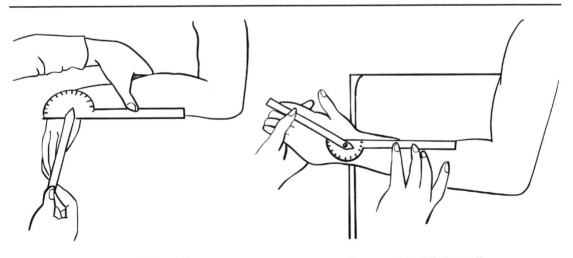

图 2-9 腕关节屈、伸　　　　图 2-10 腕关节桡偏、尺偏

（二）下肢关节活动度测量

下肢关节活动度测量见表 2-9～表 2-11。

表 2-9 髋关节活动度测量

运动	被检者开始体位	量角器放置位置	动作	固定方法	正常活动范围
屈、伸 （图2-11、图2-12）	躯干及髋关节伸直，膝关节伸展	轴心：股骨大转子外侧 固定臂：平行于腋中线 移动臂：平行于股骨长轴	沿冠状轴在矢状面做股骨向躯干靠拢（屈曲）/远离，伴随膝关节屈曲	固定骨盆	屈：0°~125° 伸：0°~15°
外展、内收 （图2-13、图2-14）	仰卧、站立	轴心：髂前上棘 固定臂：平行于两侧髂前上棘连线 移动臂：平行于股骨长轴	股骨沿矢状轴在冠状面上做远离（外展）/靠近身体正中线的运动	固定骨盆	外展：0°~45° 内收：0°~45°
内旋、外旋 （图2-15、图2-16）	坐位（也可仰卧、俯卧），屈髋90°，膝部垂出治疗床边缘并屈曲	轴心：髌骨中心 固定臂：垂直于地面 移动臂：平行于胫骨长轴	水平面上股骨内侧髁向内下运动（内旋）/外侧髁向外上运动	固定大腿远端	内旋：0°~45° 外旋：0°~45°

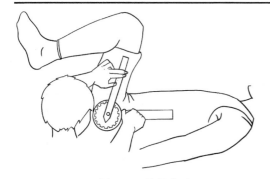

图 2-11 髋关节屈

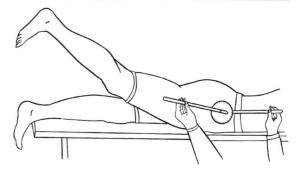

图 2-12 髋关节伸

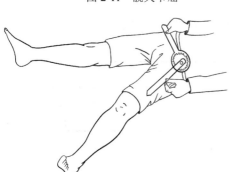

图 2-13 髋关节外展

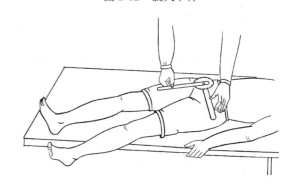

图 2-14 髋关节内收

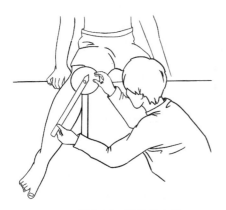

图 2-15 髋关节内旋

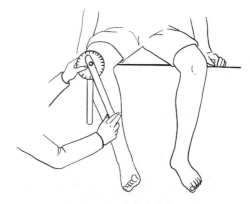

图 2-16 髋关节外旋

表 2-10 膝关节活动度测量

运动	被检者开始体位	量角器放置位置	动作	固定方法	正常活动范围
屈、伸（图 2-17）	髋关节屈曲 90°（屈）；侧卧，髋膝解剖位	轴心：股骨外侧髁 固定臂：平行于股骨纵轴 移动臂：平行于腓骨外侧中线	小腿在矢状面上沿冠状轴靠拢/远离大腿后侧运动	固定大腿	屈：0°~150° 伸：0°

表 2-11 踝关节活动度测量

运动	被检者开始体位	量角器放置位置	动作	固定方法	正常活动范围
背伸、跖屈	仰卧、坐位，膝稍屈曲，踝关节解剖位	轴心：腓骨纵轴与足外缘交点处 固定臂：平行于腓骨纵轴线 移动臂：平行于第 5 跖骨纵轴线	足在矢状面上沿冠状轴做足背靠拢（背伸）/远离（跖屈）小腿前侧的运动	固定小腿，避免膝关节运动，避免踝内外翻	背伸：0°~20° 跖屈：0°~45°
内翻、外翻（图 2-18）	仰卧：髋解剖位，踝放松；坐位，膝屈曲 90°；俯卧：足置于床沿	轴心：踝后方，两踝中点 固定臂：平行于胫骨纵轴 移动臂：平行于第 2 跖骨干背侧表面或轴心与足跟中点连线	足在冠状面做足底朝向/背离对侧下肢的运动	固定小腿，同时避免踝屈伸	内翻：0°~35° 外翻：0°~25°

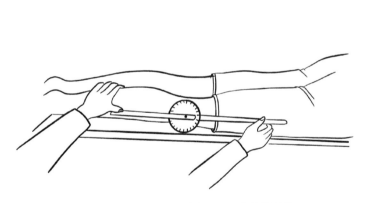

图 2-17 膝关节屈伸

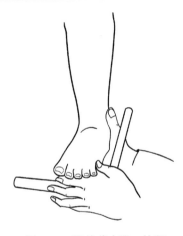

图 2-18 踝关节内翻、外翻

（三）脊柱关节活动度测量

脊柱关节活动度测量见表 2-12、表 2-13。

表 2-12 颈椎关节活动度测量

运动	被检者开始体位	量角器放置位置	动作	固定方法	正常活动范围
前屈、后伸（图 2-19、图 2-20）	坐位或立位，颈椎中立位	轴心：外耳道中点 固定臂：垂直于地面 移动臂：平行于外耳道与鼻尖连线	矢状面上做下颌向胸部靠近动作（前屈）/枕部向胸椎靠拢的动作（后伸）	固定患者胸部	前屈：0°~45° 后伸：0°~45°
左右侧屈（图 2-21）	坐位，颈椎中立位	轴心：第 7 颈椎棘突 固定臂：沿胸椎棘突与地面垂直的平行线 移动臂：以枕外隆凸为标志，与头后正中线一致	冠状面上做耳朵向一侧肩部靠拢的动作	固定肩胛骨	0°~45°

续表

运动	被检者开始体位	量角器放置位置	动作	固定方法	正常活动范围
左右旋转	坐位,颈部解剖位,双上肢放于膝上,肩部放松	轴心:头顶中心点 固定臂:平行于两侧肩峰连线 移动臂:平行于头顶与鼻尖连线	在垂直轴上沿水平面运动,双眼看向背后	固定肩胛骨及躯干	0°~60°

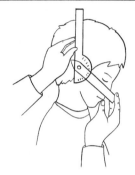 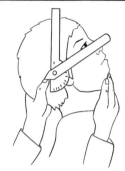 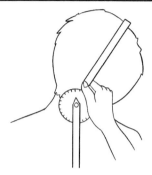

图 2-19 颈椎关节前屈　　　　图 2-20 颈椎关节后伸　　　　图 2-21 颈椎关节左右侧屈

表 2-13 胸腰椎关节活动度测量

运动	被检者开始体位	量角器放置位置	动作	固定方法	正常活动范围
前屈、后伸（图 2-22、图 2-23）	直立位,胸腰椎中立位,无侧屈及旋转	轴心:第 5 腰椎棘突 固定臂:通过第 5 腰椎棘突与地面的垂直线 移动臂:第 7 颈椎棘突与第 5 腰椎棘突的连线	矢状面上做躯干腹侧向下肢前面靠拢的动作（前屈）,躯干背侧向下肢后面靠拢的动作（后伸）	固定骨盆	前屈:0°~80° 后伸:0°~30°
脊柱侧屈（图 2-24）	直立位,胸腰椎中立位,无侧屈及旋转	轴心:第 5 腰椎棘突 固定臂:经髂嵴中点与地面的垂直线 移动臂:第 7 颈椎棘突与第 5 腰椎棘突连线的平行线	沿冠状面做躯干外侧向同侧下肢外侧方靠拢的动作	固定骨盆	0°~40°
脊柱旋转	坐位,颈椎、胸椎、腰椎中立位	轴心:头顶部中央 固定臂:双侧髂嵴连线的平行线 移动臂:双侧肩峰连线的平行线	在水平面上,以垂直轴为轴,完成最大限度的胸椎、腰椎旋转运动	固定骨盆	0°~40°

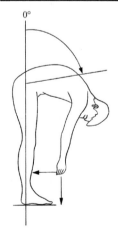 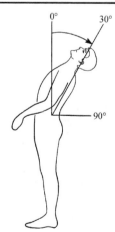 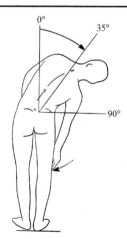

图 2-22 胸腰椎关节前屈　　　　图 2-23 胸腰椎关节后伸　　　　图 2-24 脊柱侧屈

（姚　宇　胡　桓）

第三节 步态分析检查

步态是人体结构与功能、运动调节功能在行走时的特征性表现，通过步行（双足的交互动作）来移动机体。步态分析（gait analysis，GA）是利用生物力学原理和人体解剖学、生理学知识，通过不同的仪器设备采集下肢的运动学、动力学及肌电图等参数，协助临床诊断、制定治疗方案及评估康复功能的一种研究方法。肌肉骨骼相关系统的病变都能影响到患者的行走能力，运用步态分析，可以判断异常步态的性质和程度，分析其形成的原因，为矫正治疗、康复计划的制定以及康复效果的评估提供依据。

步态分析的主要目的：通过测量步态，确定异常步态的原因，分析肢体功能；为制定临床治疗（如手术、矫形等）及康复治疗方案提供依据；为假肢、矫形器等康复辅具的使用及可行性提供科学依据；评估步态训练的治疗效果。对骨科患者进行步态分析，适用于所有行走障碍或者异常步态的人，如脊髓损伤、脊髓灰质炎、截肢、髋（膝）踝）关节置换术后、脊柱及下肢骨折术后、胫骨高位截骨术后、下肢关节炎、关节（软骨、韧带）损伤、下肢肌肉及周围神经损伤（股神经、腓总神经）、进行性肌营养不良及脑瘫等患者。步态分析的禁忌证包括严重心肺疾病、下肢骨折未愈合、严重感染以及患者不配合等。

一、正常步态

1. 步长 也称步幅，行走过程中一侧足跟着地到对侧足跟着地的平均距离，通常用"cm"表示，正常人平地行走时，通常为50～80cm。

2. 步频 单位时间内行走的步数，通常用"步/分"表示，通常正常人步频为95～125步/分。

3. 步速 单位时间内行走的距离；常用"m/min"表示。

4. 步幅 指一侧足跟着地到该侧足跟再次着地的距离，又称跨步长，相当于两个步长。

5. 步宽 行走过程中左右两足间的横向距离，通常以足跟中点作为测量的参考点，用"cm"表示，正常人为（8+3.5）cm。

6. 足偏角 在行走中人体前进的方向与足的长轴所形成的夹角，常用"°"表示。左右足分别计算。正常人为6°～7°。

7. 步行周期 指行走过程中，一侧下肢足跟着地到该侧下肢足跟再次着地的时间过程，通常用时间单位"秒"（s）表示。一般成人的步行周期为1～1.32秒。步行周期是行走时的基本功能单元，根据下肢在步行时的空间位置，可分为支撑相（站立相）和摆动相（迈步相）（图2-25）。

正常步态的模式包括步长、步宽、步频正常；上身姿势稳定；最佳能量消耗或最省力的步态，正常步态的维持是需要具备向前运动的肌力以及头、躯干、髋、膝、踝共同协调下的配合运动（表2-14）。

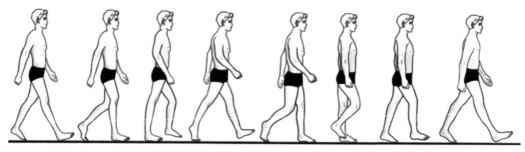

图 2-25　正常人步行周期

表 2-14　正常步行周期中主要肌肉的活动

肌肉	步行周期	作用
竖脊肌	支撑相初期、末期达高峰	维持躯干直立
髂腰肌	支撑相中期、摆动相早期	屈髋、保持下肢向前摆动
臀大肌	摆动相末期、首次触地、支撑相中期	稳定骨盆、控制躯干向前
股四头肌	摆动相末期、首次触地至支撑相中期、足离地至摆动相早期	屈髋，使下肢进入摆动相 伸膝，促使小腿在摆动相向前运动
缝匠肌	支撑相末期、摆动相初期，摆动相末期、支撑相初期	屈髋、屈膝下旋内，维持前进方向
胫骨前肌	首次触地到承重反应结束，足离地到再次首次触地	跖屈、使足离地完成
腘绳肌	摆动相中期、首次触地至承重反应结束	稳定骨盆、防止躯干前倾，为足跟着地做准备
小腿三头肌	支撑相中期至足蹬离地面，首次触地	稳定膝、踝关节，防止身体前倾

二、步态分析

步态分析是通过生物力学和运动学手段，对人体行走时的肢体关节活动进行定性、定量分析，提供一系列时间、几何、力学等参数值和曲线的研究方法。广义的步态分析可分为肉眼观察的定性分析、专用设备采集数据的定量分析。

（一）定性分析

步态定性分析是临床中最常用的方法。首先对患者病史进行回顾，进行详细的体格检查，尤其是神经系统及骨关节系统，掌握步态障碍的相关资料，然后通过观察法、测量法、行走能力评估等方法对异常的步态进行定性分析。

1. 观察法　采用自然步态，在被检查者的前方、侧方和后方观察支撑相和摆动相的步态特征，并进行双侧对比。观察行走过程中动力链中的每个部分［包括头、肩、上肢、躯干、骨盆、髋（膝、踝）关节、足部］的运动情况。此方法虽然不需要昂贵的设备，但观察结果会受技术水平和临床经验的影响。

2. 测量法 多采用足印分析法，运用颜料、直尺、秒表、量角器等工具，记录平地行走600cm所需的时间，从而计算步长、步幅、步速及步频等。

3. 行走能力评定 包括适用于轻度到中度步行能力障碍患者的 Nelson 步行功能评定、Hoffer 步行能力分级、Holdden 步行功能分级评定表。

（二）定量分析

步态定量分析是利用专门的器械和设备对步态进行运动学和动力学分析的一种方法。三维步态分析（three-dimensional gait analysis）也称量化步态分析（quantitative gait analysis）、仪器步态分析（instrument gait analysis）或计算机辅助下的步态分析（computer-aided gait analysis）等，是根据生物力学原理，应用计算机辅助及红外摄像技术，在人体步行过程中检测、记录特定时相躯干和关节运动、肌肉活动对地面的作用力、关节力矩和做功，以及足底压力分布和步行中氧气消耗等数据，分析运动障碍与关节结构、肌肉功能以及神经支配、运动控制、能量代谢间的复杂关系，与正常参考值范围相比较，确定异常关键影响因素和代偿性变化，为制定临床治疗及康复治疗方案、使用康复辅具、评估康复训练效果等提供客观数据的一种步态定量分析方法，在临床医学、康复医学中发挥着重要的作用。

1. 时空参数分析 时空参数是临床上最常用的步态参数，包括步态的时间测量和步态的距离测量的相关参数。通过测量结果分析，可判断出患者步态的对称性和稳定性。左右步长、同侧站立相与迈步相时间比、左右站立相时间比、左右迈步相时间比都可以评定步态的对称。步频是反映步态的节奏与稳定性的指标。在肢体肌力下降、关节疼痛、身体稳定性下降时，步行速度会下降，步宽缩窄，足夹角减小，患侧肢体单支撑期时间缩短。

2. 运动学分析 指通过对受试者行走时人体的运动学轨迹特征进行研究的方法，是一种描述性的定量分析，精确地测量运动过程中的位移、速度和加速度，通过分析步行周期中各关节角度的变化，分析关节功能障碍的部位和程度，为临床及康复治疗提供科学依据。运动学分析包括人体重心分析、时间-空间测定、肢体节段性运动等。在异常步态的发现和诊断中有着重要价值。

3. 动力学分析 指利用测力平台对被检查者行走时所涉及的力（包括作用力、反作用力、剪力等的大小及方向）进行精确化分析的方法。该系统由测力平台（传感器）、信号放大器和计算机数据采集与处理装置三部分构成。

4. 电生理分析 主要通过体表肌电图采集受试者步行时神经及肌肉的电活动变化，反映神经与肌肉的功能，具体参数包括相数、时限与波幅等。

三、常见的病理步态

正常人的步态依赖于神经系统、肌肉骨骼运动系统、生理支持系统等结构与功能的整合。其中某一系统或某些方面的功能障碍，都会引起步态异常，表现为病理步态。本节主要介绍一些骨科常见疾病所导致的病理步态。

（一）异常步态的常见原因

1. 肌肉骨骼系统异常 髋关节、膝关节、踝关节屈肌挛缩以及骨性结构受限引起关节活动度受限，在站立相及迈步相影响步态的前行和稳定性；肌肉调控异常会影响到关节活动度，主动肌和拮抗肌同时收缩可以增加僵硬程度；关节僵硬可以影响身体各节段间的相对快速移动，限制身体的前行。

2. 神经受损导致肌无力 肌无力可影响步态的所有三个要素，即前行、稳定性及适应性。另外，肌张力的改变也会影响到步态，根据神经损伤的部位和程度的不同，肌张力改变的类型和程度也不相同。其中最常见的是速度依赖的牵张反射亢进。

3. 感觉异常 深感觉异常可以引起共济失调；视觉异常主要可以影响步态的稳定性；前庭功能异常可使双腿支撑相延长，步行周期延长；体象障碍，如同侧躯干向站立腿倾斜，可引起步态改变。

4. 站立相异常 如踝关节跖屈挛缩、腓肠肌/比目鱼肌痉挛、胫前肌无力、膝伸展不充分（膝屈曲挛缩或腘绳肌过度活动）、足内翻和足外翻等原因都会影响足接地的位置及承重。

（二）常见的病理步态

常见的病理步态及原因见表 2-15。

表 2-15 常见的病理步态及原因

病理步态	受损肌肉	临床表现	常见原因
臀大肌步态	臀大肌肌力减弱	患侧足跟着地，髋关节伸展位，躯干后倾，肩关节后伸，形成挺胸凸腹	骶1神经根病变，导致腘绳肌与臀大肌同时受累，可合并垂足
臀中肌步态	髋关节外展肌无力（臀中肌、臀小肌）	站立相时，骨盆向对侧（非负重侧）倾斜，躯干向患侧倾斜，髋、膝、踝关节背屈角度增加。两侧臀中肌损伤，呈鸭步	臀上神经损伤、腰5神经根病变、脊髓灰质炎、髋关节骨关节炎
股四头肌步态	股四头肌肌力减弱	患侧足跟着地时，髋关节伸展，膝关节呈过伸展位。快速行走时，足跟过度抬高，膝关节呈反张状态	股神经受损
跨阈步态	踝背屈肌（胫前肌）肌力下降	不能完成踝背屈动作，迈步时出现足下垂，髋、膝关节过度屈曲	腓总神经损伤、脊髓灰质炎、多发性硬化症、吉兰-巴雷综合征、腓骨肌萎缩等
减痛步态	避免受伤部位承重而采取的姿势	健侧步幅缩短、步速下降、跨步长缩短、患侧站立相时间缩短	骨盆、髋、膝、踝和足部的创伤、炎症、退行性关节炎等
下肢不等长步态	附着于脊柱、骨盆及髋、膝、踝关节处肌肉	骨盆向短腿侧倾斜下降，短腿侧髋、膝关节屈曲度减小，踝关节跖屈。双下肢长度相差 4cm 以上，短缩侧站立相足尖跷起，膝关节完全伸直，称为跳跃步态	脊柱侧弯及髋关节、膝关节、踝关节挛缩等引起双下肢相对不等长；双侧骨盆不对称、股骨长度不等、胫骨长度不等引起双下肢绝对不等长
假肢步态	截肢平面是影响功能重建的关键	膝上假肢步态：躯干前倾，膝关节伸展状态。膝下假肢步态：足放平迟缓，足跟、足趾提前离地，站立相、迈步相膝关节屈曲角度下降。站立相时间缩短	行走训练的适应性，截肢平面，假肢安装的合适程度等
偏瘫步态（划圈样步态）	肌肉肌张力障碍，肌肉对运动控制的变化	偏瘫侧上肢摆动时肩、肘、腕及手指关节屈曲、内收；偏瘫下肢伸肌协同运动，即髋关节伸展、内收并内旋，膝关节伸展，踝关节跖屈、内翻。步行速度减慢，健侧步幅缩短，迈步时患侧肩关节下降，骨盆抬高，髋关节外展、外旋	中枢神经系统损伤
剪刀步态	骨盆及下肢肌群肌张力增高，内收肌群痉挛	髋、膝关节内收、内旋屈曲；踝关节跖屈并内旋。致使行走时迈步相下肢向前内侧迈出，双膝关节内侧发生摩擦碰撞，向前迈步的下肢僵硬并过度内收，交叉呈剪刀样运动	上运动神经元损伤所致的痉挛性截瘫、双脑瘫患者

病理步态	受损肌肉	临床表现	常见原因
痉挛性截瘫步态	双下肢肌张力增高	$T_1 \sim T_{12}$水平不全损伤，双下肢肌张力高呈伸直状态，足底着地时伴有踝阵挛，$L_1 \sim L_2$水平损伤，表现为臀大肌步态、垂足步态	脊髓损伤

（魏 利 王娜娜）

第四节 感觉功能评定

感觉是人类了解环境和行为活动的基础，包括躯体感觉、特殊感觉、内脏感觉。躯体感觉是完成各项功能活动的基础。感觉检查主观性强，需在安静、情绪稳定的环境下进行。

一、躯体感觉分类

躯体感觉包括浅感觉、深感觉及复合感觉。浅感觉是指痛温觉、触压觉，由分布于皮肤黏膜的感受器传导来自外在刺激的痛觉、触觉、温度觉，位置通常表浅。深感觉即本体感觉，是指肌肉、肌腱、关节或骨膜的神经末梢感受器受到刺激，而产生的深部组织感觉，包括运动觉、位置觉、震动觉。复合感觉是大脑皮质对深浅感觉进行分析、整合后得出的判断结果，包括皮肤定位觉、两点辨别觉、图形觉、实体觉等。人体皮肤的感觉在体表呈节段性规律排列。感觉检查时要对身体的28对皮节关键点进行检查，包括针刺觉、轻触觉。并且按照3个等级进行评分，0分为感觉缺失，1分为感觉减弱，2分为感觉正常。（图2-26）。

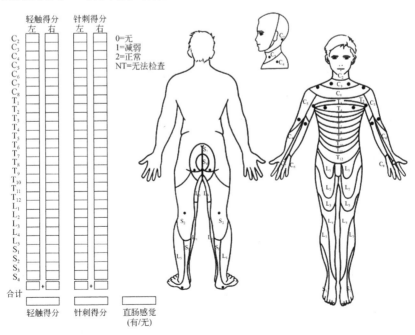

图2-26 皮肤的节段性神经支配和感觉检查的关键点

二、定量感觉测定

定量感觉测定（quantitative sensory testing，QST）指使用特定仪器对皮肤感觉进行测定，是一种神经心理测试技术。神经感觉分析仪，又称温度觉分析仪，可测量轻触觉（压觉）、震动觉、温度觉（冷觉、温觉）、疼痛觉（冷痛觉和热痛觉）。QST与常规肌电图及神经传导速度结合以提高敏感性和对神经功能的完整判断，能对神经生理和功能同时判断。与传统肌电图相比，QST能检查较小的神经纤维障碍，对周围神经病变做出早期诊断，并且操作简便无痛苦，患者接受度高。

（魏　利　王娜娜）

第五节　疼痛评估

疼痛是一种与实际或潜在的组织损伤相关的感觉、情感、认知和社会维度的痛苦体验。疼痛是一种复杂的生理心理活动，包括由伤害性刺激引起机体的痛感觉和机体对伤害性刺激引起的痛反应两部分。疼痛病因复杂，包括创伤、炎症、神经病变和精神因素，涉及许多临床专科，分类复杂。

一、疼痛分类

疼痛按照神经生理学分类：生理性疼痛，如经前期乳房胀痛；病理性疼痛，如创伤感染等引起的炎性疼痛；病变累及中枢神经系统或躯体感觉系统导致的神经病理性疼痛；抑郁症等引起的精神性疼痛。

疼痛按时间分类：包括急性疼痛、慢性疼痛。急性疼痛指疼痛持续时间小于3个月的疼痛。慢性疼痛指持续或反复发作超过3个月的疼痛，如骨关节炎、风湿性关节炎等。

按疼痛性质分类：包括刺痛、灼痛、酸痛等。刺痛指疼痛刺激冲动由外周神经中的Aδ纤维传入中枢，定位明确，痛觉产生快，消失快，又称第一痛、锐痛和快痛。灼痛的痛觉信号经外周神经C纤维传入中枢，定位不明确，常难以忍受，痛觉形成慢，消失慢，又称第二痛、慢痛和钝痛。酸痛的疼痛信号经外周Aδ纤维和C纤维传导传入中枢，痛觉不易描述，感觉定位差，常有较强烈的情绪反应。

疼痛按部位分类：包括躯体痛、内脏痛、中枢痛。躯体痛由皮肤、黏膜等浅表组织和肌肉、骨骼等深部组织的疼痛感受器受到伤害性刺激引起。疼痛定位清楚，常较剧烈，如肩周炎、膝关节炎等。内脏痛是指内脏器官受到牵拉、扭转、压迫等导致的疼痛，多呈隐痛、牵拉痛、绞痛，有时呈牵涉痛，如胆囊炎引起的右肩部疼痛，心绞痛引起的左上肢放射痛。中枢痛是指脊髓、大脑皮质、脑干等中枢神经病变（如脑血管意外、脑肿瘤、脊髓空洞症等）引起的疼痛，疼痛性质不定，多表现为持续性刺痛及麻木。

二、疼痛的评估

疼痛的评估是指对患者的疼痛强度和性质进行评价和测量。疼痛的评估是骨科康复的重要课题，疼痛涉及病理、生理、心理等诸多因素，评估前需充分与患者沟通，必要时采取相应措施缓解患者疼痛。需注意的是，评估需在患者疼痛稳定时进行，避免外界干扰，避免诱导性语言。主要目的包括协助诊断，为治疗方案的实施提供客观依据；评估治疗效果，为科学研究结果做出判断和对照比较。疼痛的评估包括以下内容。

1. 了解现病史　根据病史特点，初步推断可能存在问题的组织。

2. 疼痛的发生、诱因　有明确外伤导致的疼痛，需排除骨折、肌肉肌腱的损伤或断裂、神经血管的损伤；慢性疼痛需排除免疫性疾病、肿瘤、慢性劳损、退行性改变等；自发性疼痛常提示炎症、肿瘤；对称性、多部位疼痛常需考虑免疫性或全身性疾病。

3. 疼痛部位　浅表部位疼痛往往定位清楚，疼痛明确，深部疼痛患者往往难以诉说。

4. 疼痛性质和特定　需了解患者疼痛的性质，如烧灼样、电击样、锐痛、钝痛，疼痛部位固定或放射等。神经痛多为烧灼样或电击样疼痛，肌肉组织功能性疼痛多表现为酸痛，骨痛则为深部痛，放射痛常提示神经干或神经根受压。

5. 疼痛程度　疼痛的个体差异较大，可根据不同的评估方法（详见本节"疼痛的评估方法"）进行量化。

6. 疼痛加剧或缓解的因素　炎症疾病温热可能加剧疼痛，退行性关节病变常伴有晨僵，持续时间较短，活动后缓解；椎管狭窄症可表现为行走时疼痛加剧，休息可缓解。

7. 疼痛的伴随症状　疼痛的询问需认真仔细，充分从患者的信息中找出主要症状，并提取重要伴随症状，可与其他疾病相鉴别，如腱鞘炎可伴有关节活动受限。

三、疼痛的评估方法

（一）疼痛直接评估法

1. 痛阈测定

（1）热辐射刺激：为温度测痛阈，通过凸透镜光源聚焦照射受测皮肤，受测皮区产生疼痛，并随光源强度增加而增强，当热辐射疼痛与患者原有疼痛程度相等时，以此单位面积皮肤每秒钟所受到的热量表示疼痛的强度。从测试开始的热激量逐渐增加至刚刚引起疼痛时仪器所显示的热辐射量值即为"强度痛阈"，一般健康成人约为 $836mJ/(s·cm^2)$；疼痛刺激达到患者无法忍受时的热辐射量值即为"耐痛阈"；而在固定刺激强度不变的情况下，连续给予辐射热刺激直至刚能引起疼痛的时间即为时间痛阈。辐射法检测数据精确，痛觉固定且明显，通常不受其他因素的影响，但操作者需具有丰富的经验，稍有不当可能引起皮肤损伤。

（2）冷刺激：以温度作为刺激源，周围温度不变，以 20~25℃为宜，用 0℃左右的冰水作为刺激源，测量患者开始出现疼痛直至达到最大疼痛耐受力所需的时间。从浸入冰水至疼痛开始所需时间为痛阈，从浸入冰水至最大疼痛耐受出现之间的时间为最大疼痛耐受性。已证明该方法能有效测定疼痛强度，并能与临床疼痛强度相匹配。本法临床应用受限，需注意避免皮肤冻伤。

（3）电刺激法：以电流刺激产生疼痛。方波为最常用电刺激，特点是简便易行，测值精确，重复性好。

（4）机械刺激法：以压力作为刺激源，用弹簧式压力计，根据刻度记录。

（5）药物刺激法：常用药物为高渗盐水、酸碱等药液。本法不易操作。

2. 生理生化指标 疼痛刺激经常引起躯体发生一系列的生理生化指标变化，如呼吸模式改变，潮气量减少，心率和血压增加，血液中儿茶酚胺、5-羟色胺等的增加，功能磁共振成像显示脑内神经活动的改变等。

（二）疼痛间接评估法

疼痛间接评估法指不施加致痛刺激，患者自己描述或评估现有疼痛的性质和程度。

1. 视觉模拟评分法（VAS） 常用，简单、有效、参与度高，能快速对患者疼痛情况进行初步判断。VAS通常采用10cm长的直线，两端分别标有"无疼痛"（0）和"最严重疼痛"（10），被测者根据其感受程度，用笔在直线上划出相符的点，一般重复2次，取2次平均值。

2. 数字分级评分法 包括11点数字评分法，从0到10共11位数字表示，0表示无痛，10标记剧烈无法忍受的疼痛，患者简单描述即可；101数字评分法，0为无痛，100为剧烈疼痛，数字更加精确，评分可更加数据化。

3. 口诉分级法 根据疼痛的程度及疼痛对生活质量的影响进行分解，分为0~5级，也可使用优、良、中等、差、可疑、没有。

4. 疼痛问卷表 其中McGill疼痛问卷表（McGill pain questionnaire，MPQ），由加拿大著名心理学家Melzack教授于1975年设计并公布，其适于所有疼痛患者。MPQ为应用较为广泛的疼痛评估工具，多用于评估疼痛治疗效果。从MPQ（含有4类20组疼痛描述词）可以得到三种测定方法：①疼痛评级指数（pain rating index，PRI），根据被测者所选出的词在组中的位置，可以得出一个数值（序号数），所有这些选出词的数值之和即PRI。PRI可以求4类的总数，也可以分类计算。②选择词的数值（the number of words chosen，NWC）。③现时疼痛强度。它是将选择的词与词数目相结合，数和词的联合选择以代表总的疼痛强度，即1~5的疼痛强度。通过评估，可全面获得患者信息，帮助医师判断患者是否存在神经病理性疼痛。因该表复杂，内容多，应用具有一定局限性。简化的McGill疼痛问卷表（short-from of McGill pain questionnaire，SF-MPQ），对MPQ进行了相应简化，提高了临床使用度，能满足多数疼痛患者需求，但对复杂性疼痛诊断有局限性。在此基础上开发了SF-MPQ-2，包括22个条目，其中6条针对神经病理性疼痛，操作简单，可全面评估神经病理性疼痛及非神经病理性疼痛。

（冯海燕　王娜娜）

第六节　日常生活能力评定

日常生活能力（activities of daily living，ADL）由SindneyKatz于1963年提出，指一个人为了满足日常活动的需要每天所进行的必要活动。ADL反映出一个人在家庭（医疗机构内）和社区中所能够进行的最基本的能力，是康复评定的最基本、最重要的内容。日常生活能力评定对判断患者的预后、评估患者是否能独立生活、制定康复治疗计划、评估康复治疗效果、帮助患者重返社会具有重要意义。

ADL 包括基础性日常生活能力（basic activities of daily living，BADL），主要指进食、穿衣、修饰、大小便控制、上厕所等个人自理能力以及行走、转移等基本身体活动的能力，反映出一些较大的运动能力，多在医疗机构中使用；工具性日常生活能力（instrumental activities of daily living，IADL），是指一个人参与社区活动需要具备的高级别的基本技能，如采购、家务、搭乘交通工具等，通常反映较小的、较精细的运动能力，多运用于社区老年人和残疾人。

一、ADL 常用评定方法

（一）Barthel 指数评定

Barthel 指数评定由 Dorothea Barthel 与 Florence Mshoney 于 1965 年发表，其应用广泛，使用简单，灵敏度高，对判定患者预后有重要价值。根据是否需要帮助以及帮助的程度，共分为 4 级，即 15 分、10 分、5 分、0 分，满分 100 分。60 分以上，为生活基本自理；41~60 分，为中度功能障碍，生活需中度依赖；20~40 分，为重度功能障碍，生活明显依赖。Barthel 指数 40 分以上者康复治疗获益最大。Barthel 指数评分标准见表 2-16。

表 2-16 Barthel 指数评分标准

序号	项目	得分	评分标准
1	进食	0	完全依赖
		5	需部分帮助，如切割食物、搅拌食物
		10	能使用任何必要的装置，在适当时间内独立进食
2	洗澡	0	依赖
		5	独立，无须指导或帮助完成洗澡全过程
3	修饰	0	依赖或需要帮助
		5	独立，能完成洗脸、刷牙、梳头、剃须全过程
4	穿衣	0	完全依赖
		5	需要部分帮助，能在适当时间内完成一半工作
		10	独立，能在无指导下完成穿衣，包括系鞋带、系扣子、穿脱支具
5	大便	0	完全失禁
		5	偶有失禁（每周≤1 次），或需他人提示
		10	能控制，如果需要，能使用灌肠剂或栓剂
6	小便	0	失禁，需由他人导尿
		5	偶尔失禁，或需要器具帮助
		10	能控制，如果需要，能使用集尿器
7	如厕	0	完全依赖
		5	部分依赖，在穿脱衣裤或使用卫生纸时需要帮助
		10	能独立使用厕所或便盆，穿脱衣裤，个人清洁及清洗便盆

续表

序号	项目	得分	评分标准
8	床椅转移	0	完全依赖,不能坐起,或需两人以上帮助,或使用提升机
		5	需最大量帮助,能坐起,需两人帮助或娴熟且有力的一人帮助
		10	需小量帮助或者监督
		15	独立,能从床到轮椅,再从轮椅回到床上,包括从床上坐起
9	行走	0	完全依赖,不能步行
		5	需大量帮助,若不能行走,可使用轮椅行走45m并能在各方向移动
		10	需小量帮助,在1人帮助下行走45m以上;或使用轮椅移动45m以上,能转弯
		15	独立,能在水平路面行走45m以上,可使用辅具,但不包括带轮子的助行器
10	上下楼梯	0	依赖,不能上下楼梯
		5	需帮助或监督
		10	独立,能独立地上下一层楼,可使用扶手、手杖等辅具

因 Barthel 指数评定等级少,相邻等级间差距大,评估不够精确。1989 年 Shah 和 Vanchay 对原有 Barthel 指数进行了加权,形成改良 Barthel 指数评定,总分不变,每项扩展为 5 个等级（1~5 级）,提高了灵敏度。

(二) Katz 指数评定

Katz 指数又称 ADL 指数,Katz 等通过临床观察发现,ADL 能力的下降或丧失通常是按照一定顺序发生的,且与人体功能发育学顺序相反,最先丧失的是最复杂的活动能力,最后丧失的是最简单的活动能力,表现为洗澡能力最先丧失,最后丧失的是进食能力。当患者通过康复训练逐渐恢复日常生活能力时,则是按由易到难这样的规律逐渐恢复。Katz 指数评定将 ADL 由难到易分为六项:洗澡、穿着、如厕、转移、大小便控制和进食,将功能状况分 A、B、C、D、E、F、G 七个等级,A 级为完全自理,B 级只有一项依赖,C 级只有洗澡和其余 5 项之一依赖,D 级洗澡、穿着和其余 4 项之一依赖,E 级洗澡、穿着、用厕和其余 3 项之一依赖,F 级洗澡、穿着、用厕、转移和其余 2 项之一依赖,G 级为完全依赖。Katz 指数评定标准见表 2-17。

表 2-17　Katz 指数评定标准

项目	完全独立	需要帮助	依赖
洗澡:包括海绵擦浴、盆浴或淋浴	无须帮助,能自己进出澡盆或浴室洗澡	只需帮助洗身体的一个部位(如背部或腿),或进出澡盆时需要帮助	需要帮助洗身体的一个以上的部位,或不能洗澡
穿着:包括从衣柜或抽屉里取出衣服(包括内衣、外套),使用扣件(包括穿戴支具)	完全不用帮助,能自己取衣服、穿衣服(包括使用扣件)	除系鞋带需要帮助外,取衣服和穿衣服不需要帮助	取衣服或穿衣服需要帮助,或只能穿部分衣服,或完全不能穿衣
如厕:包括进厕所、解大小便、便后自我清洁、整理衣裤	进厕所,解大小便,自我清洁和整理衣裤的所有动作,无须帮助(可以用支持物,如拐杖、步行器,或轮椅),夜里可以用便盆或便桶,早上倒干净	进厕所,或便后自我清洁,或整理衣裤,或夜里用便盆、便桶时需要帮助	不能走进厕所解大小便,或不能便后自我清洁,或不能整理衣裤,或夜间用便盆、便桶时需要帮助
转移:包括上下床和进出轮椅	上下床及进出轮椅无须帮助(可以用支持物,如拐杖和步行器)	上下床及进出轮椅时需要帮助	不能下床

续表

项目	完全独立	需要帮助	依赖
控制大小便	大小便完全自控	大小便偶有失禁	大小便完全失禁，需要监护，或使用导尿管、灌肠及有规律地使用尿壶或便盆来管理大小便
进食	自我进食，无须帮助	自我进食，但需夹菜、盛饭、切肉、给面包涂黄油等帮助	需帮助进食，部分或完全地依赖及静脉输液补充营养

（三）功能独立性评定

功能独立性评定可反映个体自我照顾的能力及社区生存能力，包括躯体功能、认知和社会交流能力，能更全面、客观地反映患者的 ADL 能力。功能独立性评定量表（functional independence measure，FIM）可以动态记录功能变化，广泛应用于康复机构，主要内容包括躯体运动功能和认知功能两大类，6 个方面，每个方面包括 2~6 个项目，总共 18 项（表 2-18）。FIM 是一项专利，使用者需接受相应培训，并支付相关费用，掌握标准化操作步骤及详细说明。

表 2-18 功能独立性评定量表

			项目	得分		
				入院	出院	随访
躯体运动功能	I	自理活动	1. 进食			
			2. 梳洗			
			3. 洗澡			
			4. 上身穿脱			
			5. 下身穿脱			
			6. 上厕所			
	II	括约肌控制	7. 排尿			
			8. 排便			
	III	转移	9. 床、椅、轮椅			
			10. 厕所			
			11. 盆浴、淋浴			
	IV	行走	12. 步行/轮椅			
			13. 上下楼梯			
			运动类评分			
认知功能	V	交流	14. 理解			
			15. 表达			
	VI	社会认知	16. 社会交往			
			17. 处理问题			
			18. 记忆			
			认知功能评分			
			总分			

FIM 每项最低 1 分，最高 7 分，总分最低 18 分，最高 126 分。得分越高，则独立性越好。126 分：完全独立，108~125 分：基本独立，90~107 分：极轻度依赖，72~89 分：轻度依赖，54~71 分：中度依赖，36~53 分：重度依赖，19~35 分：极重度依赖，18 分：完全依赖。

二、评定注意事项

评定过程中不可只依赖患者口述，需观察患者实际操作能力，在适当的时间、适当的地点进行评定。若患者不能充分配合或完成动作，可给予一定帮助，但需要详细记录。评定者需尊重患者的个人生活方式及隐私，如如厕等可在交谈中了解患者的独立能力。再次评定时需在相同的环境下进行，避免环境改变导致的评定结果出现差异。

（冯海燕　王娜娜）

参 考 文 献

关骅，张光铂. 2011. 中国骨科康复学. 北京：人民军医出版社

贾建平，陈生弟. 2018. 神经病学. 北京：人民卫生出版社

李君，冯艺，韩济生，等. 2013. 中文版简版 McGill 疼痛问卷-2 的制定与多中心验证. 中国疼痛医学杂志，19（1）：42-46

李小梅，李虹义，肖文华. 2013. 癌症患者疼痛量表的应用. 中国肿瘤临床，40（24）：1482-1486

李远栋，刘爱峰，张君涛，等. 2020. 步态分析在膝关节骨性关节炎中的应用研究进展. 国际生物医学工程杂志，43（1）：75-79

刘延青，崔健君. 2013. 实用疼痛学. 北京：人民卫生出版社

王艳. 2018. 康复评定学. 北京：人民卫生出版社

胥少汀，葛宝丰，徐印坎. 2005. 实用骨科学. 北京：人民军医出版社

燕铁斌. 2020. 骨科康复评定与治疗技术. 北京：科学出版社

于长隆. 2010. 骨科康复学. 北京：人民卫生出版社

第三章

骨科康复治疗

骨科康复一体化治疗包括非手术治疗骨科患者的康复治疗及手术治疗患者的康复治疗，应用合理有效的康复治疗技术尤为重要。康复治疗方法包括运动疗法、物理因子疗法、传统康复治疗、再生医学疗法等康复治疗技术。近年来，再生医学成为骨科康复治疗的热点。在骨科临床及康复治疗中可选择的干细胞有骨髓细胞、间充质干细胞（mesenchymal stem cell，MSC）及滑膜成纤维细胞。MSC 在特定诱导条件下，可分化为基质细胞、肌细胞、软骨细胞、成骨细胞等。MSC 移植为四肢骨关节炎、退行性腰椎间盘疾病的治疗带来了希望。富血小板血浆（platelet-rich plasma，PRP）中含肝细胞生长因子（hepatocyte growth factor，HGF）、表皮生长因子（epidermal growth factor，EGF）、肿瘤坏死因子（tumor necrosis factor，TNF）、成纤维细胞生长因子（fibroblast growth factor，FGF）、血管内皮生长因子（vascular endothelial growth factor，VEGF）等。PRP 注射治疗为关节软骨损伤、韧带、肌腱等慢性损伤的康复提供了新方法。本章将重点阐述骨科康复治疗技术中的运动疗法、物理因子疗法以及中医针灸推拿等。

第一节 运动疗法

运动疗法是物理治疗方法的一部分，指运用器械力量、徒手或患者自身力量，通过某些运动方式（主动或被动），使患者全身或局部运动功能、感觉功能获得恢复的治疗方法。人体运动功能指一定神经支配的肌肉作用于相应骨骼，按照一定的运动生物力学产生部分或整体运动的能力。人体运动的基本形式包括同一时间同一方向的线性运动，沿同一点转动的角运动，以及线性运动与角运动相结合的复合运动。运动疗法主要通过神经传导、生物力学和内分泌等作用途径，对人体的局部或全身功能产生一系列的影响和改善失调机体的功能。其基本作用为改善肌肉、骨骼、关节、韧带等的血液循环、代谢和神经控制，提高肌力、耐力和心肺功能。运动对骨骼的形态结构、骨密度及骨的生物力学均有影响。适量运动可促进骨的新陈代谢，增强骨皮质，改变骨矿含量，改善骨密度。

运动疗法主要包括肌力训练、关节活动度训练、关节松动技术、平衡功能训练、步行训练、牵引疗法等，能够达到帮助患者全部功能恢复或部分功能恢复的目的。

一、肌力训练

（一）肌肉的运动方式

根据肌肉的收缩方式分类，肌肉运动包括等长运动、等张运动及等速运动；根据肌肉运动的动力来源分类，肌肉运动包括主动运动和被动运动；根据是否有阻力分类，肌肉运动包括非阻力运动和抗阻力运动。非阻力运动包括主动运动和主动助力运动；抗阻力运动包括等张抗阻力运动、等长抗阻力运动、等速抗阻力运动。

（二）影响肌力的因素

1. 肌纤维的类型　同一块肌肉既包括快肌纤维，又包括慢肌纤维。研究发现，参加强度大、力量型项目的运动员快肌纤维比例高，参加耐力型项目（如马拉松）的运动员慢肌纤维比例高。

2. 肌肉横截面积　肌肉横截面积大，所含肌纤维数量多，肌肉收缩力增加。

3. 肌肉收缩类型及速度　肌肉收缩类型分为三种，分别为等长收缩、等张收缩、离心收缩。

4. 肌肉初长度　每块肌肉均有最适初长度，肌肉在最适初长度收缩，可达到最大的收缩效果。一般认为，最适初长度为静息初长度的1.2倍。

5. 肌腱及结缔组织的完整性　肌肉肌腱及其附属结构的完整性，是肌肉发挥最大效果的重要因素。

6. 中枢及外周神经系统调节　肌肉失去神经支配调节，出现肌肉萎缩，肌力明显下降。

7. 个体的整体情况　如年龄、性别、职业等。

（三）肌力训练的作用

肌力训练包括被动运动训练和主动运动训练。被动运动训练主要作用为延缓肌肉萎缩，维持及改善关节活动度，主动运动训练具有增强肌力的作用。

（四）肌力训练方法

（1）肌力为0~1级时，可通过训练患者主观努力，增加肌肉的主动收缩，促进肌力恢复，同时使用电子生物反馈疗法或神经肌肉电刺激疗法以增强神经营养作用，并加强肌力训练。

（2）肌力为1~2级时，肌肉有一定肌电活动，可继续运用神经肌肉电刺激技术促进神经肌肉营养作用，促进周围神经恢复，同时，患处肌肉已有自主收缩能力，在去除重力因素下，加强患者对该处肌肉的主动运动，并运用主动助力运动方式，给予最小助力，增强肌肉的力量训练。主动助力运动包括徒手助力主动运动、悬吊助力主动运动、浮力助力主动运动。①徒手助力主动运动由治疗师提供助力，根据患者的训练情况及主动参与成分的多少，决定助力的大小，并随患者主动参与成分的增加而减少助力，助力过程中需注意避免主动助力运动变成被动运动。②悬吊助力主动运动是利用器械将运动的肢体悬吊以克服重力，可起到助力的作用，使悬吊肢体在水平面做主动运动训练。常用器械包括挂钩、滑轮、绳索等。根据患者肌力的恢复情况，通过调整运动平面倾斜度改变训练难度。③浮力助力主动运动是利用水的浮力，减少肢体的重力因素，可起到助力的作用。

（3）肌力3级及以上，以主动运动训练并过渡到主动抗阻力训练为主。主动运动指主动进行的肌肉收缩运动，既不抗阻力，也无助力。当肌力达到3级以上时，可进行主动抗阻力运动。主动抗阻力运动包括等张抗阻力主动运动、等长抗阻力主动运动。

1）等张抗阻力主动运动：指肌肉收缩时张力不变，长度改变，肌肉克服重力或阻力进行较大幅度的运动，引起关节运动的方式，包括徒手抗阻力主动运动、抗器械阻力主动运动。徒手抗阻力主动运动时，治疗师根据患者肌肉运动的方向，固定肢体近端，在肢体远端施加与肌肉运动方向相反的力量，阻力的大小与治疗部位肌力大小相适应，以能完成全关节活动范围并且不引起明显的疼痛为宜。抗器械阻力主动运动常见的有抗重物、抗弹簧等阻力主动运动，多用于4级及以上肌力训练，训练遵循渐进原则。训练肌耐力以重量中等、多次重复训练为主，训练肌力及爆发力以大剂量、重复次数少为主。

2）等长抗阻力主动运动：训练过程中，肌肉张力增加，但关节不产生运动。等长抗阻力主动运动主要适用于关节活动度受限、骨折后肢体固定、炎症等不适宜关节活动或活动时疼痛明显的患者，具有预防肌肉萎缩、促进肌肉恢复的作用。常见方法包括徒手等长抗阻力训练、器械等长抗阻力训练。徒手等长抗阻力训练指治疗师在受训肢体远端施加一定阻力，肌肉长度不变的收缩训练方式。器械等长抗阻力训练是指利用滑轮、重物、拉手等设备及等速装置等进行的多角度、肌肉长度不变的训练方式，可全面增加肌力。等长抗阻力主动运动对肌肉的耐力改善不明显。

（4）等速训练：适用于康复训练各期，具有促进关节血液循环、缓解疼痛，同时训练主动肌及拮抗肌、提高肌力的作用，具有等长和等张训练的特点。等速训练禁用于关节不稳、骨质疏松、骨折术后早期、炎症急性期。常见的训练方式包括等速向心训练、等速离心训练。等速向心训练早期一般选用高角速度，减少关节面压力，避免继发损伤，促进损伤肌肉的愈合；训练中期选择低角速度，促进肌肉力量的恢复；训练后期宜进行多处高角速度训练，改善日常生活能力。等速离心训练过程中，肌纤维被拉长，运动环节与肌肉拉力方向相反。产生的肌力通常大于等速向心训练，对快速力量的提高有重要作用，一般用于康复后期，具有80%以上关节活动度时。

二、关节活动度训练

关节活动度训练是指利用徒手或物理因子、器械等方法改变患者关节活动度的训练方法。通过反复的延长及缩短关节周围组织，缓解关节粘连导致的关节活动受限，需遵循逐步反复、训练中不引起患者剧烈疼痛、从远端到近端的顺序原则，综合运用物理因子疗法等增加疗效。根据运动的动力来源将改善关节活动度的方法分为主动运动和被动运动，当患者肌力为3级及以下时，一般采用被动关节活动度训练，外力可由患者的健肢或治疗师，以及重力、器械提供，达到消除肢体肿胀、恢复或维持关节活动度、促进瘫痪肢体本体感觉恢复、放松痉挛肌肉的目的，为主动运动做准备。当患者病变关节周围肌肉可做主动运动，但不宜或不能独立完成主动运动时，通过患者的主动收缩肌肉利用外力辅助，以完成关节充分活动的运动方式，即主动助力运动，主要作用为建立协调模式，增强肌肉力量，达到完全主动运动。当患者肌力为3级及以上时，在未受限制的关节活动范围内，完全由患者主动用力收缩肌肉完成关节活动，称为主动运动，主要作用为促进血液循环、松解粘连组织、保持和增加关节活动度。

（一）影响关节活动度的因素

1. 生理性因素　构成关节的两关节面的大小越接近，关节活动范围越小；关节周围组织（如关节囊）薄而松弛，关节的活动度越大；关节周围韧带的数量及强弱亦影响关节活动范围，如关节周围韧带多而强，关节活动范围较小。关节周围肌肉情况、主动肌及拮抗肌的伸展性对关节活动度也有影响，如肘关节的屈曲动作受到伸肌肌张力的限制，无法过伸。

2. 异常因素　如长期制动等因素导致关节周围组织的挛缩，如制动后4天，组织学上即可观察到周围组织挛缩征象，制动后4周，可见关节活动度受限；关节内或周围组织炎症引起疼痛导致的关节活动受限，如脑血管意外等中枢神经系统病变导致肌肉痉挛，引起关节主动活动减少；肌肉、肌腱断裂导致的关节主动活动减弱；关节融合术后关节僵直等。

（二）常见被动关节运动训练方法

1. 肩关节

（1）前屈：患者取仰卧位或坐位，治疗师一手握住患肢前臂，一手托住上臂远端，被动活动肩关节，使其前屈达最大活动范围。

（2）外展：患者取仰卧位或坐位，肘关节屈曲，治疗师一手托住患肢肘后方，一手握住腕关节，被动活动肩关节达90°后，外旋肱骨，使肩关节达最大外展活动度。

（3）后伸：患者取坐位或侧卧位，治疗师一手托住患者前臂，一手扶住患者肩关节上部，将患肩向后运动做后伸动作。

（4）内旋和外旋：患者取仰卧位或坐位，上肢屈肘90°，外展90°，掌心向前（仰卧）或向下（坐位），治疗师一手托住肘后方，一手托住腕部，分别将前臂做向头及向足的内外旋动作。

（5）肩胛骨运动：患者取俯卧位或侧卧位，上肢位于体侧，治疗师一手放于肩胛下角、一手放于肩上，两手协调用力，活动肩胛骨向上、下、内、外做各方向或复合运动。

2. 肘关节

（1）屈曲及伸展：患者取坐位或仰卧位，上肢位于体侧，肘窝向上，治疗师一手托住肘关节，一手握住患者前臂远端，移动前臂向头侧或足侧运动进行肘关节的屈伸训练。

（2）前臂旋前或旋后：患者取仰卧位或坐位，治疗师一手托住患者肘后部固定肘关节，一手握住患者前臂远端，旋转前臂做旋前及旋后的动作。

3. 腕关节　为多个关节的复合关节，运动复杂，可进行桡腕关节的屈伸、尺桡偏运动，运动过程中常伴有腕骨间关节运动，腕骨间关节的掌屈背伸运动可协助桡腕关节做屈伸运动。腕关节训练时，患者取仰卧位或坐位，屈肘90°，前臂中立位，治疗师一手托住患者前臂远端近腕关节处，一手四指握住患者掌骨背面，拇指交叉至掌心，分别做腕关节的屈伸、尺桡偏运动以及腕关节的环绕运动。

4. 掌指关节及指间关节　通常进行屈伸训练，根据关节活动受限部位的不同，治疗师一手固定患者手掌部或近端指骨，另一手活动近端指骨或中节及远节指骨。

5. 髋关节

（1）屈髋：患者取仰卧位或侧卧位，治疗师一手托住患者腘窝处，一手托住患者足跟，患者双手协调用力，将大腿沿矢状面向头侧屈曲，做屈髋屈膝的动作。

（2）伸髋：患者取俯卧位或侧卧位，治疗师一手固定骨盆，一手托住患者膝关节前内侧，活动患者大腿，使大腿后部在矢状面方向向头侧靠拢。

（3）外展髋：患者取仰卧位，下肢伸直，治疗师一手托住患者膝关节内下方，一手托住小腿远端，沿冠状面做下肢远离身体中线的运动，治疗过程中建议由助手固定骨盆。

（4）内外旋：患者取仰卧位，髋关节中立位，治疗师一手托住患者小腿后方，另一手托住膝关节外侧，屈膝90°，分别做小腿近端向内的髋内旋动作和小腿近端向外的髋外旋动作。

6. 膝关节 膝关节的屈伸或内外旋动作常与髋关节的动作统一完成，可参考髋关节的屈伸及旋转动作进行训练。

7. 踝关节

（1）背伸、跖屈：患者取仰卧位，下肢中立位，背伸训练时治疗师一手托住足后跟，一手置于小腿远端固定踝关节，此时，患者的足底靠于治疗师前臂，治疗师向上方拉动，使患者足背向头端靠近。跖屈训练时，治疗师一手在小腿远端固定踝关节，一手握住足背，用力向下压足背，使足背做远离头端的运动。

（2）内外翻：患者取仰卧位，治疗师一手握住足前部，一手在小腿远端固定踝关节，分别做足底靠近身体正中线的内翻运动及足底背离身体正中线的外翻运动。

三、关节松动技术

关节松动技术指治疗者在患者关节活动允许范围内完成关节活动训练的一种技术，其为被动运动，主要用于缓解关节疼痛、活动受限及关节僵硬的治疗。关节松动训练起效快、针对性强、患者痛苦小、接受度高，操作中一般根据关节的生理运动及附属运动进行针对性治疗。生理运动指在生理活动范围内完成的如屈伸、展收、内外翻、内外旋等动作，可主动完成，也可被动完成。附属运动指患者本人不能完成，需由他人帮助完成的关节自身及周围组织允许范围内的活动，如髌骨的侧方移位等，是维持关节功能不可缺少的运动。

（一）关节松动技术的作用

关节松动技术的作用为促进血液循环，营养软骨，缓解疼痛，改善关节活动度，刺激关节及关节周围软组织本体感觉，改善机体平衡反应。

（二）关节松动手法分级

根据澳大利亚Maitland分级法，关节松动手法分为4级。

Ⅰ级：治疗师在关节生理活动允许范围起始端，小范围、有节律地来回推动关节。

Ⅱ级：治疗师在关节生理活动允许范围内，大范围、有节律地来回推动关节，但不接触关节活动的起始端和终末端。

Ⅲ级：治疗师在关节活动允许范围内，大范围、有节律地来回推动关节，每次均接触到关节活动的终末端，并能感觉到关节周围软组织的紧张。

Ⅳ级：治疗师在关节活动范围的终末端，小范围、有节律地来回推动关节，每次均接触到关节活动的终末端，并能感觉到周围软组织的紧张。

（三）关节松动手法应用技巧

在操作时，手法运用方向可平行于治疗平面，也可垂直于治疗平面，通常关节滑动技术平行于治疗平面，关节分离牵引技术垂直于治疗平面。手法松动的程度应达到关节活动受限处。松动的强度根据部位不同有所区别，活动范围大的关节一般强度大。治疗体位以患者感觉舒适、无痛为宜。

（四）适应证与禁忌证

1. 适应证 力学因素引起的任何关节功能障碍，如疼痛、肌肉痉挛、功能性制动、肩关节半脱位的复位。

2. 禁忌证 关节活动过度、急性炎症、关节肿瘤、未愈合的骨折等。

四、平衡功能训练

平衡是指人体在不同环境及身体位置下保持稳定的能力，一方面需要依靠外感受器、本体感受器和特殊感觉器官的整合；另一方面依靠运动系统和固有姿势反射的整合。平衡包括静态平衡和动态平衡。静态平衡由协调统一的肌肉等长收缩维持；动态平衡指由肌张力的改变、姿势的调整以及体位的变化达到的平衡状态。静态平衡是基础和保障。

（一）平衡训练的原则

1. 支撑面 由稳定到不稳定，支撑面积越大，越容易达到稳定状态，支撑面积由大到小，由平整到不平整，由坚硬到松软。

2. 身体重心 由低到高，从平地上训练，过渡到体操凳上训练，通过训练体位的改变调整身体重心的改变，提高平衡训练的难度。

3. 从静态平衡到动态平衡 平衡训练先从维持稳定的姿势开始，如能独坐、独站后，可进行动态平衡训练，进行动态平衡训练常伴有支撑面的改变及身体重心位置的变化。

4. 从注意到不注意下平衡训练 在开始训练时，告知患者何时施加破坏平衡的外力，并嘱患者注意保持平衡状态，逐渐过渡到突发施加破坏平衡的外力，并嘱患者保持平衡状态，训练中需保护患者。

5. 从睁眼到闭眼 训练患者从睁眼站立到行走，再到闭眼站立并能行走。

（二）平衡训练的方法

1. 坐位平衡训练 患者坐于姿势镜前，以利于治疗师和患者随时调整患者的坐位姿势。由治疗师辅助患者完成重心转移、躯干的旋转及侧屈，训练过程中，治疗师逐渐减少辅助力量，并增加患者上肢离开身体的次数及时间。脊髓损伤患者，常通过减少双腿之间的距离减少支撑面积，增加训练难度。

2. 立位平衡训练

（1）静态立位平衡训练：若患者无法独站，先进行辅助站立训练，随平衡功能的改善，逐步减少辅助程度，最终脱离辅助进行单独双足站立训练，可双足站立后，逐渐过渡到单足站立，直至足尖站立。

（2）他动态立位平衡训练：患者站于姿势镜前，治疗师从患者的前、后、侧方各方向施加推力破坏平衡，调节推力的方向和大小，增加训练的难度。可以通过减少患者双足的距离调整支撑面的大小，增加训练难度。患者平衡功能改善后，可由双足站立过渡到单足站立，增加训练难度，提高训练效果。

（3）自动态立位平衡训练：患者站于姿势镜前，足部不动，患者重心向前、后、侧方的移动并能保持平衡时，增大移动范围，患者仍能保持平衡时，嘱患者伸出双手做拾物、抛球等动作。

五、步 行 训 练

步行训练是指通过步行或模拟步行来恢复步行功能的运动训练方法。

（一）训练方法

1. 训练平衡能力及重心转移能力 平衡能力是步行的前提条件，患者站立平衡达到Ⅱ级或Ⅲ级后，进行重心转移、两侧移步及单腿支撑的训练。

2. 平行杠内步行 平行杠稳定，可减少训练难度。患者健腿向前，重心移到健腿上，患侧膝关节屈曲，小腿向前摆动并伸展膝关节，伸直患侧膝关节，重心转移至健侧足尖，重复该动作。

3. 扶拐步行 先在平行杠内行走以保证安全，再在杠外借助拐杖行走，最后过渡到独立行走。

4. 上下台阶步行 上台阶，健肢先上，然后患肢轻度外展再上一台阶。下台阶时，患肢先下，然后躯干前倾，健肢下台阶。

5. 步行训练的注意事项 需注意保护患者安全，训练量循序渐进，不宜过度，以训练后稍感疲劳为宜，加强与患者沟通，鼓励患者，增强训练信心，避免憋气引起血压急剧变化。不宜加剧患者的疼痛。

（二）适应证与禁忌证

1. 适应证 下肢骨折固定良好，截肢、关节置换术后，局部软组织损伤，周围神经损伤，脊髓损伤等。

2. 禁忌证 认知障碍，局部疼痛明显，急性炎症，不具备平衡能力。

六、牵 引 疗 法

牵引疗法是指一种利用外力作用于脊柱及四肢关节，使关节面或断端发生分离，周围软组织得到牵拉，以此治疗疾病的方法。主要用于颈腰椎间盘突出、骨折术后关节功能障碍、骨关节炎等。

（一）脊柱牵引

脊柱牵引包括颈椎牵引和腰椎牵引，主要作用为增大椎间隙，促进突出椎间盘回纳，缓解神经根受压水肿，改善血液循环。

1. 适应证与禁忌证

（1）适应证

颈椎牵引：神经根型、颈型颈椎病，颈椎侧弯，颈部肌肉紧张，颈椎退行性病变等。

腰椎牵引：腰椎间盘突出症、腰椎管狭窄、腰椎小关节紊乱、腰椎滑脱等。

（2）禁忌证

颈椎牵引：颈内动脉严重狭窄并斑块形成，颈部肿瘤、结核，急性扭伤，强直性脊柱炎，类风湿关节炎，脊髓型颈椎病等。

腰椎牵引：急性腰扭伤、脊柱结构不完整、结核或肿瘤骨转移、骨质疏松、孕妇、心血管疾病等。

2. 牵引的方法

（1）颈椎

徒手牵引：适用于各型颈椎病，治疗师控制牵引角度和患者头部。

颈椎机械牵引：根据颈椎病变的节段，选择不同的牵引角度，上段颈椎牵引角度通常垂直（0°），需牵引的节段下移时，增大前屈角度。牵引重量从小重量（3~5kg）开始，根据患者的反应情况，逐渐增加，最大牵引重量视患者体质和反应而不同。

（2）腰椎

徒手牵引：一般以下肢徒手牵引为主，固定患者躯干，治疗师双手置于患者双踝处或患者大腿处给予牵引。

电动牵引：腰椎上段病变采用直腿平卧骨盆牵引，腰椎下段病变一般采用屈髋屈膝90°牵引骨盆，间歇牵引重量一般从体重的80%开始牵引，最大牵引重量不超过体重。

（二）四肢牵引

四肢牵引的作用为改善关节活动度，缓解关节周围软组织挛缩，保持及维持正常关节对位对线。

1. 适应证与禁忌证

适应证：关节粘连、关节挛缩、关节活动受限。

禁忌证：急性炎症或感染、关节疼痛剧烈、骨性关节强直。

2. 牵引的方法 患者体位根据病变部位不同有所区别，可仰卧、俯卧或坐位，利用牵引器械，在关节的远端施加稳定柔和的牵引力，从小重量、间歇性牵引过渡到持续牵引。

（穆玉龙　郭亚山　冯海燕）

第二节 物理因子疗法

利用声、光、电、水、热、冷等物质治疗疾病的方法，称为物理因子疗法。

一、传导热疗法

传导热疗法指利用各种热源作为介质，接触人体体表，将热能直接传输给机体以达到治疗疾病的治疗方法。常用热疗法所使用热源一般具有热比容大、导热性一般的性质，既能长时间保温，又不会烫伤皮肤。常见介质包括石蜡、泥、沙等。温热疗法可促进治疗部位皮肤扩张，加快血液循环，增强代谢及分泌功能，提高免疫力。短时间热疗可提高神经感应性，长时间热疗则降低神经感应性，从而降低神经传导。常用传导热疗法包括蜡疗法、坎离砂疗法。蜡疗法常用白色、半透明、熔点为 50~55℃ 的医用石蜡，每次 20~30 分钟，每日 1 次，15~20 次为 1 个疗程，骨科常见适应证包括软组织扭挫伤恢复期、慢性关节炎、肩周炎、坐骨神经痛、肌纤维组织炎、关节功能障碍、瘢痕粘连及挛缩。禁用于结核、出血倾向、高热、恶性肿瘤。注意事项：感觉功能障碍患者慎用。

二、光疗法

光疗法指利用自然光源或人工光源作用于人体，用以防治疾病、促进机体功能恢复的一种物理因子治疗方法，包括红外线疗法、紫外线疗法、激光疗法等。

（一）红外线疗法

红外线包括长波红外线和短波红外线。长波红外线波长为 1.5~1000μm，短波红外线波长为 0.76~1.5μm。通常采用红外线辐射器或白炽灯与光浴器进行红外线辐射治疗，作用深浅与波长呈负相关，红外线作用表浅，长波红外线只达表皮组织，短波红外线可达皮下组织。两者均具有温热效应，通过热传导促进血流增加，使血管扩张，降低神经兴奋性，具有促进创面愈合、消肿、消炎、镇痛、解痉的作用。治疗时与皮肤距离为 30~50cm，以患者有温热感为宜，时长 20~30 分钟，每日 1~2 次，15~20 次为 1 个疗程。本法主要用于治疗软组织损伤恢复期、伤口愈合期、关节炎、神经痛，禁用于恶性肿瘤、活动性结核、高热、治疗部位感觉障碍或循环障碍等。注意事项：因红外线直射可导致白内障，红外线照射需避开眼部或用毛巾等遮住眼部。

（二）紫外线疗法

紫外线疗法是运用紫外线照射治疗疾病的方法。紫外线为不可见光，包括长波紫外线（波长 320~400nm）、中波紫外线（波长 280~320nm）、短波紫外线（波长 180~280nm）。紫外线对人体的穿透力较浅，主要作用于表皮，深度达 0.2~0.5cm，波长越长，穿透力越浅。紫外线具有红斑效应，指一定剂量紫外线照射皮肤或黏膜后 2~6 小时出现边界清楚的红斑，持续数小时至数日消失。紫外线的治疗作用主要有破坏细菌、病毒 DNA，增强局部血液循环，增加单核细胞功能，从而增强体液免疫功能，抑制感觉神经兴奋达到止痛效果，促进皮肤维生素 D_3 的形成，进而促进钙的吸收。紫外线治疗通常采用高压水银石英灯照射，从 1/2 生物剂量开始，每日增加 1/2 生物剂量直到 6~8 生物剂量，一般隔日 1 次，20 次为 1 个疗程。骨科疾病适应证包括佝偻病、软骨病、关节炎、急性神经痛，浅表组织化脓性损伤，坐骨神经痛，骨质疏松症等。禁用于活动性结核病、光敏性疾病、出血倾向、急性湿疹等，治疗过程中注意避免过量超面积照射，需注意保护操作者、患者眼部。

（三）激光疗法

激光指原子受激辐射的光，运用激光治疗疾病的方法称为激光疗法。低强度激光可加快致痛物质的排出，缓解疼痛，增强白细胞吞噬能力，提高免疫力，具有抗炎、促进伤口愈合的作用。高强度激光可使蛋白变性，加快止血。临床常用小剂量激光为氦-氖激光器、砷化镓半导体激光器等，常用高强度激光器为二氧化碳激光器。低能量激光每次照射 10~20 分钟，每日或隔日 1 次，5~10 次为 1 个疗程。骨科适应证包括神经痛、神经炎、局部炎症感染、创面修复、腰肌劳损、关节炎等。目前激光疗法无明显禁忌证，治疗中注意保护操作者、患者眼部，如佩戴防护眼罩。

三、电 疗 法

（一）直流电疗法

直流电电流方向稳定，不随时间变化而改变，治疗作用下直流电阴极可减低细胞膜电位，使神经兴奋性增高，改变细胞膜通透性，促使炎症消散，微弱电流可促进骨折愈合，改变脊髓兴奋性；直流电阳极促使细胞膜电位上升，降低神经兴奋性，起到镇痛作用，细胞膜通透性降低，从而利于水肿和渗出液消散。直流电离子导入疗法是将一部分药物解离成离子，在皮下形成 1cm 左右深度离子堆，缓慢而持久地作用于局部或远隔组织，产生治疗作用。

常见适应证包括神经根炎、神经痛、手术后组织粘连、颈椎病、肩周炎、骨折及骨折延迟愈合。禁忌证包括高热、急性湿疹、恶病质、心力衰竭、皮肤破损、局部金属异物等。

（二）低频电疗法

低频电疗法指利用频率小于 1000Hz 的脉冲电流治疗疾病的方法，常见脉冲电流包括正弦波、三角波、方波、梯形波等，脉冲方向包括单向脉冲、双向脉冲和调制脉冲。主要作用有提高组织兴奋性，阻止痛性冲动向中枢传导，减轻有害物质释放，促进神经系统释放镇痛物质，达到止痛效果，扩张局部血管，促使局部肌肉收缩，消肿。常用低频电疗法有感应电疗法、经皮神经电刺激疗法、功能性电刺激疗法等。

1. 感应电疗法 包括初级线圈和次级线圈两个线圈，指通电后产生的双相、不对称、低频的脉冲波，利用这种脉冲电流治疗疾病的方法。治疗作用：使肌肉发生规律收缩，同时向中枢神经发送冲动，防止神经肌肉萎缩，刺激感觉神经末梢，帮助感觉恢复，促进局部血液循环，提高平滑肌张力。骨科常见适应证包括失神经麻痹、失用性肌肉萎缩、急性腰扭伤、皮肤感觉障碍。禁忌证包括恶性肿瘤、安置心脏起搏器、心力衰竭、痉挛性麻痹等。

2. 经皮神经电刺激疗法 是将特定的低频脉冲电流通过皮肤注入人体，达到镇痛、治疗疾病的目的的方法，脉冲电流为单相或双相不对称方波。主要作用是镇痛，镇痛机制为刺激感觉神经粗纤维，兴奋疼痛闸门控制系统，使疼痛闸门关闭，阻止疼痛向中枢传导，促使脑内啡肽释放，达到镇痛效果。其他作用包括促进局部血液循环，改善血供，促进骨效应，加速骨折愈合。骨科常见适应证包括肌筋膜综合征、颈椎病、腰肌劳损、肩周炎、网球肘、肢体残端痛等。禁忌证包括安置心脏起搏器、妊娠、认知障碍等。

（三）中频电疗法

中频电疗法指运用频率1000~100 000Hz的脉冲电流治疗疾病的方法。常用中频电疗法包括干扰电疗法、调制中频电疗法、等幅正弦中频电疗法。中频电疗法作用特点：降低组织电阻，作用部位较深；交流电，无电解作用，操作简单；中频电流频率大于1kHz，作用时间大于1ms，大于运动神经不应期1ms，因此每次刺激不能有效引起组织兴奋，多次连续刺激引起一次强兴奋，出现肌肉收缩；对感觉纤维的刺激为舒适振动感，不引起痛觉纤维兴奋，故用于兴奋深部神经肌肉而不引起痛感。

1. 干扰电疗法 指频率为4000Hz和4000Hz±100Hz的正弦交流电交叉输入人体，在交叉处形成干扰场，形成低频调制中频电流，并利用这种电流治疗疾病的方法。干扰电兼具低频和中频的特点，作用位置深，范围大。频率差别大小、作用原理有所不同，10~50Hz差额电流引起肌肉血液循环，锻炼骨骼肌，提高平滑肌张力，50~100Hz差频电流改善血液循环，促进渗出物吸收；90~100Hz差频电流抑制感觉神经，具有镇痛效果，促进骨折愈合。

2. 调制中频电疗法 指运用低频电流调制中频电流治疗疾病的方法。本法止痛效果好，促进炎性产物吸收，利于炎症消退，具有锻炼骨骼肌、提高平滑肌张力、调节自主神经功能的作用。

3. 等幅正弦中频电疗法 指应用频率为1~20kHz的正弦电流治疗疾病的方法，又称音频电疗法。主要作用包括改善局部血液循环、促进炎症吸收、软化瘢痕、镇痛。骨科常见适应证包括颈椎病、神经痛、肱骨外上髁炎、骨折延迟愈合等。骨科常见禁忌证包括局部金属异物、恶性肿瘤、急性炎症、出血倾向、安置有心脏起搏器。

（四）高频电疗法

高频电疗法指运用频率大于100kHz的电流治疗疾病的方法，高频电流包括超短波、短波、分米波、厘米波和毫米波。超短波波长1~10m，频率30~300MHz，短波波长10~100m，频率3~30MHz，具有明显的温热效应。超短波作用位置深，可达到骨骼组织，短波能达浅层肌肉。本法的主要作用是扩张血管，改善通透性，促进炎症吸收，降低感觉神经兴奋性，清除致痛物质，缓解疼痛，通过提高吞噬细胞数量的功能，增加补体等提高免疫力，增强抗炎能力，促进组织骨骼肌的修复，缓解骨骼肌、平滑肌痉挛。分米波波长0.1~1m，厘米波波长1~10cm，分米波达深层肌肉，厘米波达皮下脂肪和浅层肌肉，均具有温热效应、镇痛、缓解痉挛、消炎的作用。毫米波波长1~10mm，组织穿透力弱，只到达表皮，可改善微循环，促进炎症吸收，降低神经兴奋性，镇痛效果较好，保护骨髓造血功能，抑制肿瘤细胞生长。常见骨科适应证包括软组织感染、关节炎、软组织损伤、颈椎病、腰椎间盘突出症、坐骨神经痛。超短波可用于骨折延迟愈合、骨髓炎患者。禁忌证包括恶性肿瘤（高热疗法除外）、活动性结核、骨肿瘤、置有心脏起搏器、局部有金属异物。注意事项：注意避开小儿骨骺部、睾丸、眼部等。

四、超声波疗法

超声波指频率超过 20kHz，不能引起正常人的听觉反应的机械振动波，目前用于物理治疗的超声波频率多在 800～1000kHz。超声波生物物理特性包括机械作用、温热作用、理化效应等，超声波的机械作用指超声波在组织中振动，起到按摩细胞的作用，可通过改善细胞功能，从而改善局部血液循环，促进新陈代谢，软化组织，改善神经系统功能。超声波的温热作用产生于组织对超声波的吸收，部分超声能量转化为热能，短时间内局部组织温度升高，组织充血及渗透性提高，化学反应得到加强。超声波的理化效应继发于超声波的温热效应与机械效应，其综合作用为提高生物膜通透性，加速新陈代谢，提高蛋白质的合成，促进组织的修复，改变炎症区 pH，促进炎症吸收。超声波疗法常用方法：直接接触法，在探头和人体组织间加用耦合剂以避免空气阻挡，可固定在同一部位，也可在治疗部位缓慢移动治疗；间接法，多用于体表不规则部位，可使用水囊袋或水下法进行操作。治疗常用强度为 0.1～2.0W/cm^2，时间 5～10 分钟，每日 1～2 次，10～15 次为 1 个疗程。骨科适应证包括急性腰扭伤、周围神经痛、神经炎、关节挛缩、滑囊炎、网球肘、骨关节病、腱鞘炎、软组织损伤、腰椎间盘突出症等。禁忌证包括急性炎症、活动性结核、恶性肿瘤、有出血倾向。避开儿童骨骺部、眼、甲状腺、睾丸等。

五、冲击波疗法

体外冲击波指应用压力瞬间急剧变化的高能量所引发的生理学效应治疗疾病的方法，是物理学与医学相结合的新技术，是保守与开放手术之间的全新疗法。其兼具声学、光学、力学特性的机械波，能短时（约 10ms）迅速达高峰压 500bar，周期短，约 10ms，频谱广 [（2～16）×10^{8}Hz]，冲击波将介质固有的微小气泡膨胀、空化、内爆，产生具有极强能量的微粒，继以一系列的物理、化学、生物、生理学反应。

（一）冲击波的治疗作用

冲击波的治疗作用有生物物理效应与生物化学效应。生物物理效应包括峭化-撕裂效应、空化-内爆效应、压电效应、时间依赖性和累积效应。冲击波治疗的生物学作用包括高密度组织裂解、促进组织修复、扩张血管和促进血管再生、封闭神经、减轻疼痛。

（二）冲击波的治疗参数

冲击波能流密度指垂直于冲击波传播方向的单位面积内通过的冲击波能量。低强度冲击波指能流密度达 0.08mJ/mm^2，中强度冲击波指能流密度达 0.28mJ/mm^2，高强度冲击波指能流密度达 0.60mJ/mm^2。

（三）冲击波治疗剂量

根据病变位置，选择不同剂量。位置表浅，运用低强度冲击波治疗，通常情况下，冲击波治疗时间为每周 1 次，3~4 次为 1 个疗程。根据病变部位，冲击波的形成方式不同，冲击波的能量及治疗频次也不同，相应的具体参数有所区别。

（四）治疗不良反应

治疗不良反应包括局部轻度肿胀、点状的出血、治疗局部感觉过敏等。多数情况下无须特别处理。

（五）适应证与禁忌证

1. 适应证 肌腱炎、肩周炎、跖筋膜炎、肱骨外上髁炎、肩袖肌腱病、跟腱炎、股骨头缺血性坏死、骨折延迟愈合与骨不连等。

2. 禁忌证 出血性疾病、血栓形成区域、儿童骨骺区、肌腱筋膜断裂、脑和脊髓大血管神经干等的走行区域等。

六、水 疗 法

水疗法指利用水的温度、压力、理化特性治疗疾病的方法。水疗法的温热作用：促进血液循环，改善肌紧张，缓解疼痛。水的压力作用：促进静脉及淋巴回流，缓解肢体肿胀。水的浮力作用：减轻关节负荷，利于关节功能障碍的改善。水中可溶解具有针对性治疗作用的药物的化学物质，从而治疗相应疾病。常用水疗法包括冲浴、浸浴、淋浴、蒸汽浴等，根据水温又可分为温水浴、凉水浴。不同的水疗法，作用时间及两次间隔时间有所区别，适应证亦有所不同。常见骨科适应证包括风湿性关节炎、类风湿关节炎、关节强直、关节功能障碍等。禁忌证包括活动性结核、恶性肿瘤、炎症感染等。

七、冷 疗 法

冷疗法指利用低于体温与周围空气温度、但高于 0℃ 的低温而达到治疗疾病的方法。温度在 0℃ 以上，低于体温及环境温度不引起组织损伤；温度低于 0℃，不低于 -100℃，组织损伤不可逆，温度低于 0℃ 的治疗称为冷冻疗法；其中温度低于 -100℃ 的治疗称为深度冷冻疗法。

冷疗法治疗作用包括降低皮肤温度，抑制细胞活动以镇痛解痉，收缩血管，减少局部炎症，降低组织代谢，改变中枢神经兴奋性，增强免疫力。

常用冷疗用品包括冰袋、冰帽等，常用方法包括贴敷、浸泡等。贴敷法通常治疗 20~30 分钟。骨科常用适应证包括软组织损伤早期、肌肉痉挛、急性腰痛、关节置换术后。禁用于血管闭塞性脉管炎、雷诺病、冠心病等。治疗过程中注意防止冻伤。

（李 明 李 丽）

第三节 中医针灸推拿

受古代哲学思想的指导，中医学用精气、阴阳、五行等学说，形成了以整体观念为主导，脏腑经络、精气血津液为病理生理基础，辨证论治为诊疗特点的独特医学体系。中医治疗原则为未病先防、标本论治、扶正祛邪、三因制宜，治法则包括正治、反治。

一、常用针刺方法及穴位

（一）毫针法

毫针法是指以毫针直接刺入身体的某个或某些穴位以达到治疗疾病目的的方法。毫针的规格，以针身的直径和长度区分，一般临床以粗细为 28～32 号，长短为 1～3 寸（25～75mm）最常用。得气是指毫针刺入腧穴一定深度后，施以提插、捻转等行针手法，使针刺部位获得的"经气"感应。中医学认为，针刺治疗方法主要通过经络的感应、传导和调节作用发挥治疗效果，因此，得气与否以及气至的迟速，直接关系到针刺治疗效果的好坏，也可判断疾病预后的优劣。针刺补泻是针刺治病的重要环节，也是毫针法的核心内容。针刺补泻通过针刺腧穴，运用合适手法得气，以补益正气、疏泄邪气，调节阴阳平衡，疏通脏腑经络功能而达到治疗疾病的目的。影响针刺补泻效果的主要因素是机体所处的功能状态，机体虚证，针刺则扶正补虚，机体虚脱，针刺则回阳固脱。腧穴的相对特异性与针刺的补泻效应相关，如关元、命门具有强壮作用，适宜补虚益损，委中、水沟具有祛邪作用，适宜祛邪泻实。针具的长短粗细、刺入的深浅及角度、刺入手法的轻重均会影响针刺的补泻效应。通常情况下，患者机体功能偏衰时宜用弱刺激、长时间行针的补法以补养正气。机体功能偏旺盛时运用泻法，行短时间强刺激以起到祛除邪气的作用。

骨科康复治疗患者，需在明辨虚实的基础上，行适当针刺补虚泻实手法以使机体达到更佳状态，从而达到康复效果。常用进针手法包括单手进针法，双手进针法（指切进针法、夹持进针法、舒张进针法、提捏进针法）。一般依经脉循行的方向、腧穴的部位特点和治疗需要决定针刺的方向。进针角度包括针身与皮肤成 90° 的直刺、针身与皮肤成 45° 的斜刺及针身与皮肤成 15° 的平刺（图 3-1）。针刺的深度与患者年龄、体质、病情及部位相关。年老体弱、气血

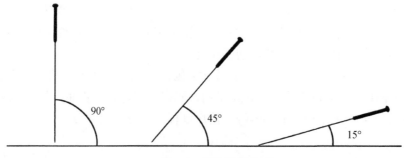

图 3-1 毫针进针角度

衰退、小儿等不宜深刺，形瘦体弱宜浅刺，新病宜浅刺，久病宜深刺，头面皮薄处宜浅刺，四肢臀腹宜深刺。若出现晕针应立即停止针刺，拔出毫针，平卧休息，饮适当温水或糖水，大部分可恢复，必要时采取相应抢救措施。

（二）三棱针法

三棱针法指以三棱针刺破血络或腧穴，放出适量血液或挑断皮下纤维组织治疗疾病的方法。三棱针针身呈三棱状（图 3-2），操作者拇、示二指捏住针柄，中指指腹紧靠针身。常用针刺手法包括点刺法、散刺法、刺络法、挑刺法等，骨科疾病常用点刺法及挑刺法，点刺法多用于四肢末端及肌肉浅薄处，挑刺法用于挑断穴位皮下纤维组织，可用于治疗颈椎病、肩周炎等。三棱针法具有通经活络、消肿止痛、调气活血的作用，临床可用于实证、瘀血、疼痛等，骨科适应证包括颈椎病、肩周炎、头痛、扭挫伤、丹毒等。注意事项：操作中需严格消毒，避免感染，避免用力过猛，创伤过大，体虚者、孕妇、产后等有出血倾向者需停止使用本法。

（三）皮肤针法

皮肤针法指运用皮肤针（图 3-3）叩刺人体穴位、调节脏腑经络，激发经络之气治疗疾病的方法。皮肤针有梅花针、七星针、罗汉针等，叩刺时需使用腕部力量，针尖与皮肤垂直，强度均匀。叩刺部位：根据病情选择不同的叩击强度和刺激强度，可分为沿经脉循行路线进行的循经叩刺法、在穴位上进行的穴位叩刺法、在患病局部进行的局部叩刺。刺激强度：久病虚证、年幼体弱者、头面部宜轻刺；新病实证、青年体壮者及背臀部宜重刺；大部分患者可使用中刺，刺激部位局部潮红不出血。注意严格消毒，专人专用，叩刺动作轻捷，局部有溃疡或创伤者不宜使用。

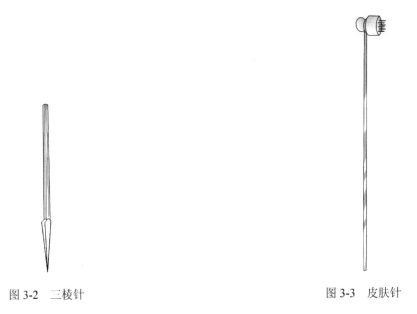

图 3-2　三棱针　　　　　　　　　　图 3-3　皮肤针

（四）电针法

电针法指毫针刺入腧穴得气后，再将脉冲电流通过毫针介入人体，以调整经络，防治疾病的方法。电针穴位配伍与毫针相同,选用同侧肢体1~3对穴位,胸背部穴位使用电针时,不可将2个电极跨接在身体两侧,避免形成回路经过心脏。临床常用输出电流波形包括连续波、疏密波和断续波,通电时间常为20分钟左右,刺激强度以肌肉呈节律性收缩,伴有酸、胀、麻、热感为主。骨科使用范围:坐骨神经痛等神经性疼痛,关节无菌性炎症,肌肉、韧带、关节损伤性疾病等。电针注意事项包括电针电流调节需从小到大,不可突然增强,最大输出电压在40V以上者,最大输出电流控制在1mA以内,安装心脏起搏器者应禁用电针,孕妇慎用电针。

(五)穴位注射法

穴位注射法指将适量药液注射入一定穴位,通过针刺及药物对穴位的双重刺激,以防治疾病的方法,又称"水针疗法"(图3-4)。操作方法为局部穴位消毒后,用含有药液的无菌注射器快速刺入皮下,缓慢提插,获得气感后回抽无血,再将药液注入。急病、体强者快速推药液,慢性病、体弱者缓慢推药液。注射剂量取决于注射部位、药物性质及浓度,一般耳穴注射0.1ml,腹部四肢每穴1~2ml,胸背部每穴0.5~1ml,腰臀部每穴2~5ml。选穴原则与毫针刺法相同,宜少而精,常用药物有中草药当归注射液、丹参注射液、柴胡注射液等,维生素B_1、维生素B_{12}、维生素C等,硫酸阿托品、泼尼松龙等,针灸适应证均可使用。注

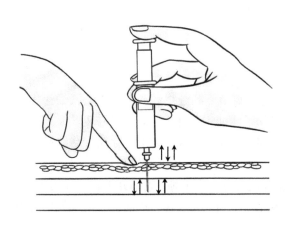

图3-4 水针疗法

意事项:无菌操作,防止感染,局部可有酸胀感,需严格药品管理,易过敏药物需皮试,一般不注射入关节腔、椎管内等,避免损伤重要血管及神经。孕妇下腹部、腰骶部及三阴交不宜注射。

二、灸 法

灸法指以艾绒为主要燃烧材料,烧灼、熏熨体表的一定部位和腧穴,通过经络腧穴的作用,达到治疗疾病的方法。灸法主要作用包括激发人体正气,防病保健,直接温通经络、驱散寒邪、扶助阳气、举陷固脱,行气活血、消瘀散结。灸法的种类较多。

(一)艾炷灸

艾炷灸指将艾炷放于穴位上施灸的方法,分为直接灸、间接灸。直接灸指艾炷直接施于皮肤,灸后皮肤不起疱、无瘢痕的一种灸法,此法施灸时以温熨为度,又称无痕灸。灸后组织化脓结痂称瘢痕灸,灸后需在局部贴敷消炎药膏,局部清洁,避免继发感染。糖尿病、皮肤病者禁忌使用。间接灸指艾炷与皮肤间间隔其他物品施灸,如鲜生姜、鲜大蒜头、精制食盐、附子饼等。

（二）艾条灸

艾条灸指以桑皮纸包裹艾绒，卷成柱状艾条，一端点燃施于对应穴位的灸法。操作方法包括悬灸、实按灸。悬灸包括点燃的灸条与施灸部位间隔2～3cm的温和灸，点燃的灸条与施灸部位皮肤距离不固定，运动上下施灸的雀啄灸。点燃的艾条与施灸部位皮肤距离不变，位置不固定的回旋灸。

（三）温针灸

温针灸指针刺与艾灸相结合的方法，针刺得气后，针柄上2cm处使用艾条施灸。施灸过程中需防止艾火脱落，烧伤皮肤。

（四）温灸器灸

温灸器灸指使用温灸盒、灸架、温灸筒等施灸的方法。

注意事项：施灸须有明确的先后顺序，先灸阳经、后灸阴经，先灸上部、后灸下部，一般先灸少，后灸多，面部穴位、乳头、大血管不宜使用直接灸，空腹、过饱、极度疲劳者禁忌，孕妇腹部及腰骶部禁止施灸。

三、拔罐法

拔罐法指运用罐，借助燃火、抽气等方法，排出罐内空气，形成负压，使之吸附于腧穴或病变部位，使局部皮肤充血、瘀血，从而达到治疗疾病目的的一种方法。罐的种类包括玻璃罐、竹罐、陶罐、抽气罐（图3-5）。玻璃罐透明，操作时可观察罐内皮肤充血、瘀血的情况，易于掌握，较常用。抽气罐操作简单，避免了烫伤，但无温热作用。竹罐轻巧，可药煮，但吸附力小，易漏气。陶罐吸附力大，但较重。吸罐的方法如火罐法，即罐内物质燃烧时排除罐内空气，吸拔后罐内形成负压，使罐吸附于治疗部位皮肤。常用方法有闪火法、投火法、贴棉法。水罐法用于竹罐，指将竹罐倒置入锅内，加水煮沸，取出竹罐甩去沸水，迅速热扣于治疗部位的一种拔罐方法。抽气法指将抽气罐扣于治疗部位，抽出罐内空气的一种拔罐方法。常用拔罐方法包括留罐法、闪罐法、推罐法、刺血拔罐法、留针拔罐法、药罐法。拔罐的作用：温经通络、行气活血、祛风散寒、消肿止痛、吸毒拔脓等。常用于风湿痹痛、颈肩腰背痛及腿痛、腹痛、面瘫等。注意拔罐时需选择体位和肌肉丰满、平坦部位，操作需迅速，避免烫伤皮肤，皮肤过敏、溃烂、水肿及大血管分布区不宜拔罐。

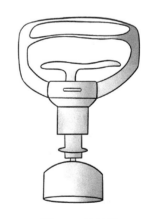

图3-5 抽气罐

四、推拿康复疗法

推拿是我国古代传统的一种治疗方法,属于中医外治法,是人类防治伤病的方法之一。我国推拿的特点:一是依据传统经络学说,循经取穴进行推拿,可取得良好效果;二是在推拿的同时结合导引术(如太极拳等自我锻炼方法)以提高和巩固疗效。

(一)推拿的作用

1. 整复和松解 可应用手法对肢体骨折进行手法整复,小骨折及小关节紊乱应用手法治疗有效。例如,颈椎间盘病变引起神经血管症状,可通过手法治疗,调整关节结构,缓解肌肉痉挛。肩周炎患者表现为软组织炎症、关节周围肌腱粘连、关节活动受限,通过推拿手法治疗,可松解粘连的肌腱,改善关节活动度。

2. 促进创伤组织修复 推拿可起到软化瘢痕、促进创伤组织修复的作用。有研究表明,创伤后期运用推拿治疗,可有效促进坏死组织吸收,促进成纤维细胞的形成,利于组织修复。

3. 缓解疼痛 可通过降低儿茶酚胺等致痛物质的释放,提高局部痛阈等方式止痛。推拿还可增强免疫力、调节血液循环、改善局部血供、促进心脑血管及淋巴循环。通过神经体液调节,改善机体功能,调整躯体平衡,增强免疫力。

(二)推拿的治疗原则

推拿的治疗原则为整体观念,辨证论治;标本同治,缓急兼顾;正治与反治;治标与治本;扶正祛邪,调和阴阳,三因制宜。

(三)推拿的手法

推拿的基本治法包括温、通、补、泻、汗、和、散、清八法。推拿手法包括成人推拿手法、小儿推拿手法。其中成人推拿手法包含基本手法、复合式手法、运动类手法。推拿手法基本要求是"深透",即使推拿手法的力量透过体表,通过"持久""均匀""准确""有力"的手法发挥临床效应。基本手法指临床应用频率高、起基础治疗作用的手法,如下所述。

1. 滚法 手掌小鱼际侧皮肤吸定于受术部位,前臂用力带动同侧腕关节屈伸运动促进手掌背尺部在受术部位滚动,手背呈波浪状,这种方法在手法操作时,有一半以上掌背部接触受术部位上。频率为120~160次/分(图3-6)。

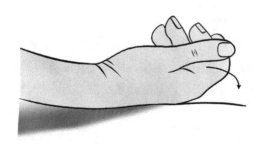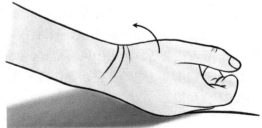

图3-6 滚法

适用部位：接触面积大，压力重，刺激量大，适用于肩项背部、腰臀部、四肢肌肉丰厚处。

临床应用：根据患者的部位及病情轻重的不同而有所区别，一般体弱者，宜掌背小指柔和均匀操作，必要时关节处做肢体被动运动，对于腰臀部病变及位置较深者，以第3～5指掌指关节用力，主治腰椎间盘突出症、颈椎病、颈项强痛等。操作中需注意不宜大幅度前后运动、各手指不可过度屈曲。

2. 一指禅推法 指手掌空拳，以大拇指指端及螺纹面着力，以前臂发力带动拇指做屈伸运动，产生的功力持续作用于治疗部位的手法。频率为120～160次/分（图3-7）。

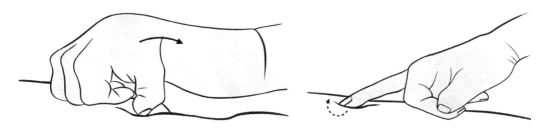

图3-7 一指禅推法

适用部位：接触面积小，渗透性强，刺激量中等，循着经络腧穴分布，适用于头面部、颈项部、胸腹部、背腰部及四肢关节处。

临床应用：不同部位和疾病，手法有所不同，头面部常用拇指偏峰着力，避免四指屈曲触碰头面部，胸腹部多用偏峰推法结合三指摩法，四肢关节部位用指峰吸定，配合拿法。

注意事项：操作中指端勿来回摩擦，手腕不宜过度屈曲，避免影响腕关节活动度。

3. 揉法 指操作者将手的鱼际部、掌根部、手指掌面吸定于一定部位或相关穴位上，利用前臂、掌、指的推力，在受压部位做轻快柔和的各个方向动作的手法，包括指揉法、掌揉法、前臂揉法、肘揉法。动作柔和且有一定节律，频率为120～160次/分（图3-8）。

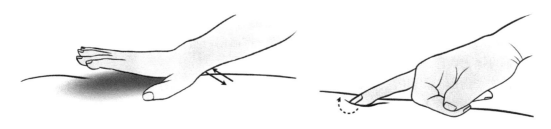

图3-8 揉法

适用部位：动作柔和、刺激量小，适用于全身各部的经络腧穴、压痛点，为他人推拿康复及自我康复治疗。前额部、颞部及四肢关节部常用鱼际揉法，大面积体表多用全掌揉法。臀部、腰背部及肩颈部多用前臂与肘部揉法。

临床应用：揉法具有舒筋理气、行气止痛功效。鱼际揉法用于头痛、面瘫，指揉法用于肢体疼痛等。

4. 推法 指用指、掌、前臂、肘尖部在相应穴位或治疗部位做单向的直线推动的一种手法，包括指推法、掌推法、肘推法。推法的力量根据受压部位的肌肉肥厚程度而有所不同，力道需均匀。指推法频率为 120～180 次/分，掌推法频率为 10～20 次/分，肘推法频率为 10 次/分（图 3-9）。

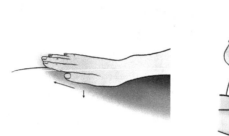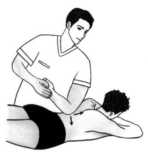

图 3-9　推法

适用部位：推法适用于全身经络腧穴，腰背部两侧及臀部可选择刺激性较强、压力较大的肘推法。胸腹部、四肢部可选择掌推法。头颈、胸腹部可选择指推法。

临床应用：推法具有行气止痛、调和气血、健脾和胃的作用，如前臂推法、肘推法可用于腰背部僵直、腰腿痛，掌推可用于肌肉紧张、痉挛、酸痛等。注意事项：推法需呈直线移动，不可带动皮下组织。肘推法刺激性强，老弱瘦小者需慎用。

5. 摩法　以手掌掌面或示指、中指、环指掌面附着于受治疗部位，做有节律的环形运动的一种手法。动作需轻柔，频率约为 120 次/分。

适用部位：适用于全身各部位，腹部、面部最常用。

临床应用：动作柔和，属轻刺激手法，常用于胸、腹、胁肋部，如三指摩法，利于健脾和胃、消食导滞，摩命门、摩掌心可保健按摩。

6. 擦法　指手指或手掌面、鱼际、小鱼际部贴于一定部位，做直线来回快速均匀的摩擦，并能产生一定热量的方法，包括小鱼际擦法、摩擦法、鱼际擦法、指擦法等。动作需均匀连续，用力稳。频率为 100～120 次/分。

适用部位：全身各部，小鱼际擦法用于脊柱两侧、肋间等，胸腹部面积大、平坦可用掌擦法，头面及四肢小关节适用于指擦法。

临床应用：具有明显的温热效应，擦腰骶部、按命门可自我保健，指擦迎香治鼻塞不通，胃脘冷痛可擦上腹部。

7. 按法　指操作者用肘尖部、掌根部、远端指节指腹作用于治疗部位，施加垂直向下的力，并且维持一定压力数分钟，按而留之的手法。

适用部位：用于全身各穴，掌按法温和，适用于面积大、平坦部位，如腰背部、脘腹部等，指按法刺激性中等，常用按揉相结合，肘按法刺激性强，适用于肌肉丰厚部位，如腰背部及臀部等。

临床应用：因本法有温经散寒、行气止痛作用，故其多用于治疗肌肉痉挛、酸痛等急慢性疼痛，注意治疗时用力平稳，避免暴力。

8. 捏法　指拇指与其余手指相对夹住皮肤，并用力挤压的方法。操作需有节律，用力均匀，捏的过程中可向上提拿，通常沿肢体纵轴、向心方向提捏，促进循环。

适用部位：多用于腰背部、四肢及颈项部。双手操作，刺激性强，多用于脊柱两侧。单手操作法可健脾和胃，通络疏经，多用于消化不良。

临床运用：骨折移位、骨关节错位，四肢肌肉紧张酸痛，风池、合谷、内外关运用捏法可有保健作用。

9. 拿法 指拇指和其余四指相对用力，捏住肌肉垂直用力，再次放松，如此一松一紧的手法。动作需柔和连贯、重复且有节奏。注意避免力量的突然转换，勿抠掐。

适用部位：适用于头颈部及肩背四肢部。

临床运用：疏经通络。刺激性强，多与其他手法并用。

10. 拍击法 指用手、手掌、手指或工具拍打叩击体表的方法，以腕、肘关节屈伸发力，肩臂放松，拍打叩击的力量需均匀有力，不可用力过猛。

适用部位：常用于四肢、肩背部及腰骶部。注意刚柔并济，避开骨突部。

临床应用：行气活血，解痉止痛，可用于软组织疼痛，肌肉痉挛，风湿痹痛。

11. 拨法 指用手、肘按压较深部位，单向或往返拨动的手法。操作中注意拨动方向垂直于治疗部位肌纤维，由轻到重，由慢到快。

适用部位：用于肌肉呈条索、结节状物等有异常反应的部位，如拨委中、拨竖脊肌、拨跟腱。禁用于骨折愈合期、急性软组织损伤部位。

临床运用：舒筋解痉、松解粘连，多用于治疗颈椎病、肩周炎、腰背肌筋膜炎等。

12. 抖法 指操作者握住患者肢体远端，用力做连续小幅度快速上下抖动的方法。治疗中需待受治疗肢体充分放松后进行，频率由慢到快，动作连贯轻松，上肢可小幅轻快进行，频率为 200 次/分左右，幅度 2~3cm。下肢稍大幅度缓慢进行，频率为 60 次/分左右。

适用部位：四肢及腰部。禁用于腰部活动受限且肌肉不能放松者。习惯性关节脱位肢体需慎用。

临床运用：调气和血，松解粘连组织。可用于治疗肩周炎、四肢疲劳酸痛，腰椎间盘突出症。

13. 摇法 指在关节活动范围内，做缓慢环转的手法。主要有四肢关节及颈腰椎摇法。治疗中幅度由小到大，用力平稳缓慢，协调稳定。

（1）颈椎摇法：操作者肩肘放松，一手扶住患者头枕部，一手托住患者下颌，两手做相反方向的环转动作。

（2）肩部摇法：包括扶肘摇法、托肘摇法、大幅度肩摇法。

1）扶肘摇法：患者坐位，患肢屈肘，操作者一手放在患侧肢体肩部，一手于患者侧后方扶住患侧肢体肘部位，环转摇动患者肩关节。

2）托肘摇法：患者坐位，肘关节屈曲，操作者在患者侧方一手固定肩关节上部，另一手托住患者肘部，此时，患者前臂自然放松，搭于操作者前臂上，操作者将患者肩部做环形摇动。

3）大幅度肩摇法：患者坐位，上肢自然下垂，操作者站在患者前外侧，上方手掌心、下方手背夹住患者腕部，做顺时针方向环形摇动，肩关节外展约 135°时，下方手背翻转朝上握住患者手腕，上方手掌向近端滑动至肩部，扶住肩关节，回到起始位后，重复上述动作。

（3）肘关节摇法：患者坐位屈肘 45°，操作者一手托住其肘后部，一手握住腕部，做环形摇动。

（4）腕关节摇法：患者坐位，掌心向下，操作者一手握住患者腕关节近端，另一手握住手掌将腕关节进行拉伸，做圆形环转运动。

（5）腰椎摇法：患者站立，双手扶墙保持躯干稳定，操作者双手扶着患者左右腰部，做前后方向的环转运动。

（6）髋关节摇法：患者仰卧，操作者站在一侧，双手扶住患者屈曲的膝关节，使其呈90°，同时环转摇动髋关节。

（7）膝关节摇法：患者俯卧，操作者站在患者一侧，一手固定大腿，另一手握住踝部，屈曲膝关节并做环转动作。

（8）踝关节摇法：患者仰卧，伸髋伸膝，操作者一手握住患者足跟，一手握住足背，牵拉踝关节同时环转踝关节。

适用部位：适用于髋膝踝、肩肘腕及颈椎、腰椎关节。

临床应用：松解粘连，改善关节活动度，常用于颈椎病、肩周炎、腰椎间盘突出、陈旧性踝扭伤等。注意不可突然发力，颈椎骨折禁用，关节习惯性脱位者慎用。

14. 扳法 指运用"巧力寸劲"，对患者做超过生理活动范围的旋转、屈伸及展收的手法，包括脊柱扳法、四肢扳法。

（1）脊柱扳法

1）颈椎斜扳法：患者坐位，放松颈部，操作者一手托住患者下颌、一手置于枕部，协同用力，向一侧旋转至有阻力时，施加突发可控的扳动，伴有"喀"声。

2）颈椎旋转扳法：患者坐位，放松颈部，操作者站立于一侧，一手手指托住枕部，肘关节托住患者下颌，另一手拇指顶住棘突一侧，操作者扶住患者头部做颈椎向上牵引的同时旋转头部，有阻力感后停顿，再做有控制的发力扳动，另一手拇指用力向对侧前方顶按棘突。

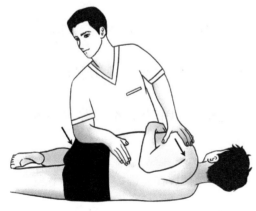

图 3-10 腰椎扳法

3）胸椎对抗复位扳法：患者坐位，双手置于枕后部。操作者站于患者身后，双手从患者腋下绕过，握住患者前臂下段。操作者用膝部顶住患者病变胸椎棘突，两前臂同时用力向后上方扳动。

4）腰椎扳法（侧卧位）：患者取健侧卧位，患侧下肢屈髋屈膝，操作者一手扶住患者肩前方向后推，一手屈曲肘部以前臂扳动患者臀部向前，待有阻力感出现时，突然发力做有控制的扳动（图3-10）。

临床运用：松解粘连，回纳复位，舒筋活络。注意掌握脊柱解剖及生理特点，不可使用暴力，骨质疏松者、孕妇慎用。

（2）四肢扳法：需根据关节受限的方向及程度决定具体方案，通常不可闻及关节弹响。

1）肩关节扳法：肩关节可做屈伸、展收、旋转等各方向活动，包括前屈上举扳法、外展扳法、内收扳法、后伸扳法等。此处以肩关节外展扳法为例。患者坐位，患肩外展，操作者半蹲于患者一侧，双手分别置于患者肩关节前后侧，同时一侧上肢托住患者的肘及前臂，随后缓慢站立，外展患者肩关节，有阻力时稍作停顿后，双手协同用力增加肩关节外展幅度（图3-11）。

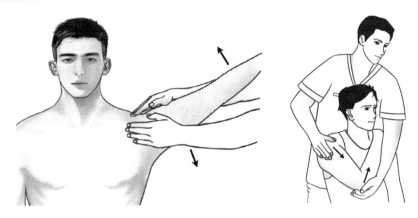

图 3-11 肩关节扳法

2）肘关节扳法：患者上肢放松且自然下垂，操作者一手托住患者肘部、一手置于前臂远端，被动活动患者肘关节做屈伸运动，两手协调用力，遇阻力时施加短促有控制的外力。

3）腕关节扳法：腕关节可做屈伸及桡尺偏运动，扳法包括屈腕扳法、伸腕扳法、腕侧屈扳法。此处以屈腕扳法为例：操作者一手握住患者前臂远端固定，一手握住患者掌指部，屈伸腕关节后，在腕关节屈曲位加压，遇有阻力时发力做稍大幅度屈腕运动。

4）髋关节扳法：髋关节可做屈伸、外展内收及旋转动作，包括直腿抬高扳法、外展扳法、"4"字扳法。以外展扳法为例。患者取俯卧位，操作者位于患侧下肢侧方，操作者一手按住患者髋部，一手托住大腿远端，用力扳动髋关节使髋关节极度外展。

5）膝关节扳法：患者仰卧放松，操作者一手扶住患膝前方，一手置于小腿远端后方，双手协调用力屈曲膝关节，半屈髋关节，在远端回旋用力，并伸直膝关节。

6）踝关节扳法：包括跖屈扳法、背伸扳法。此处以跖屈扳法为例：患者仰卧，患肢伸直，操作者一手托住患者足跟、一手置于脚背部，双手协调用力，跖屈踝关节。感明显阻力时，突然发力做较大幅度跖屈。

适用部位：适用于四肢关节。注意不可暴力，骨关节结核、骨肿瘤者禁用。

临床运用：松解粘连、整复错位。多用于肩周炎、外伤后关节僵硬、脑血管意外后遗症等。

15. 拔伸法 即牵引，指单手或双手固定关节一端，牵拉另一端肢体的方法，包括脊柱拔伸和四肢关节拔伸。

（1）颈椎拔伸法：包括虎口托颌拔伸法、肘托拔伸法、掌托拔伸法、仰卧位拔伸法。此处以仰卧位拔伸法为例：患者仰卧，头伸出床外。操作者位于患者头部，一手托患者枕部，一手位于患者下颌部，双手协调，缓慢用力向后牵拉颈椎。

（2）腰椎拔伸法：患者俯卧，双手抓住床头或由他人固定患者躯干，操作者站于患者足侧，双手握住患者小腿远端，使小腿与床面呈 20°，将患者下肢向远端牵拉（图 3-12）。

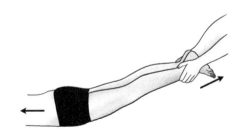

图 3-12 腰椎拔伸法

（3）肩外展拔伸法：患者坐位，肩关节外展 60°～90°，由助手固定患者躯干，操作者固定患者肘部，持续向远端牵拉。

（4）髋关节拔伸：患者仰卧，屈髋屈膝，助手固定患者骨盆，操作者一手扶住大腿远端，一侧上肢以前臂托住小腿，手握住膝部，两手同时用力，向上牵拉髋关节。

适用部位：颈腰椎、四肢关节。注意用力需均匀缓和，不可使用蛮力。颈椎拔伸勿后仰，避免脊髓损伤。

临床运用：舒筋解痉，松解软组织，避免关节僵硬，肌肉痉挛，可用于腰椎间盘突出症、关节扭伤、腰椎小关节紊乱。骨质疏松、肿瘤患者禁用。

（赵云龙 李 伟 李 丽）

参 考 文 献

高嘉翔,陶可,陈坚,等. 2019. 运动治疗膝骨关节炎的研究进展. 中华骨与关节外科杂志, 12（12）: 1014-1019

关骅, 张光铂. 2011. 中国骨科康复学. 北京: 人民军医出版社

李庆涛, 徐东潭, 徐光辉. 2009. 临床骨科康复治疗学. 北京: 科学技术文献出版社

梁繁荣, 常小荣. 2018. 针灸学. 北京: 上海科学技术出版社

刘明军, 孙武权. 2016. 推拿学. 北京: 人民卫生出版社

南登崑. 2012. 康复医学. 北京: 人民卫生出版社

燕铁斌. 2020. 骨科康复评定与治疗技术. 北京: 科学出版社

于长隆. 2010. 骨科康复学. 北京: 人民卫生出版社

虞树涛. 2018. 牵伸在运动与骨伤康复中的应用. 中西医结合心血管病电子杂志, 6（26）: 154-155

岳寿涛. 2019. 脊柱康复. 北京: 人民卫生出版社

中华医学会物理医学与康复学分会, 肌肉骨骼疾病体外冲击波治疗专家共识组. 2019. 肌肉骨骼疾病体外冲击波治疗专家共识. 中华物理医学与康复杂志, 41（7）: 481-487

周谋望. 2018. 骨科康复临床的新进展. 华西医学, 33（10）: 1197-1200

Glenn J D, Whartenby K A. 2014. Mesenchymal stem cells: emerging mechanisms of immunomodulation and therapy. World J Stem Cells, 6（5）: 526-539

下篇 分 论

第四章

四肢骨折的治疗与康复

第一节 锁骨骨折

锁骨骨折是肩胛部最常见的外伤，占所有骨折的 2.6%。其中绝大多数是摔倒后肩部着地或直接暴力造成的，以锁骨中段骨折最常见，80%累及中骨干。男女患者数量比约为 2：1，青壮年多见。

锁骨从顶面观呈"S"形，是连接上肢与躯干的重要结构，支撑肩胛骨于背侧，使肱骨远离胸壁而增加其活动，是上肢得以灵活活动的保证。锁骨在上臂下垂时起吊臂作用，运动时起支撑作用。

锁骨为一体两端，即胸骨端、锁骨体和肩峰端。锁骨内 1/3 上面有胸锁乳突肌锁骨部附着、前下方有胸大肌锁骨部附着，后面附着有胸骨舌骨肌和胸骨甲状肌。锁骨中 1/3 为骨皮质最厚的区域，但它是锁骨弧度和切面形状上的过渡区，是应力集中的部位，所以是锁骨骨折的好发部位。锁骨外 1/3 的前下面附着有三角肌，前上面为斜方肌附着区域，下面近后缘处有锥状结节和斜方线，附着有锥状韧带和斜方韧带，即喙锁韧带，骨折分型时为骨连接结构损伤的标志之一，骨折时若伴有该韧带断裂会加重骨折移位，治疗时应予以修复。锁骨骨折后，近段锁骨在胸锁乳突肌的拉力下向后上方移位，远段在上肢重量与三角肌、锁骨下肌等作用下向前下方移位并向内侧与骨折近端重叠（图 4-1）。

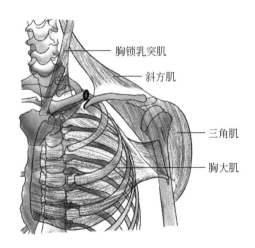

图 4-1 锁骨的肌肉附着及移位

锁骨在两端分别形成胸锁关节和肩锁关节。锁骨胸骨端与胸骨柄构成胸锁关节，是唯一连接上肢与躯干的结构。胸锁关节的存在使锁骨可以完成上下、前后以及沿其长轴旋转的三种运动形式，是肩带运动的重要组成部分。锁骨肩峰端与肩峰内面共同构成肩锁关节，关节囊较薄弱，又是肩关节复合体的应力集中点之一，所以容易损伤，如果肩锁关节和喙锁韧带同时损伤，可引起肩锁关节脱位。

锁骨的血运丰富，主要由肩胛上动脉和胸肩峰动脉供给，所以很少发生骨折不愈合。锁骨与肺尖，锁骨下动、静脉，臂丛神经等重要结构相毗邻，体格检查时注意重要结构是否有损伤，治疗时应注意避免损伤这些毗邻结构。

一、损伤机制

直接暴力：常见于摔倒时肩部直接着地，或直接的暴力击打。

间接暴力：常见于摔倒时手撑地，应力经上肢传至锁骨所致。

二、临床表现和诊断

（一）症状与体征

患者常以健侧手托患侧肘部就诊，头偏向患侧，下颌转向健侧。几乎所有病例都会存在锁骨区局部疼痛、肿胀、瘀斑，骨折处局部压痛明显。合并气胸者，呼吸急促、呼吸音减弱。合并锁骨下神经血管损伤会出现相应神经血管症状。儿童青枝骨折可见肿胀，畸形不明显，一般活动上肢时，患儿会啼哭叫痛。

患者多数以健侧手托患侧肘部以减少伤肢重力牵拉，头向患侧偏移以减轻胸锁乳突肌的拉力作用来减轻疼痛。

（二）影像学检查

肩关节正位 X 线检查为常规检查，可诊断锁骨骨折，加尾侧倾 30 度摄片可明确骨折位置及移位情况。需注意检查有无合并肩胛骨骨折。CT 检查可辅助诊断胸锁关节脱位，也可鉴别是否合并骨骺和关节面损伤。

三、骨折分型

从最简单的分型，即 Allman 分型，经 Neer、Craig 等优化，锁骨骨折已经逐渐发展出一套较为详尽的分型方法。

Ⅰ组：锁骨中段骨折（Allman Ⅰ型），锁骨两侧韧带组织完整，肌肉相对固定。

Ⅱ组：锁骨远端骨折（Allman Ⅱ型）。

ⅰ型：骨折无移位，韧带无撕裂。

ⅱ型：骨折移位，骨折线位于喙锁韧带内侧，可有锥状韧带的断裂。

ⅲ型：肩锁关节面的骨折，韧带无断裂。

ⅳ型：儿童的骨膜袖套骨折。

ⅴ型：粉碎性骨折且韧带附着点为粉碎骨块之一。

Ⅲ组：锁骨近端骨折（Allman Ⅲ型）。

ⅰ型：无移位。

ⅱ型：移位骨折伴韧带断裂。
ⅲ型：关节内骨折。
ⅳ型：儿童的骨骺分离。
ⅴ型：粉碎性骨折。

四、治 疗 方 式

（一）治疗原则

治疗目的：①恢复锁骨的正常形态及其吊臂和支撑作用。②如果合并韧带损伤，应手术治疗恢复关节及韧带的稳定性。③尽早恢复肩关节的活动功能。

对于无移位或有轻微移位患者来说，手法复位相对于切开手术治疗能减少骨膜损伤，保存血运，因此骨折段能更好地愈合，同时也减少了手术治疗的内植物失效、切口并发症、遗留瘢痕及二次手术的风险。文献报道，接受非手术治疗的骨折完全移位患者中，超过15%的病例出现骨折不愈合，其原因可能是复位效果较差或骨折不稳定导致复位后再移位。因此，骨折完全移位患者应由有经验的医师进行手法复位，若手法复位失败则应改为手术治疗或确诊后直接接受手术治疗。

除了一些规范化的适应证外，所有部位非移位锁骨骨折通常采用非手术治疗。选用前臂吊带、三角巾悬吊、"8"字绷带等都能获得良好的效果。对于有移位的锁骨骨折，软组织条件好，若手法复位效果满意，可行非手术治疗。

（二）手法整复术

患者取坐位，双手叉腰，肩略后展。助手站其后侧，双手扶患者两肩，一足踏于凳缘，用膝盖向前顶住患者背部，双手将患者两肩向后拔伸，使患者肩部进一步后展，可矫正骨折端重叠移位。若以上方法效果不佳，另一助手一手按压患者伤侧胸壁，另一手握住患肢肘部向侧方牵拉，将远侧骨折端向外牵开，辅助牵引。矫正重叠移位后，仍存在侧方移位，此时术者立于患者前方，一手捏住远侧骨折端向后上方推顶以对抗肢体重力造成的移位，另一手捏住近侧骨折端向前下侧牵拉以对抗胸锁乳突肌牵拉造成的移位。确定复位完全后，两助手可稍放松牵引力量，使骨折端相互嵌紧，以便进行固定（图4-2）。

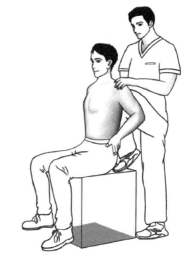

图4-2 锁骨骨折的手法整复术

（三）无创固定方式

1. 三角巾悬吊 三角巾或前臂吊带悬吊常用于儿童青枝骨折，固定2~3周即可痊愈。此外，目前报道对于成人锁骨骨折非手术治疗后应用前臂悬吊可达到与"8"字绷带相同的治疗效果，且很少对患者造成不适。

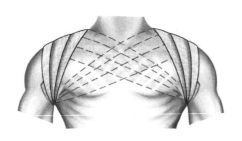

图 4-3　"8"字绷带固定

2. "8"字绷带　常用于锁骨骨折手法复位后的固定，其作用是维持挺胸位。术者将棉垫垫于骨折端两侧及双侧腋窝处用以保护臂丛神经及腋下皮肤。用绷带从背部经患侧肩上、前方绕过腋下至肩后，斜过背部，经对侧肩上、前方绕过腋下，斜回背部至患侧肩上、前方，包绕8～12层。包扎后，三角巾或前臂吊带悬吊患肢于胸前（图4-3）。

3. 锁骨支持绷带固定法　一种相对于"8"字绷带更简单的固定方法（图4-4）。锁骨复位完成后，患者取坐位，两肩后展维持复位。术者准备管状绷带、石膏衬垫。先将管状绷带内翻外准备，取石膏衬垫反复折叠8层，长度略短于管状绷带，然后纵向对折，使之成为一粗绳状。将折叠好的石膏衬垫放入已反卷的管状绷带中，再将反卷的管状绷带翻回，使管状绷带包裹石膏衬垫，制成衬垫卷，因衬垫较短，此时衬垫两端有预留的绷带。将制作好的衬垫卷绕过患者颈后，两端向前经过腋下向身体后方反折，将管状绷带的末端打结固定，然后利用预留的末端绷带向上绕过颈后的衬垫卷，向下牵拉，最后在后正中线处打结固定。完成固定后需检查双侧桡动脉搏动情况及皮肤感觉情况以确定无神经血管压迫。

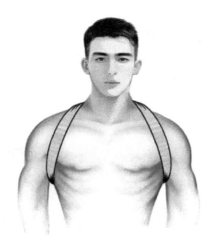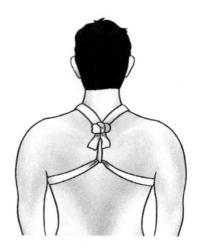

图 4-4　锁骨支持绷带固定

4. 双圈固定　骨折复位完成后，先在腋窝下垫好棉垫，然后准备两个大小合适的固定圈（可在复位前准备好），分别套在两肩部。从背后将两固定圈从下方向身体纵轴水平拉紧，并用绳或布带收紧固定。为防止双圈滑落，准备两条布带分别从背后系在两圈的内上部和胸前两圈内侧，此两条布带无张力。固定完成后确认肢端血运及皮肤感觉状况。

（四）手术治疗

确切的手术指征尚无定论。随着内植入材料以及手术技术的进步，更多医师为避免非手术治疗的并发症而选择手术治疗。目前普遍认为出现以下情况时应选择手术治疗：①有明显移位的近端骨折压迫颈根部神经血管；②开放性骨折或闭合骨折潜在开放；③伴有神经血管损伤；④伴有同侧肩胛骨骨折；⑤移位超过锁骨直径或短缩超过2cm的骨折。

手术方法包括切开复位钢板内固定术、髓内钉内固定术，合并韧带损伤者需要做韧带修复术。侵入性外固定架较少用于锁骨骨折治疗。

五、康 复 治 疗

（一）康复目标

加快固定后骨折愈合速度。初期以控制疼痛为主，中期主要促进骨折愈合，后期以增强肌肉力量、恢复关节活动度为最终目的。

（二）分期康复治疗措施

1. 初期（0~4 周） 固定后即可做肘关节及远侧各关节活动，减少关节僵硬。中段骨折前臂悬吊 4 周，远端及近端建议延长至术后 6 周。每天做肩关节钟摆和"画圆"运动，避免抬臂动作，不能进行力量训练。近端骨折合并关节囊损伤的在此期间应减轻活动或避免活动。此时可应用活血祛瘀、消肿止痛药物辅助治疗，内服活血止痛汤或肢伤一方加减，外敷接骨止痛膏或双柏散，也可应用非甾体抗炎药辅助镇痛治疗。

2. 中期（5~8 周） 去除前臂悬吊后，可加做肩后伸运动，并开始逐渐增加肩关节主动活动训练，逐渐恢复术前活动。复查肩关节 X 线，如果证实愈合，肩关节功能活动不受限，可逐渐增加肩关节抗阻力和力量练习。此时处于骨痂形成阶段，宜接骨续筋，可内服新伤续断汤、续骨活血汤、肢伤二方，外敷接骨续筋药膏。

3. 后期（9~12 周） 此时可以完全恢复术前活动，但仍应避免碰撞接触性体育运动，如足球、篮球等。此时应养气血、补肝肾、壮筋骨，内服六味地黄丸或肢伤三方，外敷坚骨壮筋膏。

非手术治疗术后建议睡眠时去枕平卧，在后背肩胛间区位置垫一薄垫，保持双肩后伸。为确保骨折完全愈合，施行任何治疗手段后都应避免碰撞性运动至少 4~5 个月，为避免二次骨折，切开复位内固定手术后 2 年内一般不建议去除内固定。

（杨际宇　张浩然）

第二节　肱骨近端骨折

肱骨近端骨折是常见骨折，占所有骨折的 4%~5%，但几乎一半肩胛带损伤是肱骨近端骨折。肱骨近端骨折是老年人除髋关节和桡骨远端骨折外最常见的骨折，尤其是女性。摔伤是患者肱骨近端骨折最常见原因，而年轻患者多由遭受高能量创伤所致。

肱骨颈近端可根据解剖学标志分为四部分，即解剖颈以上的肱骨头、外侧的大结节、前方的小结节以及外科颈以下的肱骨干部分。肱骨头向内侧与关节盂相关节。肱骨头外侧有大结节，向上臂远端延伸为大结节嵴，为胸大肌附着点。此外，在大结节后面和上面有冈上肌、冈下肌和小圆肌止点。肱骨头前方有小结节，为肩胛下肌附着点，向上臂远端延伸为小结节嵴，附着背阔肌和大圆肌。大、小结节之间形成结间沟，是骨折复位的标志结构之一。解剖颈为肱骨头与肱骨结节之间的一条浅沟，附着关节囊，不易发生骨折；而外科颈位于解剖颈下2~3cm，是松质骨和密质骨的交接处，容易发生骨折。

骨折时不同骨折块在肌肉的牵拉下向不同方向移位。以四部分骨折为例，大结节在冈上肌、冈下肌和小圆肌的牵拉下向上后移位，小结节在肩胛下肌和大圆肌的牵拉下向内侧移位，肱骨干在胸大肌、肱二头肌和三角肌的合力下向上、内侧移位。

肱骨头内下侧有腋动脉，为锁骨下动脉的直接延续。腋动脉在肩胛下肌下缘高度发出旋肱前、后动脉，其中旋肱前动脉在结间沟区域向上分出弓状动脉，弓状动脉进入肱骨头，为肱骨头的主要供应血管。肱骨解剖颈骨折时，常预示着弓状血管的损伤或断裂，提示预后不良。与解剖颈不同，肱骨外科颈血供丰富，虽较解剖颈更容易发生骨折，但骨折后易愈合。腋神经与旋肱后动脉伴行向后外绕肱骨外科颈行于三角肌深面，骨折严重移位时可损伤该神经。

一、受伤机制

肱骨近端骨折多由间接暴力所致，特别是老年骨质疏松患者跌倒时肘或手着地；年轻人多是肩部外侧受到直接暴力，如车祸伤或暴力击打等。

二、临床表现与诊断

（一）症状与体征

摔倒后肩部疼痛、活动受限，活动后疼痛加重，皮下瘀青等。患者常以健侧手托患侧上肢就诊。肩部周围可触及肿胀及触痛，上臂纵轴叩击痛，可触及骨折部位凸起及骨擦感，移位严重者可见局部畸形。骨折移位重或伴有关节脱位的可伤及腋动脉；合并臂丛神经损伤时可出现相应体征，多数损伤腋神经，主要表现为神经分布处的运动、感觉障碍，如三角肌区感觉障碍等。

（二）辅助检查

一般需拍摄三个角度的X线片，即肩关节正位片、肩胛骨侧位片以及腋窝位片。普通肩关节正位片上，肱骨头与肩胛骨有部分重影，所以拍摄时调整体位使身体矢状面与X线投射方向成45°，能得到完整的肱骨头前后位图像。拍摄侧位片需要将身体倾斜，使X线投射方向与肩胛冈平行，能够看到肩胛骨呈"Y"形。传统的腋窝位片需要患肢外展，多数肱骨近端骨折患者不能达到要求，可拍摄Velpeau腋位（图4-5）片代替：患者站立，身体倚靠在X线感光平面上，上身向后倾斜20°~30°，将肩部置于垂直射线中心，射线自上向下照射。

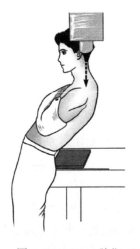

图4-5 Velpeau腋位

对于骨折块较多、移位严重者，建议行CT检查，平扫及三维重建 CT 有助于判断关节内骨折及压缩骨折的程度。MRI 可用于判断肩关节附近韧带的结构情况，如肩袖损伤等。对可疑骨折 X 线不能良好地显示者，可行 CT 检查以明确诊断。

对于怀疑腋动脉损伤者，应及时行超声多普勒或血管造影检查。

X 线上出现以下征象者，提示肱骨头骨折预后不良：肱骨头成角移位＞45°，大结节骨折移位＞10mm，合并肩关节脱位，肱骨头劈裂骨折。

三、骨折分型

1. Neer 分型　目前临床应用较为广泛的是 Neer 分型（图 4-6），Neer 根据肱骨近端的四部分解剖结构、结合肩关节前/后脱位将肱骨近端骨折归类为 5 种骨折类型，按各部分的移位程度进行划分。分型中需要了解骨折块移位的概念，即以肱骨头为标准，骨折块成角≥45°或移位≥1cm 定义为有移位，未达到以上移位标准的，无论骨折块数量多少，均为无移位骨折。

1 部分骨折：有骨折，且骨折线可为多条，但任何解剖部位都没有移位。

2 部分骨折：有一个解剖部位的骨折移位，以移位的骨折块命名，如肱骨大结节骨折、小结节骨折以及解剖颈骨折。

3 部分骨折：有两个解剖部位的骨折移位，形成三部分的骨折。这种骨折包括两种情况：若大结节与肱骨头相连，则肱骨头在大结节附着肌的牵拉下向外旋转移位，小结节向内侧移位；若小结节与肱骨头相连，则肱骨头在小结节各附着肌的牵拉下向内旋转移位，大结节向上后移位。两种情况下肱骨干均有内侧及短缩移位。

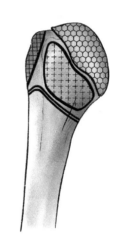

图 4-6　Neer 分型

4 部分骨折：肱骨头、肱骨干、大结节、小结节均有骨折和移位。

合并脱位的骨折：各种骨折类型合并肱骨头的前脱位或后脱位。

2. AO 分型　AO 组织按骨折是否累及关节面，结合肱骨近端的 4 个解剖标志，将肱骨近端骨折分为 A 型关节外单一骨折、B 型关节外双处骨折以及 C 型关节内骨折，该分型不仅展示了骨折的移位情况，还有助于提示肱骨头坏死的概率。

四、治疗方法

（一）非手术治疗

适应证：无明显移位骨折，外展型或嵌入型等稳定性、无合并重要神经血管损伤的骨折，或年龄过大、全身情况差（如合并有严重心、脑血管等疾病）而不能耐受手术的患者，多数采用非手术治疗的方法。

优缺点：对骨折部血运的影响小，有利于骨折愈合。但骨折有可能需要固定一段比较长的时间。

注意事项：肱骨近端骨折为稳定性骨折，患者可屈肘90°，用三角巾悬吊上肢于胸前至骨折临床愈合。患肢可使用U形石膏、超肩小夹板，2～3周后换用外展功能支具。

（二）中医传统手法整复

患者正坐凳上，第一助手站在患者身后预先放置的凳上，用布巾兜住伤侧腋下，向上牵引（提）；第二助手站在患者健侧用布巾兜住伤侧腋下，向健侧水平牵引（带），第三助手坐在伤侧地下，两手合掌握住伤臂腕部，向下方牵引（垂）。医者站在伤臂后外方，两虎口相对拿住上臂上端。嘱助手三人同时缓慢用力拔伸，第三助手在牵引的同时，轻轻摇晃上肢。待其断端活动时，医者在所凸之处施戳按法，凹陷之处用挺拖法。待凸者复平，塌者复起，畸形消失，则接骨完成。

（三）无创固定方法

超肩小夹板固定：撤第一助手，第二、三助手维持不动，根据肱骨长度选择相适应的小夹板固定。超肩小夹板共四块：内侧块上至腋窝，下至肱骨内上髁；前侧块下至肱骨前方，上至肩峰前上方；外侧块下至肱骨外上端，上至肩峰外上方；后侧块下至肱骨后下端，上至肩峰后上方。在上臂部捆三道，在肩部将前侧、外侧、后侧三块板尖端所携带活扣串联在一起，从肩、背、对侧腋窝到胸前方捆扎固定。注意松紧度适当，避免压迫腋窝及肘部血管神经（图4-7）。

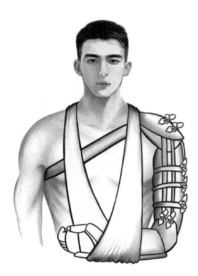

图4-7　超肩小夹板固定

（四）手术治疗

1. 切开复位内固定术　能够使骨折恢复解剖对线、对位，修复损伤的肩袖组织，手术中要注意保护骨折周围血管神经及重要的肩袖组织，常用接骨板和髓内钉固定。手术适应证：骨折移位明显、骨折端不稳定并有肩袖损伤；体型肥胖或无法合作不能接受手法复位；手法复位失败，或手法复位后骨折畸形愈合严重影响患者肩关节功能；外固定不可靠或青壮年的陈旧性骨折不愈合；骨折合并神经、血管损伤等。

2. 人工肩关节置换术　包括半肩关节置换术和反置式肩关节置换术。对于肱骨近端粉碎性骨折合并肩胛盂软骨缺损、肱骨头缺血性坏死等不适宜进行内固定的患者，可以考虑进行此项手术。

五、康 复 治 疗

（一）康复目标

1. 活动度　恢复肩关节在各方向的伤前活动度。
2. 肌肉力量　通过肌肉力量练习，恢复伤前肌力。

3. 功能目标 促进和恢复肩关节在穿衣和洗漱等日常生活方面的功能;恢复肩关节的力量和运动。

(二)康复治疗措施

1. 运动疗法 肱骨近端骨折一般需要6~8周才能愈合。康复治疗应根据骨折情况、固定方式、有无合并损伤及手术并发症进行个体化选择。因为肱骨近端骨折严重程度不同,会影响愈合的时间和修复后的稳定性,如粉碎性骨折,可适当延迟康复治疗时间。总体来说,肩关节功能锻炼应该坚持尽早活动,循序渐进,主、被动相结合的原则。

(1)第Ⅰ阶段(0~4周):患者非手术治疗或手术治疗后,康复的目的是保护已固定的骨折,在不影响骨折稳定的情况下,为患者减轻疼痛,促进水肿及炎症减退,促进组织愈合。此期骨折状况是无或极少连接,术后1周内,进行腕关节及指关节的屈伸练习,不要做旋转手臂动作。肌肉力量:进行不涉及肩、肘关节上肢肌群的肌力训练。7天后可开始屈腕伸腕肌力训练。可进行等长训练,也可健侧手辅助固定前臂,练习腕与手指的主动屈伸,以保持肌力,增加上肢血液回流,减轻肿胀。如骨折为非手术治疗,通常在伤后3周可在不引起疼痛的情况下开始肩关节钟摆样动作和肩关节轻柔的被动活动;合并肩袖撕裂伤手术修复者,4周内被动活动,防止修复部位再撕裂。术后4周的康复锻炼的目标是恢复和维持肩关节的活动度而不是力量训练。

(2)第Ⅱ阶段(5~8周):此期骨折部位出现纤维骨痂连接,骨折相对稳定,可以加大肩关节各方向主动及被动活动幅度,不要做肩关节旋转动作。合并肩袖撕裂伤手术修复者,仍以被动锻炼为主,继续肘关节及以下关节活动,肘部可以增加旋前及旋后动作。循序渐进进行肩、肘部肌肉力量的练习。继续加强腕、手部肌群肌力训练。

(3)第Ⅲ阶段(9~16周):此期骨折部位骨痂连接,骨折明显稳定。肩关节主动活动鼓励外展运动,开始三角肌、肩袖肌群、肱二头肌、胸大肌和背阔肌渐进性抗阻力训练,肩内外旋肌力量训练。加强肩关节本体感觉训练及肩关节正常运动节律的练习。持续肩关节等长、等张肌力训练、耐力训练。

2. 物理因子疗法 急性期早期局部冷疗可以减轻疼痛和肿胀,治疗持续15~20分钟。无热量的短波、超短波治疗可以改善血循环、减轻炎症。磁疗、半导体激光和经皮神经电刺激等可缓解疼痛。音频、超声波及离子透入疗法可以松解粘连,软化瘢痕。低中频电疗可以防止肌肉萎缩。

3. 康复教育 使患者了解肱骨近端的治疗方法、康复治疗持续时间和转归过程,增强患者信心、减轻焦虑、增加对治疗的依从性。教育患者自我练习及家庭成员辅助练习,训练要循序渐进,从小到大逐步加大关节活动度,活动锻炼后应不加剧关节疼痛。

(林效宗 姚宇 郭亚山)

第三节 肱骨干骨折

肱骨干骨折指肱骨外科颈以下至肱骨内外髁上2~3cm处的骨折。在全部骨折中占1%~3%,以中1/3骨折最常见。青壮年多由车祸等高能量损伤引起,老年多由跌倒等低能量损伤导致。

一、应用解剖

肱骨为上肢最粗最长的长管骨，分为肱骨体和上、下两端。肱骨从横截面看，从上段不规则圆形过渡到中段呈三角形，最后在远端逐渐变得扁平。肱骨近端在本章第二节有详细叙述。肱骨干从上段近似圆柱形逐渐向下移行为三棱柱形，可分为三面三缘结构。内侧缘上起小结节，下至内上髁，中下段有喙肱肌、肱肌和肱三头肌内侧头附着。前缘上起自大结节，向下达冠突窝。外侧缘上部位于大结节后，附着有小圆肌和肱三头肌外侧头，向下逐渐移行为外上髁，有肱桡肌和桡侧腕长伸肌附着。肱骨前外部有三角肌粗隆，为三角肌止点。肱骨中段后侧有桡神经沟，桡神经、肱深血管沿桡神经沟自内上至外下走行。

桡神经于肱骨中下 1/3 处穿过外侧肌间隔，在此位置较为固定，且与肱骨外侧面相贴，所以肱骨中下 1/3 骨折易合并桡神经损伤，暴力的直接击打也可引起损伤（图 4-8）。桡神经在肱骨外上髁平面分为深支和浅支，分别支配不同肌群。桡神经损伤时由于桡侧腕长、短伸肌和尺侧腕伸肌麻痹，腕不能伸展；指伸肌、示指和小指伸肌麻痹，引起掌指关节不能伸展；拇长展肌和拇短伸肌麻痹导致拇指不能外展；感觉障碍以手背第 1 掌骨间隙处，即虎口区为著。

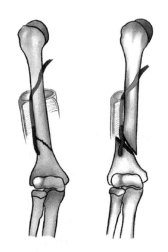

图 4-8 肱骨干骨折合并桡神经损伤

二、受伤机制

肱骨干骨折可由肱骨的直接撞击引起，也可由间接暴力（如摔倒时身体旋转手肘着地等）引起。

肱骨骨折的移位方式根据骨折线位置有所不同。若骨折线位于肩袖与胸大肌止点之间，肱骨头受肩袖牵拉而外展外旋；若骨折线位于三角肌和胸大肌止点之间，则近折端受胸大肌、背阔肌等牵拉而内收并向前移位，远折端受三角肌等牵拉而外展，因此肱二头肌、肱三头肌呈短缩移位；若骨折线位于三角肌止点下方，近折端在三角肌作用下外展并向前移位，远折端受肱二头肌、肱三头肌的牵拉而短缩；若骨折线位于肱桡肌和伸肌起点的近侧，则远折端外旋（图 4-9）。

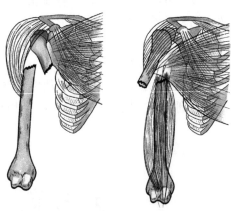

图 4-9 肱骨干骨折的肌肉附着及移位

三、临床表现和诊断

(一) 症状与体征

疼痛、肿胀、畸形、皮下瘀斑等。反常活动、骨擦感、肢体短缩;若合并血管损伤,可触及尺、桡动脉搏动减弱或消失;合并桡神经损伤者,可出现垂腕、各掌指关节不能背伸、虎口区感觉功能减退或消失等。

(二) 辅助检查

肱骨正侧位 X 线检查为常规检查。检查应包括肘关节和肩关节正侧位 X 线检查,以排除关节周围损伤。如果骨折累及肩或肘关节,斜位、牵引位 X 线检查或 CT 扫描则更有助于诊断。

四、骨折分型

目前常用 AO 分型方法对肱骨干骨折进行评估。AO 组织将长骨干骨折分为三种类型,即 A 型简单骨折,B 型楔形骨折,C 型复杂骨折。每型再根据骨折线形态不同、骨折粉碎程度不同进一步分型。

五、治疗方法

(一) 治疗目的

治疗目的是恢复上臂长度,纠正成角和旋转畸形,早期活动和早期负重;有神经血管损伤的恢复血供及神经连续性。肱骨的活动由肩关节和肘关节代偿,所以可接受前倾 20°、内翻 30° 及短缩 3cm 的畸形。

(二) 非手术治疗

在可接受的畸形范围内,肱骨干骨折大多可进行非手术治疗,一般会在 3 个月内愈合,且疗效大多良好。固定方法包括石膏固定、夹板固定、功能支架固定等。其中功能支架固定可允许肩、肘关节活动,在一定程度上可代替传统的石膏固定或夹板固定。需要注意的是,手法复位前后均需要评估桡神经是否有损伤,避免复位过程中的桡神经损伤。若手法复位后出现桡神经麻痹则需要手术治疗。

(三) 手法整复术

1. 牵引 通常单纯上肢重力就可起到牵引效果,如果效果较差,可采取下述牵引方式。患者取坐位,取一布带通过患者腋窝,一助手牵拉布带两端上提牵引;另一助手握持前臂或肘部做反向牵引,可达到满意的牵引效果。

2. 复位 根据骨折位置不同须采取不同的复位手法。

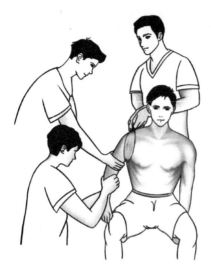

（1）骨折线在三角肌与胸大肌止点之间：两助手维持牵引，术者位于患者患侧面，两拇指抵住骨折远端外侧，其余各指握住近端内侧，将近端托起缓慢外展，使断端微向外成角，然后拇指由外推断端向内，即可复位。

（2）骨折线在三角肌止点以远：两助手维持牵引，术者位于患者患侧面，两拇指向内侧按压骨折近端，其余四指握住远端内侧并向外端提，使内外侧互相对压，纠正移位。

纠正移位后，术者捏住骨折部，助手缓慢放松牵引，使断端适当接触。若此时仍有侧方移位，术者轻微摇摆骨折远端并挤压骨折处，直至骨折处平直，表示基本复位，此时助手即可放松牵引（图4-10）。

图4-10 肱骨干骨折手法复位

（四）无创固定术

1. 上肢石膏加外展架固定 复位后助手继续维持牵引，上肢石膏加压塑形固定，使骨折端不致再移位，再用外展架固定（图4-11）。

2. U形石膏固定 多用于稳定性中、下1/3骨折。将石膏绷带做成长石膏条，伤肢屈肘90°。用石膏条绕过肘关节，沿上臂内、外侧交接于肩部，后用绷带包扎，加压塑形固定骨折端，并用三角巾或前臂吊带悬吊前臂。对于高度不稳定的骨折，若手臂固定在胸部可能会导致肱骨有旋转移位，因为前臂带动肱骨远端内旋，而肩部肌肉倾向于将肱骨保持在中立位置，此时，将手臂固定在中立位置（即在肘部垫枕使前臂外展15°）即可修正移位。

3. 夹板固定 应用前后内外共四块夹板，其长度视骨折部位而定。中段骨折只需固定骨干即可，近端骨折固定宜超过肩关节，远端骨折宜超过肘关节。外侧夹板宜稍向内凹陷，或在肘关节内侧加垫使上臂略外展，以纠正内翻角度，这对于肥胖患者尤其有效。固定后悬吊患肢。患者应每1～2周到医院，以及时发现断端是否有分离或旋转移位。若发现断端分离，应加用弹性绷带上下缠绕肩、肘部，逐渐纠正分离移位（图4-12）。

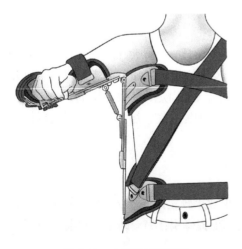

图4-11 上臂外展架固定

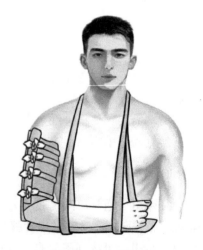

图4-12 夹板固定

（五）手术治疗

出现以下情况建议进行手术治疗：①闭合骨折有软组织嵌入；②闭合复位未达到满意效果，即短缩>3cm，旋转畸形>30°，成角畸形>20°；③骨折不稳定闭合复位后难以维持者；④开放性骨折；⑤同一肢体合并其他损伤或双侧肱骨骨折；⑥合并神经（臂丛神经）血管损伤需要手术探查者，探查修复同时固定骨折；⑦继发性桡神经损伤；⑧肱骨干骨不连；⑨肱骨干病理性骨折。固定方法一般包括各种类型的钢板固定、髓内钉固定以及外固定架固定等。钢板与髓内钉均能获得良好的愈合，但髓内钉固定术后关节相关并发症较多，如肩肘痛等，这与髓内钉入钉技术有关。钢板并发症较少，但需注意术中桡神经和骨膜的保护。

六、康 复 治 疗

（一）康复目标

康复目标为促进骨折愈合，恢复上肢力量，避免肩、肘关节僵硬，最大限度地恢复肩、肘关节功能。

（二）非手术治疗的康复治疗

固定完成后即可做腕关节、掌指关节及指间关节的屈伸活动，如握拳训练等，避免各关节僵硬，有利于气血畅通。此时以活血祛瘀、消肿止痛为主。药物治疗方面，内服可选用活血止痛汤，肿胀严重者用三七、泽兰等；外敷双柏散、祛瘀消肿膏、消肿止痛膏等。肿胀开始消退后，一般为3~5天，患肢屈肌和伸肌做同步等长收缩，以加强两骨折端在纵轴上的挤压力，保持骨折部位相对稳定，避免分离移位，同时可刺激骨折愈合。骨折中期继续做肌肉收缩练习，并逐渐增加肩、肘关节活动，如耸肩、钟摆运动等，每天至少3次。此阶段可在活动支具的保护下进行。为促进骨折愈合，可内服新伤续断方，外敷接骨膏或接骨续筋膏。影像学检查骨折愈合后，可去除外固定，此时一般为伤后8~12周。加强肩、肘关节活动，配合内服补肾壮筋汤、健步虎潜丸等，外用海桐皮汤熏洗，使肩、肘关节功能尽早恢复。

（三）手术治疗后的康复治疗

术后当天即可开始腕关节及其远端各关节活动，1周内逐渐增加肩和肘关节的辅助下被动训练。术后4~6周可开始主动锻炼，如果固定稳定，可适当增加负重，但应避免旋转活动。可将肘部置于身体前方桌面上，下垫枕头，缓慢屈伸肘关节。当影像学检查确定有骨痂桥接时即可开始进行抗阻力训练。6~10周可进行完全功能锻炼。一般术后6周、3个月和6个月拍摄X线片评估骨折愈合情况。在此期间可按骨折三期内服外用中药及进行轻度的推拿按摩等辅助康复治疗。

（四）合并桡神经损伤的康复治疗

通常情况下，肱骨骨折伴随的桡神经损伤为运动性麻痹，属于不完全损伤，低能量损伤的恢复率为100%，高能量损伤的恢复率为71%。非手术治疗情况下，可观察2～3个月，如未见神经功能恢复，则行手术探查。骨折治疗选择切开复位的，可同时探查损伤的桡神经。

如果有继发性桡神经麻痹（进行性功能丧失）或伴发开放性损伤的患者则需要探查桡神经。有桡神经损伤的，无论是否探查修复，均可辅以通经活络药物促进恢复，如威灵仙、地龙等，亦可服用甲钴胺片促进神经恢复。

（乔久涛　姚　宇　郭亚山）

第四节　肱骨远端骨折

肱骨远端有着复杂的解剖结构，其骨性结构包括肱骨内侧髁、外侧髁，内上髁、外上髁，肱骨小头，滑车等，以上各种结构均可有不同程度的骨折，所以肱骨远端骨折类型较多，分型较复杂。肱骨远端骨折属于肘关节骨折，其复位精度要求较高，是否进行有效的康复锻炼对肘关节功能的恢复也有较大的影响。

肱骨远端前面内侧有冠突窝，较深，肘关节屈曲时容纳尺骨的冠突；外侧有桡骨窝，相对较浅，可容纳桡骨头。肱骨远端后面中间部有尺骨鹰嘴窝，较深，有的会与前方冠突窝沟通成孔，肘关节伸直时容纳尺骨鹰嘴。各个窝骨质薄，损伤时容易引发骨折。以肱骨远端冠突窝和鹰嘴窝为中心，边缘隆起膨大，按力学结构可分为三柱，即内侧柱、外侧柱以及滑车，三者构成了连接拱，共同形成了肱骨远端的三角形结构。内侧柱向远端形成内上髁，内上髁附着有屈肌总腱及内侧副韧带；外侧柱包括外上髁、肱骨小头和桡骨窝，外上髁附着有伸肌总腱及外侧副韧带；滑车为内、外侧柱中间连拱部分，与尺骨形成关节。三柱形成的三角形稳定关系决定了各自对肘关节稳定性的重要性，骨折时应予以恢复和固定。

当肘关节伸直时，后方的尺骨鹰嘴和鹰嘴窝相互嵌合，前面关节囊和绷紧的各韧带以及肱二头肌、肱肌的张力使肘关节处于伸直的稳定状态。当肘关节屈曲时，尺骨冠突和肱骨冠突窝相互嵌合、肱骨前方肌群和前臂肌群互相挤压，肱骨后方肱三头肌的张力以及后关节囊共同维持了屈肘时的稳定性。内、外侧副韧带以及部分骨性结构则维持了肘关节侧方稳定性。这些结构如果因肱骨远端骨折而受累，则应该予以重建。

肘关节前方有正中神经、肱动脉通过，后外侧尺神经沟内有尺神经通过，桡神经在穿过外侧肌间隔后继续在肘关节外侧移行，复位固定时需要注意这些解剖结构避免损伤或压迫（图4-13）。

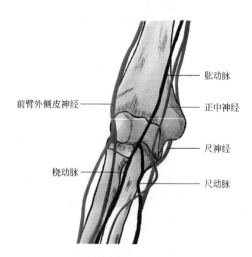

图4-13　肘关节前面观，各血管神经与骨的毗邻关系

肱骨远端骨折类型多样，诊疗时可按骨折损伤部位进行分类，即肱骨髁上骨折、肱骨内髁骨折、肱骨外髁骨折、肱骨内上髁骨折、肱骨外上髁骨折及肱骨髁间骨折。每种骨折类型按照骨折线形态、损伤机制、移位形态、是否累及关节面等进一步分类，如肱骨髁上骨折可分为伸直型、伸直尺偏、伸直桡偏和屈曲型；肱骨内髁骨折可分为无移位骨折、经过关节面的骨折、伴有旋转移位的关节内骨折；肱骨髁间骨折可分为伸直型和屈曲型骨折，每型又根据骨折线方向不同分为不同亚型。总之，从骨折分型就足以看出肱骨远端骨折的复杂性。

目前 AO 分型应用较广，几乎包含所有类型的肱骨远端骨折。与其他关节周围骨折类似，AO 组织定义 A 型骨折为关节外骨折，如肱骨髁上骨折及肱骨内、外上髁骨折；B 型为部分关节内骨折，如肱骨内、外侧髁骨折，肱骨小头骨折，滑车骨折等；C 型骨折为完全关节内骨折，如肱骨髁间骨折。每型按照骨折线形态和骨折粉碎程度等进一步进行分类，共 27 个亚类，61 小类（图 4-14）。

A 型：关节外骨折。A1，内上髁或外上髁撕脱骨折；A2，累及干骺端的简单骨折；A3，干骺端斜行骨折。

B 型：部分关节面骨折。B1，外侧矢状面骨折；B2，内侧的矢状面骨折；B3，冠状面的骨折。

C 型：完全关节内骨折。C1，关节面和干骺端均为简单骨折；C2，关节面为简单骨折，干骺端为复杂骨折；C3，关节面和干骺端均为复杂骨折。

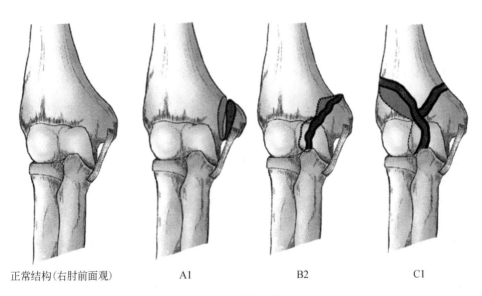

正常结构(右肘前面观)　　A1　　B2　　C1

图 4-14　肱骨远端骨折的 AO 分型

治疗方法因骨折类型不同而不同。对于大部分移位较轻的肱骨远端骨折都可采用手法复位外固定治疗，一些移位伴有复杂移位的、骨块嵌于关节内的、手法复位失败或部分复杂的关节内骨折建议采取手术治疗。对于 C 型骨折，应用手法复位外固定还是选择手术治疗目前尚存在争议，因为手法复位不能获得良好的关节面，而手术创伤和碎裂的骨块难以固定等因素降低了手术治疗的效果。

肱骨髁上骨折

一、损伤机制

肱骨髁上骨折以儿童多见,一般为跌倒伤害。跌倒时手呈半曲状撑地可引起伸直型肱骨髁上骨折,约占肱骨髁上骨折的95%。由于暴力作用、肱肌牵拉等因素,骨折近端向前下移位,远端向后上移位。骨折线多由后上至前下。肱骨远端前方有肱动脉和正中神经向下移行,移位重者近段骨折端可能会穿过肱肌,刺破肱动脉或损伤正中神经;外侧有桡神经走行,可因骨折远端向后上移位而受损。来自前外侧的暴力可引起尺偏畸形,近端骨折段向外侧移位,远端骨折段向内移位,即为伸展尺偏型肱骨髁上骨折。反之为伸展桡偏型肱骨髁上骨折,一般不发生肘内翻畸形。肘关节屈曲位着地会出现屈曲型肱骨髁上骨折。骨折远端向前移位,近端向后移位,常伴有短缩移位,骨折线由前上斜向后下。

二、临床表现与诊断

1. 症状与体征 摔倒或外伤后肘关节疼痛、肿胀、皮下可见瘀血,活动受限。压痛常局限于骨折部位,有移位的骨折可触及骨擦感,肘后三角关系正常。体格检查时需注意有无合并血管、神经损伤。少数屈曲型肱骨髁上骨折会并发骨筋膜隔室综合征,处理不当会引起缺血性肌挛缩或肘内翻畸形。

2. 辅助检查 包括肘关节正、侧位X线检查,两者可明确骨折诊断。

三、治疗方法

1. 手法整复术 有移位的肱骨髁上骨折,复位的手法顺序一般为拔伸、旋转、端挤、屈伸。患者取仰卧位,一助手位于患者头侧,双手握持患肢上臂近端;另一助手位于患肢远端,双手握前臂远端或手腕处,两人做反向拔伸牵引。术者位于患侧,双手握于肘关节内、外侧,如果有旋转移位,先纠正旋转移位,后应用端挤手法纠正侧方移位,应注意尺偏型骨折应完全复位,否则会遗留肘内翻畸形。随后术者变换位置。对于伸直型骨折,术者一手握于肘关节后侧鹰嘴部,另一手按压肱骨近折端前方,两手互相对压,同时助手缓慢屈曲肘关节。对于屈曲型骨折,术者一手握于骨折远端肘窝处,另一手握住骨折近端背侧,两手互相对压,同时助手缓慢伸肘关节。如果复位前前臂有缺血症状,经复位后好转可继续观察;如果复位后远端缺血症状仍未改善甚至加重的,应及时切开做血管探查,同时对骨折行内固定术。

2. 无创固定 对于无移位的肱骨髁上骨折可肘关节屈曲90°位,前臂吊带悬吊2~3周。尺骨鹰嘴牵引可作为严重肿胀患者的临时治疗措施,也可作为怀疑伸直型肱骨髁上骨折近端压迫血管时的姑息治疗。

3. 小夹板固定 伸直型肱骨髁上骨折肘关节屈曲90°位固定。先在尺骨鹰嘴后方放置一梯形垫以防骨折远端后移,尺偏型肱骨髁上骨折在骨折近端外侧及远端内侧各放置一塔形垫以防骨折尺偏移位，各垫用胶布或绷带固定。取4块夹板，后侧夹板预弯，背侧嵌螺钉用于固定扎带，下面超过肘关节近端；前侧夹板下达肘窝处；内、外侧夹板均超过肘关节。确认固定完成后用扎带捆绑固定。然后用前臂吊带固定悬吊前臂于胸前。屈曲型肱骨髁上骨折可在骨折近端后侧放置一平垫，然后用相同的方法夹板固定，肘关节屈曲40°～60°位固定3周，然后逐渐伸展至90°位固定1～2周。

4. 手术治疗 手法复位失败的，或明确诊断有血管、神经断裂的应及时行手术治疗。可在臂丛麻醉下用克氏针进行固定。手术完成后用上肢石膏固定肘关节于屈曲90°位。

四、康复治疗

1. 非手术治疗术后康复治疗 固定妥当后即可开始腕、掌指及各指间关节的活动锻炼，如握拳、腕关节屈伸等。2～3天后逐渐增加肩关节活动，如耸肩或钟摆练习。1周后逐渐增加活动范围及活动量，肩关节可以开始屈伸、收展、旋转等活动，此时肘关节禁止活动。4～6周后，经影像学检查证实骨折处有连续骨痂通过，可去除夹板，随后开始肘关节的被动屈伸活动，可用健侧手托患侧前臂进行活动，或在治疗师的辅助下被动活动，严禁暴力屈伸活动，儿童患者可视骨折愈合情况将拆除固定的时间稍提前。其后逐渐增加主动活动，可采取坐位，身体前方摆一方桌，将肘关节置于其上作为支点，练习屈伸运动。从一开始无负重练习逐渐过渡到部分负重练习，着重练习屈肘功能。此期间可在患肢轴线远端叩击以促进骨折愈合及塑形。

2. 中医中药治疗 按骨折三期辨证用药。早期活血化瘀，消肿止痛，可内服和营止痛汤，肿胀严重者可加用三七、丹参、白茅根、木通等。儿童骨折愈合较快，中、后期可停用内服药物。

肱骨髁间骨折

一、损伤机制

多种暴力损伤方式可导致肱骨髁间骨折，其可能的机制之一是由肱骨远端和尺骨鹰嘴部相互撞击导致。骨折形态与肱骨髁上骨折类似，可分为伸直型肱骨髁间骨折和屈曲型肱骨髁间骨折。

摔倒时手掌着地，肘关节处于伸直或略屈曲位，来自地面的反作用力向上经尺骨传达至鹰嘴，同时来自身体的重力从肱骨近端向下经肱骨干传到肱骨髁部，两者相互撞击使肱骨内、外髁分裂。骨折近端向前移位，远端多个骨折块向后移位形成伸直型肱骨髁间骨折。

屈曲型肱骨髁间骨折见于肘关节屈曲位跌倒，肘后方撞向地面，尺骨鹰嘴向前撞击肱骨髁远端的滑车沟，使肱骨两髁分裂并向前移位，肱骨近端向后移位。

二、临床表现与诊断

1. 症状与体征 摔倒或外伤后肘关节剧烈疼痛，肿胀、皮下可见瘀血，肘关节各个方向活动均受限。肘关节处有广泛的压痛，可触及骨擦感及骨折反常活动，肘后三角关系消失。体格检查时需注意是否合并血管、神经损伤等。

2. 辅助检查 X线检查可明确骨折诊断，包括肘关节正、侧位X线检查。关节面破坏或骨折移位严重的需要进行三维重建CT检查，能更好地明确骨折线位置及骨折移位情况，指导分型和诊疗。

三、骨折分型

屈曲型肱骨髁间骨折按骨折线可分为T型骨折和Y型骨折。粉碎性肱骨髁间骨折按骨折移位程度可分为三型。

Ⅰ型：骨折无移位或轻度移位，关节面平整。

Ⅱ型：两髁无旋转及分离移位，关节面较平整。

Ⅲ型：骨折粉碎移位严重，关节面破坏严重。

四、治疗方法

1. 治疗原则 肱骨髁上骨折常发生于青壮年，有时见于老年患者。此种类型的骨折大多属于AO分型中的C型骨折，需要解剖复位并采用内固定治疗。根据不同年龄对肘关节功能要求的不同而采取不同的治疗措施。全身状况较差、合并症较多、对功能要求不高的老年患者，可采用非手术治疗外固定术，一般能获得较好的愈合。青年患者大多需要进行手术治疗解剖复位，恢复关节面的平整，在坚强的内固定下早期进行肘关节活动。但对于复杂的、粉碎严重的肱骨髁间骨折，手术治疗会因术中创伤、骨折片不易固定等因素而出现肘关节并发症。此种类型的骨折手术治疗与非手术治疗的功能恢复结果相似。

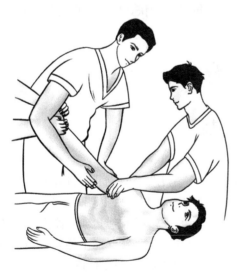

图4-15 肱骨远端骨折手法复位：抱髁

2. 手法整复术 手法整复的顺序一般为牵引纠正侧方移位，纠正前后移位，恢复关节面平整。

患者取仰卧位，一助手握持患肢上臂近端；另一助手握前臂远端或手腕处，两人调整患肢位置使肩略外展，肘半屈位。术者位于患侧，用两手在肘关节两侧对向挤压（抱髁）（图4-15），此时两助手缓慢轻柔地将患肢向两端牵引，并维持牵引8~10分钟。

待肌肉松弛，短缩移位纠正后，术者挤压肘关节两侧纠正侧方移位。如远端向尺侧移位，术者将位于肘关节外侧的手缓慢向患肢近端移动，维持抱髁动作的同时，将肱骨近折端向内推挤；另一手位置不变，将肘关节向外侧推挤。骨折远端桡偏严重的，可做相反复位动作。

随后纠正前后移位，以伸直型骨折为例，助手维持牵引，术者双手维持抱髁动作，将双手拇指移至肘关节后侧，移动时注意不要用力过大，避免使骨折块移位，拇指将尺骨鹰嘴推挤向前，双手其余四指拉骨折近端向后，助手顺势缓慢将肘关节屈曲90°，即可复位。屈曲型骨折动作相仿。复位后行尺骨鹰嘴牵引。

3. 无创固定 尺骨鹰嘴牵引为手法复位后辅助固定措施。与儿童尺骨鹰嘴垂直悬吊的方法不同,成年患者可采取肩关节外展,屈肘90°～120°位,前臂可加用皮肤牵引辅助。维持3～4周。然后改为石膏外展架固定。

4. 小夹板固定 固定措施与肱骨髁上骨折相同,若两髁移位严重,可在肢体两侧与夹板之间分别加垫空心垫,以防止移位。伸直型、屈曲型肱骨髁间骨折的前臂固定位置及肘关节屈曲角度与肱骨髁上骨折相同。

5. 手术治疗 手法复位失败、开放性骨折、伴有血管或神经损伤的骨折、青壮年的肱骨髁间骨折,尤其是不稳定性骨折,均建议进行切开复位内固定治疗。内固定方式通常为钢板螺钉固定。

五、康 复 治 疗

1. 非手术治疗术后康复治疗 固定完成即可开始功能锻炼,早期积极的功能锻炼有助于对滑车关节面进行造模,有助于后期肘关节功能的恢复。初期进行肘关节以远的其他关节活动,如腕关节屈伸、各指间关节的活动等,此过程可在尺骨鹰嘴牵引的状态下完成。3～4周后拆除骨牵引,改用石膏外展架固定。此时可以在保护下开始逐渐增加肘关节小范围的活动训练,以后逐渐增加活动范围。石膏外展架固定4～6周后,经影像学证实骨折愈合后,开始逐渐增加肘关节负重,增强训练强度。配合中医中药和推拿、按摩、针灸等有助于关节功能的恢复。

2. 手术治疗术后康复治疗 如果骨折固定稳定性好,患者可在术后第3天即开始肘关节活动训练,包括屈肘活动和伸肘活动。屈伸训练方法可参考前文"非手术治疗术后康复治疗"。6周前只能做单纯无阻力的屈伸活动,6周后可开始适当增加负重锻炼。有条件的可在肘关节活动支具的保护下进行锻炼。

如果因骨折粉碎严重等原因不能行绝对稳定的固定,术后需要用石膏辅助固定3～4周,其间应积极锻炼肩、腕关节及手掌各关节的活动与上肢肌力。石膏拆除后再开始肘关节活动的训练。

3. 中医中药治疗 按骨折三期辨证用药,初期肿胀严重,应以活血化瘀、消肿止痛为主,可内服和营止痛汤,肿胀严重者可加熟地黄、黄芪、补骨脂、骨碎补等;外敷消肿止痛膏。中期骨痂逐渐形成,治疗以和营生新、接骨续损为主,可选择内服续骨活血汤,外用接骨膏。后期补肝益肾、荣血养筋,内服六味地黄丸,外用上肢损伤洗方熏洗。可结合手法按摩辅助康复治疗。

肱骨外髁骨折

一、损 伤 机 制

本病常发生于6～10岁儿童,多为骨骺骨折,由间接暴力所致。儿童跌倒时手掌着地,身体重力经肱骨传导至肱骨外髁,地面反作用力经桡骨传导至桡骨小头,两者相互碰撞,同时在前臂各伸肌牵拉下造成肱骨外髁骨折。垂直暴力常使肱骨外髁骨折块常向后、外上移位。如果肌肉牵拉作用大,肘关节过度内收,可使骨折块翻转,复位较为困难。

二、临床表现与诊断

1. 症状与体征 摔倒或外伤后肘关节疼痛、肿胀，以肘外侧为著。肘关节活动受限。骨折移位严重的可触及反常活动和骨擦感，肘后三角关系改变。体格检查时需注意是否合并血管、神经损伤等。

2. 辅助检查 肘关节正侧位 X 线检查为常规检查，大多可明确骨折诊断，并判断骨折移位情况。由于小儿有骨骺未闭合，所以需要注意避免漏诊骨折诊断。很少需要进行 CT 检查。

三、骨 折 分 型

根据骨折块移位程度，可将小儿肱骨外髁骨折分为四度（图 4-16）。

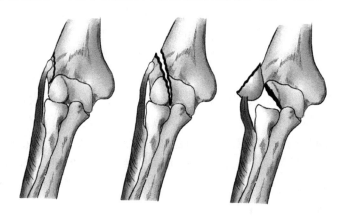

图 4-16　肱骨外髁骨折分度，由左向右依次为Ⅰ度、Ⅱ度、Ⅲ度

Ⅰ度：骨折无移位。
Ⅱ度：骨折块向外后侧移位，无旋转。
Ⅲ度：骨折块向外后方移位，同时伴有骨折块的旋转。
Ⅳ度：肱骨外髁骨折同时伴有肘关节脱位，不伴骨折块的旋转。

四、治 疗 方 法

1. 治疗原则 对于简单的肱骨外髁骨折，如无移位或有移位但骨折块翻转角度较小的骨折，手法复位通常能获得较好的疗效。对于骨折块翻转角度较大的，可尝试手法复位，如果复位失败或复位效果不理想需转手术治疗。

2. 手法整复术

（1）无移位的肱骨外髁骨折（Ⅰ度）：无须特殊处理，直接用夹板或石膏固定即可。

（2）Ⅱ度骨折：可在局部麻醉下进行。患者取坐位，助手把持患者上臂。术者面向患者，用与患肢同侧手（如右侧患肢，术者用右手）作为后手握患肢手腕，另一手作为前手握肘关节，拇指在外，四指在内。控制伤肢，使肘关节屈曲 90°，前臂稍旋前。后手控制手腕向尺侧，前后拇指按住骨折块，四指抵住肘关节向桡侧，使肘内翻，桡侧关节间隙增大，此时拇指将骨折块向内推挤，使之进入关节腔而复位。随后将肘外翻以稳定骨折块，如果有残留移位，前手按住骨折块，后手控制前臂做轻微的屈伸动作使骨折块复位。

（3）Ⅲ度骨折：术者先如Ⅱ度骨折摆好患肢体位，然后用拇指体会骨折块移位翻转程度及其骨折面和关节面的位置（手摸心会）。前手握于肘关节，后手把持腕关节，使肘关节屈曲90°，前臂旋后，可同时控制腕关节背伸使前臂各伸肌松弛。前手按住骨折块将之推向肘后尺骨鹰嘴外侧，随后用前手拇指由上向下按压骨折面，纠正骨折块的翻转移位。此时骨折块仅存在前后移位，再用纠正Ⅱ度骨折的手法使其归位。如果复位不成功可尝试撬拨复位：克氏针穿入骨折部位，此时建议改用尖端圆钝的钢针，顶住翻转的骨折块边缘使其复位，然后再按Ⅱ度骨折手法复位。

（4）Ⅳ度骨折：虽有肘关节脱位，但禁止牵引复位，因牵引会使骨折块翻转。术者前手握肘关节，后手握腕关节，使肘关节外翻，此时拇指按压骨折块和桡骨小头，四指用力推压内侧肱骨下端，肘关节可复位。此时再用Ⅱ度骨折复位手法进行复位。严禁暴力复位，不当的手法会使骨折块翻转，如果出现翻转，可按Ⅲ度骨折复位，或转手术治疗。

3. 无创固定 无移位的肱骨外髁骨折可直接用夹板或石膏托固定，使肘关节屈曲90°，前臂略旋后。

（1）夹板固定：复位完成后，将肘关节屈曲90°位，前臂旋后。于肱骨外髁部位及肘关节尺侧上下各放置一固定垫。取4块夹板，后侧夹板预弯，长度超过肘关节到达前臂远端；内、外侧夹板上达三角肌中部，下面超过肘关节；前侧夹板下达肘横纹位置。最后用扎带捆扎固定。固定3周骨折可基本愈合，拆除外固定。

（2）石膏固定：可用上臂石膏管型固定，肱骨外髁部位加压固定。

4. 手术治疗 适应证：手法复位失败者；Ⅲ度骨折移位或旋转较重手法复位不能纠正者；移位骨折，局部明显肿胀，影响手法复位者；陈旧性骨折畸形严重，对肘关节形态及功能有影响者。手术治疗一般选用丝线缝合固定或克氏针、螺钉进行复位固定。术后用石膏托将肘关节固定于屈曲90°，前臂中立位，固定4周。

五、康复治疗

1. 非手术治疗后康复治疗 固定完成即可开始功能锻炼，初期进行各指间关节的屈伸活动，如握拳练习。1周后开始腕关节屈伸活动训练。3~4周后经影像学证实骨折愈合后拆除外固定。在保护下开始逐渐增加肘关节小范围的活动训练，以后逐渐增加前臂旋转活动及关节活动范围。儿童康复初期可适当配合中医中药治疗促进恢复。

2. 手术治疗后康复治疗 固定稳定者，术后即可开始腕、掌指、指间各关节的屈伸活动。拆除石膏后开始积极行肘关节屈伸及前臂旋转活动锻炼。儿童可视骨折愈合情况拆除克氏针，一般可随石膏一同摘除。

3. 中医中药治疗 按骨折三期辨证用药。初期活血祛瘀、消肿止痛，可内服和营止痛汤或七厘散，外用跌打万花油、双柏膏等。中期接骨续损、和营生新，可内服壮筋养骨汤、生血补髓汤等；外用接骨续筋膏。后期养气血、补肝肾，内服可选用补肾壮筋汤或健步虎潜丸，外用海桐皮汤熏洗，舒筋活络，促进关节功能的恢复。

肱骨内上髁骨折

一、损伤机制

肱骨内上髁骨折多发生于儿童及青少年，年龄多在7～17岁，多为骨骺的撕脱骨折。本病多为间接暴力损伤，跌倒时手掌着地，肘关节伸直过度外展，前臂肌肉剧烈收缩引起撕脱骨折。直接暴力损伤不常见。骨折块在前臂屈肌牵拉下向前下方移位，可发生旋转。

二、临床表现和诊断

1. 症状与体征 摔倒或外伤后肘关节内侧疼痛、肿胀，可见皮下瘀血。肘关节活动受限。骨折移位严重者可触及反常活动和骨折片，肘后三角关系改变。体格检查时需注意是否合并血管、神经损伤等，尤其是对尺神经的检查。

2. 辅助检查 一般为肘关节正侧位X线检查。儿童患者骨骺未闭合，影像学诊断可能相对困难，可加做对侧肘关节摄片进行对比。

三、骨折分型

肱骨内上髁骨折可根据骨折块的移位程度分为四度（图4-17）。

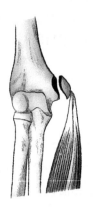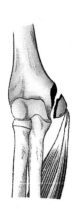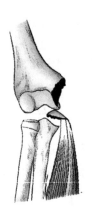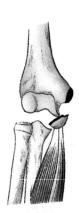

图4-17 肱骨内上髁骨折分度，由左向右依次为Ⅰ度、Ⅱ度、Ⅲ度、Ⅳ度

Ⅰ度：骨折块轻度移位或不完全骨折。
Ⅱ度：骨折块有分离移位，可能有旋转移位，骨折块位于关节间隙外。
Ⅲ度：骨折块有旋转移位，位于肘关节间隙内，手法复位难度较大。
Ⅳ度：肱骨内上髁骨折伴肘关节脱位，一般向桡侧脱位。

四、治 疗 方 法

1. 治疗原则 对于Ⅰ度、Ⅱ度和Ⅳ度骨折，首选手法复位，Ⅲ度骨折可尝试手法复位解除关节内骨折片，转成Ⅱ度骨折，再进一步复位。应避免反复多次手法复位，预计不能复位或复位难度大者应及时手术治疗。此外，合并尺神经损伤者，应该手术探查的同时固定骨折。

2. 手法整复术

Ⅰ度骨折：直接固定，肘关节屈曲90°，夹板或石膏固定。

Ⅱ度骨折：患者取坐位，局部麻醉下复位。如果骨折块有翻转移位，则肘关节屈曲90°，前臂略旋前。术者以患肢同侧手为前手，扶在患肢肘关节内侧；患肢对侧手为后手，握持前臂辅助旋转。前手用拇指推开血肿，摸清骨块，可用示指辅助将骨折块由远端向近端、从掌侧向背侧翻转，纠正旋转移位。然后将其从远端向骨折近端挤压复位。如果骨折块无翻转移位，则肘关节屈曲45°，前臂中立位，用拇、示指自下向上推挤骨折块使其复位。复位后骨折块不稳定，需要在维持按压的同时行固定术。

Ⅲ度骨折：骨折片嵌顿于关节内，因此复位重点在于使骨折块脱出关节，将Ⅲ度骨折转变为Ⅱ度骨折以进一步复位。复位原理是通过紧张前臂屈肌拉拽骨折块脱出关节，因此最有效的体位是前臂旋后、腕关节及各指背伸。方法如下：一助手握持患者上臂，另一助手握持患者前臂中段或腕部，二人进行反向拔伸牵引。术者位于患肢内侧，用患肢对侧手作为外侧手握于肘关节外侧，另一侧为内侧手握于肘关节内侧。外侧手将肘关节向内推挤，同时远端助手将前臂旋后并外展，二人使肘关节形成外翻位，内侧关节间隙增宽使骨折块易于脱出。术者内侧手拇指触摸骨折块边缘，此时助手将前臂继续旋后并背伸患肢腕关节及手指，使前臂屈肌群紧张，术者可操作牵拉屈肌群和骨折块使其由关节间隙内脱出。此时再按Ⅱ度骨折纠正剩余畸形。对于Ⅲ度骨折，不应反复暴力操作强行复位，手法复位如果失败应及时转为手术治疗（图4-18）。

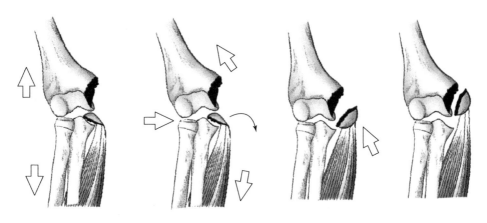

图4-18 Ⅲ度骨折的复位：牵引、推挤及纠正骨块嵌顿、复位

Ⅳ度骨折：首先应整复脱位的肘关节，一般骨折块会随着脱位的恢复而自行归位。具体方法：患者取平卧位，患肢外展，肘关节伸直，前臂旋后。一助手位于患者头侧握持上臂，另一助手位于患肢尾侧握持前臂远端，二人使患肢内翻，减小肘关节内侧间隙，防止骨折块进入关节腔。术者位于患肢内侧，Ⅳ度骨折患者的肘关节通常为外侧方脱位，所以术者用患肢对侧手

作为前手握上臂内侧,用患肢同侧手作为后手握前臂外侧,相互推挤整复肘关节脱位。随后两助手缓慢操作将肘关节屈曲90°,术者按照Ⅱ度骨折复位方法整复残余畸形。

3. 无创固定术　Ⅰ度骨折可直接夹板或石膏固定。对于其他有移位的骨折,由于肱骨内上髁骨折骨折块多不稳定,骨折复位后术者应按压骨折块维持复位,助手辅助安装夹板或石膏。

(1)夹板固定:在骨折块前内方放置一半月形固定垫防止骨折再移位,半月缺口朝向后上方。先准备4块夹板固定上肢及肘关节,后方夹板预弯90°,上从三角肌中部高度,下达前臂远端;前方夹板到肘横纹处,内、外侧夹板下超肘关节;再取一块小夹板置于前臂外侧辅助固定。用扎带均匀捆绑,肘关节屈曲90°,前臂中立位固定。固定3~4周。固定期间应密切观察,夹板松动者应及时调整,如果出现骨折块移位,应及时复位或转为手术固定。

(2)石膏固定:无移位骨折可采用石膏托固定,有移位骨折可用上臂管形石膏固定,固定时对肱骨内上髁部加压塑形。固定3~4周。

4. 手术治疗　适应证:手法复位失败;骨折移位明显,嵌顿于关节内,手法复位难以纠正者;合并尺神经损伤,行探查术的同时行骨折内固定。儿童常用粗丝线缝合固定,成人常用螺钉或钢丝固定。术后可用石膏托固定肘关节于功能位4~6周。

五、康复治疗

1. 非手术治疗后康复治疗　康复初期应避免做腕关节的屈伸及前臂旋转活动。1周内仅做手指屈伸活动,2周后逐渐增加腕关节活动,3~4周后经影像学证实骨折愈合后拆除外固定。在保护下开始逐渐增加肘关节和前臂旋转活动训练,但进行前臂旋后活动时应注意幅度不能过大,逐渐增加关节活动范围。儿童康复初期可适当配合中医中药治疗以促进恢复。

2. 手术治疗后康复治疗　手术后康复措施与肱骨外髁骨折相同,在石膏拆除后应积极进行功能锻炼以防关节僵硬。

3. 中医中药治疗　按骨折三期辨证用药。初期活血祛瘀、消肿止痛,可内服活血止痛汤或七厘散,如果合并尺神经损伤,可加用威灵仙、地龙等,外用消肿止痛膏或双柏膏等。中期接骨续损、和营生新,可内服壮筋养骨汤、新伤续断汤等;外用接骨续筋膏。后期宜养气血、补肝益肾,内服可选用补肾壮筋汤或补血固骨方,夹板或石膏拆除后,结合外用上肢损伤洗方或五加皮汤熏洗以舒筋活络,促进关节功能恢复。

(林效宗　姚　宇　杨际宇　张浩然)

第五节　尺骨鹰嘴骨折

尺骨鹰嘴骨折占肘关节损伤的10%左右,常发生于成人。

尺骨近端粗大,后上方尺骨鹰嘴与前方冠突共同构成半月形的关节面,称为滑车切迹,与肱骨滑车相关节。冠突的内下方有尺骨粗隆,为肱肌附着点,如果骨折线偏远,骨折远端可因肱肌牵拉而向前移位。继续向内有尺侧副韧带和指浅屈肌附着,向下有旋前圆肌附着。

肘关节的主要活动为屈伸活动，其伸肘装置主要由肱三头肌和肘肌构成。肱三头肌的长头起自肩胛骨盂上结节，外侧头及内侧头分别起自桡神经沟以上及以下的骨面，三者合一附着于尺骨鹰嘴，是肘关节伸直的主要功能肌肉。尺骨鹰嘴后外侧有肘肌附着，主要功能为维持肘关节伸直位。如果鹰嘴骨折线偏近，骨折近端可因肱三头肌牵拉而向后上移位。

一、受伤机制

直接暴力：跌倒时手肘着地或直接暴力击打所致。常造成尺骨鹰嘴横行骨折或粉碎性骨折，高能量暴力直接作用于肘关节时，可能会合并尺骨冠突骨折。如果受伤时没有剧烈的肌肉收缩，则不会出现明显移位。

间接暴力：可由肌肉强力牵拉引起，如跌倒时手掌撑地，肘关节半屈位，后侧肱三头肌突然牵拉可引起尺骨鹰嘴撕脱骨折，一般为横行骨折。也可由肱骨撞击尺骨鹰嘴半月切迹引起，如跌倒时肘关节处于过伸位，肱骨撞击引起鹰嘴处的斜行骨折。

二、临床表现与诊断

（一）症状与体征

肘关节疼痛，活动受限，患侧肘关节多处于被动屈曲位，患者常以健侧手托肘部就诊。可见局部皮下瘀斑、肿胀，因尺骨鹰嘴后方表浅，所以肿胀以肘后方为著。一般情况下，尺骨鹰嘴骨折患者肘后三角关系正常，但合并肘关节脱位者会有肘后三角关系消失。

需要判断肘关节稳定性，包括桡骨头和肱骨小头的对合关系、侧副韧带的完整性、是否合并肘关节脱位、是否有尺骨冠突骨折等。即使影像学检查提示没有骨折也应进行肘关节的侧方应力试验，判断是否合并侧副韧带损伤。体格检查时需要确定是否合并尺桡骨骨间膜损伤，即 Essex-Lopresti 损伤。由于尺神经位置表浅，且损伤大多由肘后部撞击引起，所以需要注意是否合并尺神经损伤；检查桡动脉搏动及末梢血运状况以确认是否合并血管损伤。

（二）辅助检查

肘关节正侧位 X 线检查为常规检查，加肘关节斜位可基本确定骨折位置、粉碎程度及关节面的损伤情况，同时应注意检查有无合并冠突骨折。应拍摄前臂全长片以明确是否合并下尺桡关节损伤或脱位。

CT 检查能更好地展现肘关节损伤情况，尤其是涉及复杂的关节内损伤时，能发现 X 线摄片不能发现的隐匿性骨折。三维重建 CT 能直观地判断骨折的移位情况。

三、骨折分型

目前常用 Schatzker 分型，根据骨折形态，将尺骨鹰嘴骨折分为六型（图 4-19）。

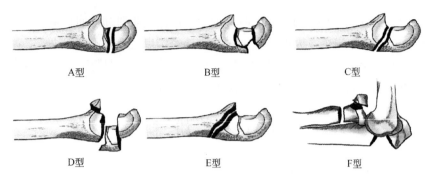

图 4-19 尺骨鹰嘴骨折 Schatzker 分型

A 型：横行骨折，常见于尺骨鹰嘴半月形切迹最深部。
B 型：横行压缩性骨折，即合并有关节面的粉碎或压缩。
C 型：斜行骨折。
D 型：粉碎性骨折。
E 型：尺骨鹰嘴远端斜行骨折，骨折线从冠突部斜行延伸至尺骨干。
F 型：尺骨鹰嘴骨折合并桡骨头骨折和肘关节脱位，常同时合并桡侧副韧带损伤。

四、治疗方法

对于伸肘装置完好，骨折无移位者可以行非手术治疗。手术行内固定术可早期即开始功能锻炼，对于肘关节功能恢复和预防创伤性关节炎可起到积极作用。

（一）中医传统手法整复复位

如果出血较多，可在关节腔穿刺抽出关节内积血再行手法整复。

患者取仰卧位，助手位于患者健侧，握持患肢前臂辅助将上臂抬起，患肢呈前举姿势，同时屈曲肘关节成 30°～45°位。术者位于患者患侧，可先轻轻按摩肱三头肌以缓解肌肉痉挛，然后双手握住上臂远端肘关节处，两拇指抵于尺骨鹰嘴上端两侧，将尺骨鹰嘴向远端推挤，使两骨折端合拢对位（图 4-20）。随后助手可辅助将肘关节缓慢伸直，术者两拇指控制骨折端轻轻摇晃，使两骨折端相互嵌合。如果有关节面不平整，术者用力按压骨折端防止移位，助手缓慢将肘关节屈伸数次，此法可使半月切迹逐渐趋于平整，最后将肘关节屈曲 0°～20°固定。

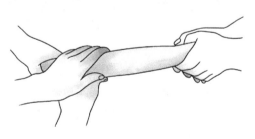

图 4-20 手法复位：两拇指抵于尺骨鹰嘴上端推挤

（二）无创固定方法

无移位的骨折可直接将肘关节固定于屈曲 20°～60°位，3～4 周拆除，随后开始功能锻炼。有移位的骨折手法整复完成后，将肘关节固定于屈曲 0°～20°位 3 周，然后再逐渐改为 90°位固定 1～2 周。固定方式包括夹板、石膏托固定等。

（三）手术治疗

手术治疗主要适用于骨折移位明显，经手法复位失败或不宜手法复位者，尤其是关节面移位超过2mm者。治疗方法包括张力带钢丝固定、螺钉固定及桥接钢板固定等。

五、术后康复

（一）非手术治疗

固定完成后，即可进行手指、腕关节的活动锻炼，骨折不稳定容易移位者，可在7~10天内再次拍摄X线片确认。3周以内禁止做肘关节屈伸运动。第4周开始摘除外固定后可以逐渐进行肘关节的主、被动屈伸活动锻炼，有条件者可在铰链支具下进行有限范围的屈伸锻炼。影像学检查骨折愈合后，可解除固定，并加大功能锻炼幅度，适当增加力量训练。

（二）手术治疗

由于肘关节后侧皮肤菲薄，手术治疗后需密切关注切口的愈合情况，尤其注意功能锻炼期间，屈肘动作会增加肘关节后侧皮肤张力，可能会引起切口并发症，应注意预防。术后可用前臂吊带将患肢悬吊于胸前，增加患者的舒适度。如果肘关节稳定，可在上肢支具的保护下开始活动度锻炼并逐渐加强。

（三）中医中药治疗

按骨折三期辨证用药。骨折初期给予活血化瘀、消肿止痛治疗，可内服活血止痛汤、桃仁四物汤等，外用万灵膏或定痛膏；其间有腹胀便秘者可合用针灸治疗。骨折中期宜和营生新、接骨续筋，内服可选用生血补髓汤或壮筋养血汤等。骨折后期宜补肝益肾、强筋壮骨，可内服补肾壮筋汤。关节功能恢复不理想者，可用骨科外洗一方或外洗二方熏洗。

（李　明　杨际宇　张浩然）

第六节　桡骨头骨折

桡骨头骨折在成人和儿童均有发生，占肘关节骨折的1/5。桡骨头骨折可单独发生，也可合并其他肘关节结构损伤。合并肘关节脱位、尺骨冠突骨折时，称为肘关节"恐怖三联征"，其治疗难度大，预后不良。Essex-Lopresti损伤，即尺桡骨纵向分离，常发生于桡骨头粉碎性骨折或桡骨头切除，合并骨间膜损伤，肘关节稳定性破坏严重。

桡骨头位于桡骨近端，又称为桡骨小头，接近圆柱体形态。桡骨头近端与肱骨小头构成肱桡关节，内侧与尺骨桡切迹构成上尺桡关节，三者共同构成肘关节。桡骨小头周围有两个韧带复合体，即内侧副韧带复合体和外侧副韧带复合体，对肘关节稳定起重要作用。外侧副韧带复合体包括环状韧带、桡侧束和尺侧束。环状韧带包绕桡骨颈；桡侧束止于环状韧带，是维持桡骨头稳定的重要结构；尺侧束主要功能是限制肘内翻。内侧副韧带包括前束、中束及后束，主要功能是维持肘关节外翻稳定性。此外，桡骨小头通过与肱骨头接触，也有维持肘关节外翻稳定的作用。

一、受伤机制

桡骨头骨折多为间接暴力导致，常发生于跌倒或运动伤害。跌倒时手掌着地，同时肩关节外展，肘关节伸直，前臂旋前，此时肘关节处于极度外翻位，肱骨小头撞击桡骨头导致骨折。

二、临床表现和诊断

肘关节外侧桡骨头处肿胀、压痛；肘关节不能屈伸，前臂旋转受限，尤其旋后功能受限明显。体格检查时，可用手指按压桡骨头位置，将前臂旋前，有桡骨头骨折者可出现骨擦感。合并急性 Essex-Lopresti 损伤者，即有前臂骨间膜损伤患者，轴向应力试验可呈阳性，沿肢体长轴牵拉患肢前臂，如果桡骨随牵拉而移位超过 5mm 则为阳性，提示肘关节不稳。合并内侧副韧带损伤的患者，可有外翻应力试验阳性，且肘关节内侧伴有压痛。

肘关节正侧位 X 线检查为常规检查，一般可确诊及分型。三维重建 CT 能更好地了解骨折形态及移位情况，以便进行术前设计，指导治疗。MRI 可明确肘关节附近韧带及软组织情况，常用于复杂的肘关节损伤。

三、骨折分型

目前普遍应用的桡骨头骨折分型为 Mason 分型，依据骨折和移位程度共分为三型。Morrey 和 Johnston 先后对 Mason 分型进行改良，增加了第Ⅳ型（图4-21）。

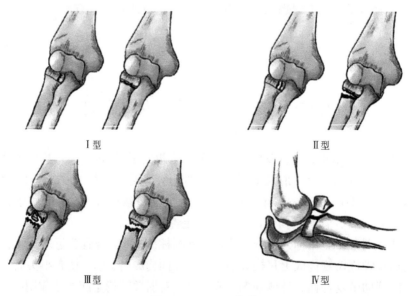

图 4-21　Mason 分型

Ⅰ型：桡骨头骨折，可累及关节面，但无移位。
Ⅱ型：桡骨头骨折并有压缩、凹陷、成角移位，骨折片可嵌于关节间隙。
Ⅲ型：累及整个桡骨头的粉碎性骨折。
Ⅳ型：Ⅰ～Ⅲ任意类型合并肘关节脱位或骨间膜损伤。

四、治疗方法

（一）非手术治疗

对于 Mason Ⅰ型骨折和Ⅱ型骨折，大多数可以进行非手术治疗，骨折的不愈合和移位很少见。有学者对 Mason Ⅱ型骨折病例进行研究，发现非手术治疗可使超过 4/5 的患者恢复正常的肘关节功能。对于 Mason Ⅲ型骨折，在肘关节稳定的情况下，可以行非手术治疗。

（二）中医传统手法整复复位

中医传统手法整复复位可在局部麻醉下进行。患者取仰卧位，肩关节外展90°在床外，术者用手触摸确定桡骨头位置。助手固定患肢上臂，术者一手握持前臂，伸直患肢肘关节，助手和术者同时进行反向牵引（拔伸）。术者另一手握在患肢前臂近端后侧，拇指按于移位的桡骨头外侧，双手持患肢前臂将肘关节稍向内翻，使肱桡关节间隙增大。拇指按移位的相反方向推挤桡骨头，同时握持患者前臂的手辅助将患肢前臂轻轻来回旋转（摇摆），缓慢控制桡骨头和前臂使两者逐渐复位，此时触诊骨折线消失，肱桡关节位置正常，即复位成功。随后术者按住桡骨头，将伸直的肘关节缓慢屈曲至90°位，并予以固定（图4-22）。

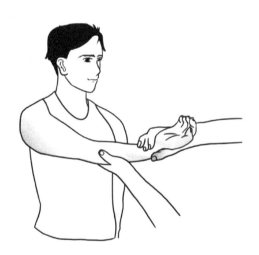

图4-22　桡骨头骨折手法复位

（三）无创固定方法

Mason Ⅰ型骨折为无移位的骨折，前臂吊带制动即可，1周后开始功能锻炼，之后每周复查，确认有无骨折移位情况，一般持续固定2～3周即可拆除。

有移位的骨折复位后，在桡骨头颈部放置一葫芦垫（薄厚一致，两头大、中间小，形如葫芦状），使之呈弧形压于桡骨头外侧。随后取夹板，长度超肘关节，维持前臂旋前，肘关节屈曲90°位固定。也可制作石膏托将肘关节如上述位置固定。固定时间为3～4周。

（四）手术治疗

适应证：有或无移位的 Mason Ⅲ型骨折；Mason Ⅳ型骨折；Mason Ⅱ型骨折，移位＞2mm，累及关节面超过30%者；开放性骨折；伴有血管、神经损伤者，行探查术的同时治疗骨折。

手术技术包括钢板及螺钉内固定、桡骨头切除和桡骨头置换术。

螺钉内固定常用于 Mason Ⅱ 型骨折，1~2 枚螺钉即可完成固定，如果骨折端粉碎严重，可加用一块钢板。桡骨头切除术适用于桡骨头粉碎严重不能行内固定的患者，多用于老年患者，必须在排除肘关节和前臂不稳定的情况下进行。出现以下情况可视为骨折不稳定：骨折块移位或游离，合并肱骨小头、尺骨鹰嘴或冠突骨折，肘关节脱位，韧带撕脱，下尺桡关节损伤等。对于不能切除桡骨头的病例，桡骨头置换术则成为一个较好的治疗手段。但由于肱桡关节接触较紧，容易发生磨损、疼痛、关节功能减退等并发症。

五、康复治疗

（一）非手术治疗后康复治疗

固定完成后即可开始除肘关节以外的各关节主动活动，其间不能行前臂旋转活动。2~3 周后可于床上依靠重力进行肘关节屈伸活动。3~4 周后视骨折愈合情况拆除外固定，开始练习前臂旋转活动。固定期间观察患肢的血运情况，依据肿胀程度适当调整夹板松紧度或及时更换石膏。

（二）手术治疗后康复治疗

术后肘关节屈曲 90°，石膏托固定。3~7 天后改用前臂吊带固定，并开始主、被动活动练习。3 周后去除前臂吊带，逐渐增加关节活动。

（三）中医中药治疗

按照骨折三期辨证用药：早期活血祛瘀、消肿止痛，可内服活血止痛汤、肢伤一方或桃仁四物汤加减，外敷双柏膏、消肿止痛膏或跌打万花油。中期宜和营生新、接骨续损，内服生血补髓汤、肢伤二方、八厘散等，外敷可选用接骨膏或接骨续筋药膏。后期宜养气血、补肝肾、壮筋骨，可内服肢伤三方、补肾壮筋汤或健步虎潜丸；外用海桐皮汤熏洗，可舒筋活络，促进关节功能恢复。

（李　明　杨际宇）

第七节　前臂骨折

前臂骨由桡骨和尺骨构成。桡骨为一不规则长骨，从正面观存在两个弯曲，即旋后弓与旋前弓，两个弯曲的存在使得前臂旋转时尺桡骨不会相互阻挡（图 4-23A）。桡骨近端外侧有旋后肌附着，与肱二头肌合为前臂主要的旋后力量肌肉；向下至桡骨中部外侧有旋前圆肌附着，与旋前方肌共同组成旋前力量肌肉。桡骨骨折时，如果骨折线位于旋前圆肌近端，则近端受旋后肌与肱二头肌牵拉处于屈曲旋后位，远端受旋前圆肌和旋前方肌作用而旋前（图 4-23B）；如果骨折线位于旋前圆肌远端，则骨折近端由于旋前圆肌和旋后肌相互拮抗而处于中立位，远端则因旋前方肌作用而旋前（图4-23C）。尺骨为一近似直线的长骨，正面观尺骨稍向外突出，与桡骨相对。尺桡骨凭借这种骨性结构发挥最大的旋转功能。

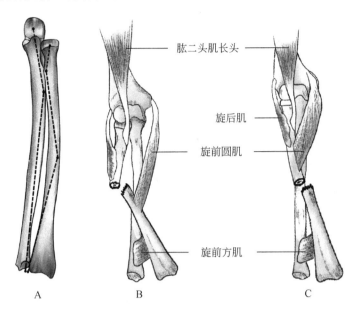

图4-23 前臂的解剖及骨折类型

A.旋前弓/旋后弓；B.桡骨中1/3骨折；C.桡骨下1/3骨折

近端尺桡骨与肱骨远端构成肱尺关节、肱桡关节与上尺桡关节。桡骨环状韧带附着于尺骨和桡骨切迹的前后缘，为一圆环形态，是上尺桡关节重要的稳定结构，桡骨头脱位即由此脱出。尺桡骨间有骨间膜，前臂旋转时起稳定尺桡骨的作用，前臂骨折治疗时如果复位不当使骨间膜出现挛缩，则会影响前臂的旋转功能。中医夹板固定应用分骨垫是为了维持骨间膜张力。在前臂远端，桡骨与各腕骨形成桡腕关节，尺桡骨远端构成下尺桡关节。三角纤维软骨复合体是稳定下尺桡关节的重要结构，当桡骨远端骨折合并下尺桡关节损伤时，会损伤该结构，从而引起关节不稳，应予以处理。桡骨干和尺骨干在前臂旋转中发挥着重要功能，因此两者被合称为"功能关节"。当涉及尺桡骨骨折时，应当做关节内骨折处理，即解剖复位，坚强固定，早期活动，最大程度恢复旋转功能。

主要有三类因素影响前臂旋转和手的功能，即软组织、骨、关节。软组织损伤后瘢痕组织粘连，骨间膜由于创伤或长期制动而挛缩；骨折移位未能充分整复，存在成角畸形或旋转畸形，尺桡骨粉碎性骨折，尺桡骨交叉愈合；上、下尺桡关节脱位、半脱位，或对合不正未整复，或尺桡上、下关节形成关节囊挛缩。治疗及康复时应避免以上情况发生以达成最优的康复治疗效果。

一、损伤机制

直接暴力：包括直接打击，重物撞击等，尺桡骨骨折线多在同一平面。

间接暴力：多为跌倒时手掌撑地所致。力量沿桡骨向上传导，产生桡骨骨折后，力量沿骨间膜传递至尺骨，造成尺骨骨折。两者骨折线通常不在一个平面，尺骨骨折线较桡骨偏远。

由于前臂的旋转特性，存在扭转暴力机制。常见于患者操作旋转机器时造成扭转损伤，或摔倒时前臂极度旋前或旋后所导致。螺旋形骨折常见，尺骨骨折线较桡骨骨折线偏近。

二、临床表现和诊断

（一）症状和体征

前臂疼痛、肿胀及功能障碍，尤其是不能旋转活动，骨折线平面压痛明显，且有肢体环形压痛，局部明显畸形，有时可触及骨擦音。注意检查有无血管、神经损伤。如果合并血管损伤，会出现桡动脉或尺动脉搏动减弱或消失，大多会因局部大量出血而出现骨筋膜隔室综合征。如果合并桡神经损伤，但桡侧腕长伸肌功能良好，则不会出现垂腕体征，无感觉障碍，仅有伸拇、伸指障碍；合并尺神经损伤者，会出现并指无力，爪形手畸形和 Froment 征，感觉障碍以手的尺侧半和尺侧一个半手指为主；合并正中神经损伤者，拇指对掌功能障碍，手桡侧半感觉障碍。检查时需要额外注意有无前臂严重肿胀、牵拉痛、皮肤发绀等骨筋膜隔室综合征表现。

（二）辅助检查

包含肘关节和腕关节的尺桡骨正侧位 X 线检查即可确诊以及明确骨折类型。可疑关节者应与健侧做对照，避免遗漏诊断。除非是复杂的粉碎性骨折，其他前臂骨折很少需要做 CT 或 MRI 检查。

三、骨折分型

前臂骨折目前常用的分型为 AO 分型。AO 组织将前臂骨折纳入其骨干骨折分型系统，即按照骨折的粉碎程度、骨折线及骨折块的形态分为 A 型简单骨折；B 型斜行骨折；C 型复杂骨折。每种类型又根据累及骨不同、骨折线形态以及粉碎程度不同分为三个亚型，共九个亚型。

一些前臂骨折合并关节脱位，为特殊类型骨折，称为孟氏骨折或盖氏骨折。孟氏骨折为尺骨上 1/3 骨折合并桡骨头脱位；盖氏骨折为桡骨下 1/3 骨折合并下尺桡关节脱位。两者又可进一步分型，且各自的治疗方法与前臂双骨折有所区别，将在后文详细叙述。

四、治疗方法

（一）治疗原则

患者前臂一般会有严重肿胀，如果决定手术治疗，不应在肿胀时进行。此时抬高患肢、局部冷疗、中药外用熏洗或内服以减轻肿胀后再行手术治疗。治疗目标是骨折的解剖复位，恢复长度、力线和旋转，最大限度地恢复患肢功能。正常情况下前臂可旋前 75°，旋后 85°；前臂骨折治疗后，至少应恢复到旋前、旋后各 50°。

非手术治疗常用于儿童骨折（<12 岁）。成人前臂骨折不建议行非手术治疗。目前普遍认为只有轻度移位（成角<10°，相对位移<50%）或稳定的单纯尺骨骨折在非手术治疗后能获得较

好的疗效。存在确定的手术禁忌证只能行闭合复位治疗者，必须满足以下复位标准：桡骨近端的旋后畸形＜30°，尺骨远端旋转畸形＜10°，尺桡骨的成角畸形＜10°，恢复桡骨旋转弓。

（二）手法整复术

尺桡骨双骨折的手法整复顺序是先整复稳定骨折，后整复不稳定骨折；如果两侧均为不稳定骨折，先整复上 1/3 的尺骨骨折；若两骨折线均在中段，则根据两者相对稳定程度决定先后顺序，一般先整复尺骨，因尺骨位置表浅，易于复位。

1. 牵引和纠正成角移位 在臂丛神经麻醉下进行复位。患者取仰卧位，患肩外展 90°，肘屈曲 90°，此位置可减轻肱二头肌及旋前圆肌对骨折端的牵拉。两助手分别对前臂两端进行反向牵引，纠正短缩、成角移位。如果有残留成角移位，可用折顶手法复位。

2. 旋转移位 尺桡骨上 1/3 骨折，旋后肌使桡骨近端处于旋后位，骨折远端桡骨在旋前圆肌和旋前方肌的牵拉下处于旋前位，所以整复时前臂远端置于旋后位，先整复尺骨，再整复桡骨；尺桡骨中 1/3 骨折，骨折线位于旋前圆肌远端，桡骨近段处于中立位，所以整复时前臂置于中立位，先整复相对稳定性好的骨干；尺桡骨下 1/3 骨折，整复时采用中立位或旋前位，先整复桡骨，再整复尺骨。维持拔伸牵引进行以上旋转可纠正前臂旋转畸形。

3. 复位 桡尺骨骨干骨折后，必须使骨间隙恢复正常以恢复骨间膜正常的张力。此时可采用夹挤分骨法。继续维持牵引，术者两手分别置于前臂桡尺两侧，两手拇指及其余于患肢中间分骨，纠正尺桡骨的并拢移位，两手掌对压纠正侧方移位，此法可恢复骨间膜的紧张度。随后术者维持动作，助手稍放松牵引，使断端对合。若骨折断端存在向桡、尺、掌、背侧的侧方移位，则可用提按推挤的方法予以矫正，即向中心推按桡、尺侧的骨折断端，或将掌侧移位的骨折端向上端提，将背侧移位的骨折断端向下推按。

（三）无创固定方式

1. 夹板固定 两助手继续维持牵引。前臂用四块夹板固定，固定前可以在皮肤表面敷消肿止痛膏。下面以肘关节伸直位叙述各夹板规格，取掌、背、桡、尺侧共四块夹板，其中掌、背侧夹板略宽于桡、尺侧夹板。尺侧夹板上端起于肱骨内上髁，下端可超过腕关节到掌指关节水平，以防腕部下垂引起尺骨再移位；桡侧夹板长度从桡骨头到桡骨远端处；掌侧夹板由肘关节下方到腕关节上方；背侧夹板上达尺骨鹰嘴，下至腕关节。若复位前桡、尺骨相互靠拢者，可用分骨垫放置在两骨之间，根据骨折线的位置不同调整分骨垫高度，后用两条胶布固定。按骨折原成角移位或侧方移位方向，用三点加压法或二点加压法放置压垫并用胶布条固定。随后按照掌、背、桡、尺顺序先后放置夹板。先绑中间扎带，后绑两端扎带。随后用前臂吊带将前臂以中立位置于胸前，肘关节屈曲 90°。儿童骨折固定 3～4 周，成人 6～8 周（图 4-24）。

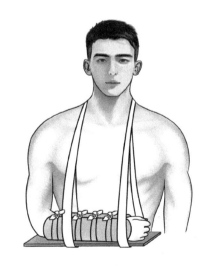

图 4-24 前臂夹板固定

2. 石膏固定 复位完成后，对桡尺骨加压塑形，防止断端再移位。建议先行夹板临时固定，后用管形石膏，跨肘、腕关节，并以肘关节90°屈曲固定（图4-25 A）。手部各指应暴露在外，石膏可跨过虎口区，延伸至掌指关节近侧，保留各掌指关节以便尽早进行功能锻炼（图4-25 B）。一般8～12周可愈合。

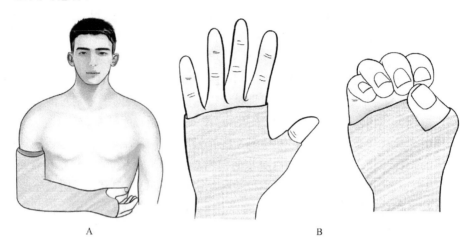

图4-25 前臂石膏固定（A）；保留掌指关节活动（B）

（四）手术治疗

适应证：①手法复位失败；②伤后8小时内的开放性骨折；③多发骨折或多段骨折；④对位不良的陈旧性骨折；⑤合并神经、血管或肌腱损伤。原则上除有明确手术禁忌证外，手术治疗适用于全部成人尺桡骨双骨折。

钢板螺钉内固定适用于各种类型的前臂骨折，通过切开直视下准确复位，坚强内固定，以及术后积极功能锻炼，通常能获得与伤前相似的活动功能。前臂骨折后肿胀明显，采用钢板螺钉内固定需要待肿胀消除后再进行手术，术前可用冷疗、患肢抬高等方式促进消肿。因髓内钉难以恢复桡骨弓的形态，并且抗旋转能力较差，所以不常用。外固定架常在合并严重软组织损伤的情况下采用。

五、康复治疗

1. 非手术治疗后功能锻炼 术后即可开始全身及伤肢的功能锻炼，从手指的伸屈、握拳活动及肩关节的活动开始，逐渐增加功能锻炼次数及活动量。辅以药物治疗，此时以活血祛瘀、消肿止痛为主，可服用活血止痛汤、肢伤一方或桃仁四物汤加减，肿胀严重者重用三七、泽兰、木通等；外敷双柏膏、消肿止痛膏或跌打万花油。中期开始增加肩、肘关节活动，逐渐增大活动范围，但不宜做前臂旋转活动。同时可服用生血补髓汤、肢伤二方、八厘散等；外敷接骨膏或接骨续筋膏。后期经影像学检查证实骨折愈合后，可拆除夹板固定，做前臂旋转活动，逐渐增加肌肉力量训练。此时可内服肢伤三方、补肾壮筋汤或健步虎潜丸；外用骨科外洗一方、骨科外洗二方或海桐皮汤熏洗，以舒筋活络，促进关节活动功能康复。

2. 手术治疗后康复治疗 术后患肢抬高以利于消肿，疼痛严重者可服用止痛药物。逐渐开始手指、腕、肘、肩等活动。2~3周即可恢复简单的日常生活,6~10周可进行完全功能锻炼,需注意前臂旋转练习应循序渐进。于术后第6周和第12周进行X线摄片,在骨折愈合之前避免提举重物。不应提前去除前臂的内置物,建议保留至术后12~18个月,术后一年后取出内固定物。其间辅助内服外用药物治疗有助于骨折愈合。

孟氏骨折

一、受伤机制

孟氏骨折多为间接暴力所致,跌倒时肘关节处于伸直或过伸位,前臂处于旋前或旋后位,手掌着地,暴力经手掌向上传导至尺骨上端,来自身体的重力向下经肱骨传导至肘关节,两者合力使尺骨近端骨折,随后暴力转移至桡骨引起脱位(图4-26)。

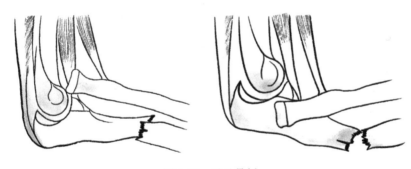

图 4-26　孟氏骨折

二、临床表现与诊断

(一)症状与体征

肘关节局部疼痛、肿胀,肘关节屈伸及前臂旋转活动均受限。部分病例可见局部畸形,不同损伤机制作用下可引起桡骨头的不同方向脱位,即在不同位置触摸到脱出的桡骨头,如肘关节前、后方或桡侧。局部压痛明显。检查时需注意是否合并桡神经损伤。

(二)辅助检查

包含肘关节和腕关节的前臂正侧位X线检查是必需的,有时需要对肘或腕关节单独摄片以明确受伤情况。经验不足的医师常漏诊桡骨头脱位,必要时加摄健侧肘关节平片进行比较。

三、骨折分型

根据桡骨头移位方向和尺骨骨折成角方向可将孟氏骨折分为四型。

Ⅰ型：前侧型，多见于儿童，桡骨头向前脱位，尺骨向前方成角移位。
Ⅱ型：后侧型，多见于成人，桡骨头向后外侧脱位，尺骨向背侧成角。
Ⅲ型：外侧型，多见于儿童，桡骨头向外侧或前外侧脱位，尺骨一般为青枝骨折，向外侧成角。
Ⅳ型：特殊型，桡骨头向前方移位，同时合并尺骨骨折或桡骨骨折。

四、治疗方法

（一）治疗原则

绝大多数孟氏骨折脱位患者，尤其是儿童患者，可用非手术治疗予以复位固定。手法复位失败者或陈旧性骨折脱位者可采用手术内固定治疗。

（二）中医传统手法整复复位

根据不同分型采取不同手法复位。

1. 前侧型 患者仰卧，肩外展90°，肘关节伸直，前臂中立位。两助手分别位于患肢头尾两侧，一人握持上臂下端，另一人握持腕部，行拔伸牵引。术者两拇指分别抵于桡骨头前侧和外侧并按压，远端助手缓慢将肘关节屈曲90°，可复位桡骨头。有牵引力量和桡骨头的支撑力量，一般尺骨骨折能同时复位，如果有残留移位，可将肘关节继续屈曲，控制尺骨按压提拉，或用摇晃手法使之复位。

2. 后侧型 依上述方法牵引，术者由后向前推挤桡骨头复位，远端助手可将前臂旋后辅助复位。纠正桡骨头移位后，再复位向后成角的尺骨。

3. 外侧型 两助手维持牵引，维持肘关节伸直，术者用拇指将桡骨头由外向内推按复位；尺骨多为青枝骨折，需加压整复。

4. 特殊型 助手维持牵引，术者先复位桡骨头，再按前臂尺桡骨双骨折的方法进行整复。

5. 尺骨骨折无移位的桡骨头脱位 助手依上述方法维持牵引，术者根据桡骨的脱位方向不同采用上述方法将桡骨头复位。复位后可握持肘关节缓慢做小幅度屈伸活动，如果未发生再脱位，即表示复位稳定。

（三）无创固定方法

1. 小夹板 需要借助分骨垫辅助固定，掌、背侧各一。根据骨折分型不同分别按需在尺骨成角方向放置平垫，在桡骨头脱出方向放置一葫芦垫（两头大，中间小，形如葫芦）。以前侧型骨折为例，在尺骨掌侧放置平垫，在前外侧放置葫芦垫。放置妥当后用胶布固定各软垫。然后在前臂放置4块夹板，先掌背侧，后桡尺侧，随后用扎带捆扎。最后用前臂吊带悬吊于胸前。

2. 石膏 可选择用上肢管形石膏或石膏托固定。石膏塑形时在上述加垫位置，即骨折原始移位或脱位突出位置用手指按压，等待其凝固塑形之后将凹陷部位剖开，塞入棉垫加压固定，周围用绷带包扎。固定期间注意肢端的血运情况，及时拆除或更换石膏。一般固定后第1周末左右需更换一次石膏。固定时间为4～6周。

（四）手术治疗

手法复位失败或陈旧性骨折者可行手术治疗，开放性骨折须评估软组织状态及损伤时间，决定手术时机。手术内固定方法一般为钢板螺钉固定，如果有环状韧带撕裂，需要给予缝合。术后用上肢石膏辅助固定。

五、康复治疗

固定确切后即可开始掌指关节及指间关节的屈伸活动练习，之后可逐渐增加腕关节活动和肩关节活动锻炼，如耸肩、钟摆运动等。原则上以上关节的活动训练在疼痛消失后即可主动积极锻炼，无明确时间期限。3周以内禁止做肘关节屈伸活动和前臂旋转功能训练。3周后可增加小范围轻度的肘关节屈伸活动，以后逐渐增加活动范围和强度。此时仍不能做前臂旋转活动。6周复查X线，若有连续骨痂形成，可拆除外固定，开始恢复正常的肘关节活动，同时增加前臂旋转功能训练。鼓励患者做主动功能锻炼，特殊情况不能主动活动者，可借助被动活动（CPM）进行辅助锻炼。其间按骨折三期辨证用药，辅助中药熏洗治疗有助于加速康复。

盖氏骨折

一、临床表现

（一）症状与体征

外伤后前臂或桡腕部疼痛、肿胀，腕关节及前臂旋转功能受限，骨折处压痛明显，有时可触及骨擦感。

（二）辅助检查

需拍摄包含腕关节和肘关节的前臂全长正侧位片，桡骨骨折较易发现，需要注意下尺桡关节的诊断，一般X线片中出现以下征象有助于诊断下尺桡关节损伤：尺骨茎突基底部骨折；正位见下尺桡关节增宽；侧位见尺骨半脱位；桡骨短缩＞5cm。必要时额外增加对侧腕关节摄片以明确诊断。

二、治疗方法

（一）治疗原则

盖氏骨折因合并下尺桡关节损伤，骨折极不稳定，即使在内固定钢板这种坚固稳定的情况下，多数病例也存在远端不稳定，所以手法复位外固定治疗的意义不大，多推荐手术治疗，术后石膏辅助固定。

（二）中医传统手法整复复位

复位手法与前臂双骨折的复位手法大同小异。麻醉下患者平卧，肩关节外展，肘关节略屈曲，前臂正中位，两助手分别握持肘关节和各手指，尤其是拇指，进行拔伸牵引，持续8~10分钟，握持拇指的力量可以相对较大，远端稍旋后，有助于复位。维持牵引，术者将手置于桡骨骨折高度，用分骨手法纠正桡骨的尺侧移位，用提按折顶手法纠正掌侧或背侧移位，复位即完成。一般下尺桡关节脱位会随着桡骨的整复而复位，如果仍有脱位，术者一手固定桡骨，另一手握持尺骨远端进行复位。

（三）无创固定方法

1. 石膏固定　通常采用上臂管形石膏固定，固定时需注意骨突出部（如肱骨内、外髁，尺骨鹰嘴等）的保护。

2. 夹板固定　在掌、背侧各放置一块分骨垫，用胶布固定。准备合骨垫（中间薄，两边厚）置于腕关节背侧，并用绷带包扎。根据术前骨折的移位情况，加垫平垫。准备4块夹板，桡侧夹板超过腕关节，尺侧夹板长度不超腕关节，掌、背侧夹板与尺侧夹板等长。安置夹板，先掌背侧，后桡尺侧，再用扎带捆扎。前臂吊带悬吊前臂于胸前。

（四）手术治疗

手术治疗最常采用桡骨切开复位钢板内固定术。桡骨的坚强固定可使下尺桡关节恢复稳定，必要时修复三角纤维软骨复合体，克氏针横穿固定，术后肘关节前臂旋后位石膏固定。

三、康复治疗

（一）非手术治疗的康复治疗

固定妥当后即可开始手部各关节活动训练，不能过早活动腕关节。休息时将患肢抬高，局部冷疗有助于消肿。康复训练手段与孟氏骨折类似，其中肘关节活动可以适当提前，腕关节活动训练应适当延后，可在外固定拆除后开始。一般在固定6周后，复查认为骨折愈合良好，可拆除夹板或石膏，然后逐渐开始前臂旋转功能和腕关节功能锻炼。康复期间按骨折三期辨证用药。

（二）内固定术后康复治疗

手术治疗患者，如果下尺桡关节稳定，可在夹板或支具的保护下适当活动；如果术后采用石膏辅助固定，则固定6周后拆除石膏，并积极进行腕关节及前臂旋转的功能锻炼。康复期间辅助中医中药治疗。

（李　明　杨际宇　张浩然）

第八节 桡骨远端骨折

桡骨远端骨折指距离桡腕关节面 3cm 以内的骨折，是临床最常见的骨折，占所有骨折的 17%。

桡骨远端包含掌、背、桡、尺和远端关节面共 5 个侧面。桡骨远端关节面与舟骨、月骨共同形成桡腕关节；掌侧面有旋前方肌附着；背侧面上方有伸肌肌腱通过；桡侧面附着肱桡肌，并有拇短伸肌和拇长展肌由此通过；尺侧面与尺骨桡侧面共同形成下尺桡关节。下尺桡关节通过其关节内的三角纤维软骨复合体和关节外的尺侧腕屈肌腱、旋前方肌和骨间膜维持稳定。三角纤维软骨复合体分别与桡骨下端及尺骨茎突相连，若桡骨远端骨折合并尺骨茎突骨折则容易引起下尺桡关节不稳定。

从侧面观，桡骨长轴的垂线和桡骨远端上下唇连线之间形成掌倾角，平均 10°～15°；从正面观，桡骨长轴的垂线和乙状切迹与桡骨茎突连线形成尺偏角，平均 20°～25°。治疗时需对两个角度予以恢复。桡骨茎突最高点与桡骨尺侧乙状切迹在肢体长轴方向上的距离为桡骨茎突高度，平均值为 11.6mm，诊断时可用于评估桡骨远端短缩的程度。分别对尺骨的关节面远端和桡骨乙状切迹的尺骨角作桡骨长轴的垂线，这两条平行线之间的垂直距离为尺骨变异值，平均为 2mm。维持掌倾、尺骨变异和桡骨高度是获得桡骨远端骨折较好的治疗效果的最重要因素。

为方便术前内固定物的设计，可将尺、桡骨远端分成三柱，即桡侧柱、中间柱及尺侧柱。桡侧柱由舟状窝和桡骨茎突组成，中间柱由月状窝和桡骨半月切迹组成，尺侧柱由尺骨茎突、三角纤维软骨复合体以及腕尺侧韧带组成。

一、受伤机制

低能量损伤较多，一般由跌倒导致，跌倒时体位不同会导致不同类型的骨折。背伸位损伤较常见，若暴力较轻，骨折块可相互嵌插而表现无移位。如暴力较重，则腕关节表现为典型的"餐叉样"畸形。移位较重者会出现三角纤维软骨撕裂，如合并尺骨远端骨折，可同时出现三角纤维软骨复合体的移位，通常随骨折块移向桡、背侧。以上均可引起下尺桡关节不稳定。掌屈位损伤：跌倒时腕关节屈曲，手背着地，桡骨远端向掌侧移位。

高能量损伤常导致关节面粉碎、压缩性骨折。

二、临床表现及诊断

（一）症状与体征

跌倒后腕关节疼痛、畸形、肿胀，活动受限，局部压痛。典型畸形为"银叉样"畸形、"枪刺样"畸形或"锅铲样"畸形。需要触诊桡动脉搏动评估，检查患肢末梢血运情况。合并桡神经损伤者，桡侧腕长伸肌一般功能完好，所以伸腕功能基本正常，仅有伸拇、伸指障碍，无手部感觉障碍。合并正中神经损伤者，会出现拇指对掌功能障碍和手桡侧半感觉减退，特别是示、中指感觉消失。需要注意是否存在骨筋膜隔室综合征，必要时行筋膜间压力测量。

（二）辅助检查

常规拍摄腕关节正侧位片，可同时拍摄健侧腕关节对比检查。一般出现以下征象提示骨折不稳定：明显粉碎、骨折成角畸形＞10°、短缩＞5mm、关节面移位＞2mm。CT 检查尤其是三维重建 CT，能更好地反映骨折情况。在 CT 图像后期处理时，可除去腕骨和尺骨图像，这样能更好地展示桡腕关节面和下尺桡关节面的损伤情况，但不能忽略腕部各骨损伤的可能。

三、骨折分型

除了传统的以人名命名的方法进行分型外，现较常用的是 Fernandez 分型。

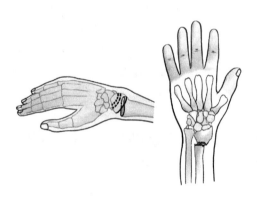

图 4-27 Colles 骨折移位

以人名分类：Colles 骨折，为临床最常见的类型，跌倒时腕关节背伸，手掌着地，桡骨远端向背侧移位、成角，同时有桡偏，侧面看表现为典型的"餐叉样"畸形（图 4-27）。Smith 骨折，亦称"反 Colles 骨折"，桡骨远端向掌侧移位、短缩。Barton 骨折，桡骨远端骨折合并桡腕关节脱位。Chaufeur 骨折，舟骨撞击桡骨茎突所致的骨折，或腕关节极度尺偏引起的桡骨茎突撕脱骨折。

Fernandez 分型：具体分为以下五型。

Ⅰ型：干骺端骨折，包括桡骨远端向背侧移位（Colles 骨折）及向掌侧移位（Smith 骨折）。

Ⅱ型：关节面剪切应力引起的骨折，包括掌侧或背侧的剪切骨折和桡骨茎突的剪切骨折。

Ⅲ型：关节面压缩骨折，轴向暴力引起桡骨远侧关节面和（或）干骺端损伤。

Ⅳ型：撕脱骨折伴或不伴桡腕关节脱位。

Ⅴ型：Ⅰ～Ⅳ型混合骨折。

四、治疗方法

治疗方法的选择取决于骨折类型、局部软组织情况及患者身体状况等。老年骨质疏松患者和青壮年高能量损伤所致的桡骨远端骨折治疗方式明显不同。而患者对于功能的要求也影响治疗策略的制定。无论何种治疗手段，均需要达到有效的复位，复位至少需要达到以下标准：尺偏角≥15°，桡骨茎突长度超过尺骨茎突≥7mm，复位后背侧成角＜15°或掌侧成角＜20°，关节面台阶＜2mm。

（一）非手术治疗

对于无移位的桡骨远端骨折可行非手术治疗，但大多数桡骨远端骨折合并有骨折块的移位，非手术治疗者必须在能较好地复位骨折块并稳定固定的情况下进行。Fernandez Ⅰ型骨折即 Colles 或 Smith 骨折都可手法整复夹板或石膏固定，骨折线简单的Ⅱ型骨折及Ⅲ型骨折中单纯干骺端压缩骨折也可以手法整复固定。

复位前行局部麻醉有助于减轻疼痛及降低手法整复难度。2%利多卡因10～15ml 局部注射可获得满意麻醉效果。

（二）中医传统手法整复复位

1. 伸直型骨折 对于骨折端完整、关节面完整的患者，患者取平卧位，肘关节屈曲90°，前臂中立位。助手握持患肢肘部，术者双手一上一下对向握紧患者患肢手部内、外侧，两拇指置于桡骨远端摸清远侧骨折端。两拇指扶住骨折远端，同时术者和助手同时拔伸牵引。纠正短缩移位后，术者将患肢远端旋前，借牵引力量顺势抖动，同时将患肢远端掌屈尺偏予以复位。

对于骨折端粉碎，涉及关节面损伤者，采取以下方法，此法适用于老年患者。患者取平卧位，肘关节屈曲90°，前臂中立位。一助手握持患肢肘关节，另一助手握持患肢各手指，两人进行反向拔伸牵引，一般需要5～10分钟能矫正短缩移位，牵引要缓而有力。首先纠正断端桡侧移位：术者一手握住患者前臂远端尺侧，并向桡侧推挤；另一手握住患者大鱼际部，向尺侧推挤；同时远端牵引助手将患肢腕关节尺偏即可完成。然后纠正骨折远端背侧移位：术者握住前臂的手将患肢向背侧推挤，握住大鱼际的手将之向掌侧推挤，同时远端牵引助手将患肢腕关节掌屈即可完成（图4-28）。骨折复位的标志是"银叉样"畸形消失，此时可行X线检查明确骨折复位情况。如果复位良好，术者一手托手腕，另一手拇指由近及远捋顺肌腱，使之恢复正常位置。

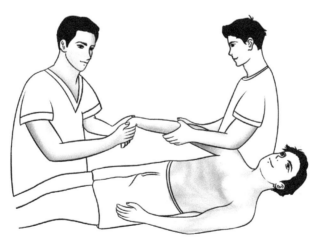

图4-28 伸直型骨折手法复位

2. 屈曲型骨折 复位手法与伸直型骨折相反。患者取平卧位，肘关节屈曲90°，前臂中立位。两助手分别把持患肢肘关节和远端各手指做拔伸牵引，持续牵引5～10分钟后，骨折短缩大多可复位，有旋转移位的需同时纠正。随后，术者立于患者尾侧面向头侧，两手分别扶在前臂远端尺、桡侧，两拇指将骨折近端向掌侧推挤，其余各指在掌侧将骨折远端向背侧提拉，同时远端牵引助手缓慢将腕关节背伸、尺偏即可复位。

3. 背侧缘骨折 即 Fernandez Ⅱ型骨折。简单骨折类型可用下述手法整复后予以外固定。

患者取坐位，肘关节屈曲90°，前臂中立位。两助手分别握持患肢肘关节和远端各指同时做反向拔伸牵引。术者立于患者头侧，将两手拇指抵在桡骨远端骨折端，其余各指握持腕关节掌侧。此时远端牵引助手维持牵引，同时将腕关节缓慢轻度屈曲，术者用两拇指将骨折块向远侧、掌侧推挤，随后远端牵引助手将患肢腕关节缓慢背伸，即可完成复位。

4. 掌侧缘骨折 即 Fernandez Ⅱ型骨折。简单骨折类型可以用下述手法整复后予以固定。患者取坐位，肘关节屈曲90°，前臂中立位。两助手用上述相同的方式做反向拔伸牵引。术者握持患肢前臂远端，将两拇指抵于远端骨折块近侧，其余各指环绕腕关节背侧。维持牵引，远端牵引助手将腕关节轻度背伸，术者用拇指将骨折块向背侧推挤，助手缓慢逐渐掌屈腕关节即可复位。

（三）无创固定方法

1. 夹板固定 用四块夹板超腕关节固定。前臂掌、背、桡、尺侧各一个。夹板宽度为近端较宽，远端略窄。

对于伸直型骨折，在前臂背侧远端和掌侧近端分别放置一平垫，在平垫上放置夹板。夹板上达前臂近端1/3，位于桡、背侧的夹板远端超腕关节，夹板安置好后用3条布带捆扎，确定固定良好，在背侧夹板下增加一压垫，将腕关节固定在掌屈位。

对于屈曲型骨折，夹板放置方式相反，在掌侧远端和背侧近端各放置一平垫，后在平垫上放置夹板。夹板长度上达前臂近端1/3，桡、掌侧夹板超过腕关节，然后用布带捆扎，掌侧增加压垫，将腕关节固定在背伸位。

对于背侧缘骨折，可在远端掌侧和背侧各放置一平垫，掌侧夹板超腕关节。对于掌侧缘骨折患者，背侧夹板超过腕关节，其余部分与其他类型骨折的固定方式相同。夹板放置完成后，捆扎3条布带。

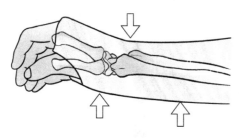

图 4-29 超腕关节石膏固定
箭头所示为加压部位

固定完成后可用前臂吊带屈肘 90°放置于胸前，固定时间一般为 4~5 周。

2. 石膏固定 采用超腕关节石膏固定，近端不超过肘关节。骨折处三点适度加压，腕关节背伸20°~30°固定，加压应适度，以保证远端血运（图 4-29）。固定时应保证远端各指间关节能充分活动，有助于早期功能锻炼以预防关节僵硬。为防止前臂过度肿胀而引起不良并发症，可在尺侧沿肢体长轴将石膏锯开，留出肢体肿胀空间。

（四）手术固定

有些情况复位后用夹板或石膏难以维持固定，需要手术治疗：背侧骨皮质粉碎超过桡骨宽度的50%；掌侧干骺端粉碎；复位前骨折块背侧成角超过20°；复位前骨折块移位超过1cm；复位前桡骨短缩超过5mm；骨折累及关节面；合并尺骨骨折；存在严重的骨质疏松。

手术固定方法包括经皮克氏针固定、外固定架固定（跨关节或非跨关节）以及钢板螺钉固定。

经皮克氏针固定：实际上算是闭合复位固定方式中的一种，手术切口较小，适用于桡骨远端骨折干骺端不稳或简单的关节内骨折。在闭合复位后利用克氏针提供有创的固定。术后用石膏辅助固定。远期效果普遍良好。

外固定架固定：主要用于特定的桡骨远端骨折中作为初始或辅助治疗。外固定架一般需要在克氏针的辅助下进行固定，原因是单独使用外固定架在固定后期会出现复位丢失。固定术后用腕关节管形石膏固定于旋后位，有助于旋后功能的恢复。

五、康复治疗

固定后即开始各指间关节和肩肘关节的活动，固定一般持续 4~6 周，拆除夹板后可逐渐进行腕关节屈伸和前臂旋转功能的训练。

外固定架固定术后：术后即可开始各指间关节的主动活动和被动活动，石膏固定一般持续10 天。6 周后可拆除外固定架，8 周后可拆除其他固定。

钢板固定术后：术后 1 周即可开始主动活动腕关节。

药物治疗：按骨折三期辨证用药。初期活血祛瘀、消肿止痛，可内服活血止痛汤，外敷消炎止痛药膏或金黄散；中期宜接骨续筋，内服新伤续断汤，外敷接骨续筋药膏；后期宜养气血、补肝肾、壮筋骨，内服补肾壮筋汤或肢伤三方。

（李　明　杨际宇）

第九节　股骨颈骨折

股骨颈骨折约占全部骨折的 3.6%，常发生于老年人，老年人眩晕、恶性肿瘤和心肺疾病是股骨颈骨折的高危因素。年轻患者多由高能量损伤引起。

股骨颈与股骨干在冠状面形成的角度称为颈干角，或称内倾角，正常为 110°~140°，平均为 127°，男性普遍大于女性，大于正常值的为髋外翻，小于正常值的为髋内翻。在矢状面上，股骨颈与股骨体两髁间连线所形成的锐角称为前倾角，正常为 12°~15°，女性普遍大于男性。两个角度均对正常的下肢力线具有重要意义，尤其在人工关节置换中应格外注意，否则会遗留髋关节畸形，影响髋关节的运动功能。

颈干角和前倾角的存在使股骨颈如同杠杆臂，内侧承受压力（使骨质靠近），外侧承受张力（使骨质分离），竖直方向承受剪力。来自不同方向的力使股骨上端的骨小梁以一定特殊的形式分布，以避免巨大剪力和弯曲应力而产生骨折，即压力系统和张力系统。压力系统起自股骨干内侧和股骨颈下面皮质，向上分别抵达大转子和股骨头上面皮质。张力系统起自股骨干外侧皮质，向内侧抵达大转子和股骨头下面及股骨颈下面皮质。张力系统和压力系统在股骨颈和转子间线附近两次相交，为骨质最密的部位。两组交叉之间，位于股骨颈的前后壁，即大转子、小转子和转子间嵴中间的部分区域缺乏骨小梁，称为 Ward 三角或股内三角，为股骨颈骨折的好发部位。股骨颈周围的骨小梁分布有助于指导手术治疗时螺钉的置入——将螺钉打入高密度骨小梁区能获得更好的稳定性。

股骨头的血液供应主要来自 4 个途径：支持带动脉、股骨干滋养动脉、干骺端动脉、股骨头韧带动脉。支持带动脉又称关节囊动脉，包括三组，由旋股内、外侧动脉发出。其中旋股内侧动脉分别发出后上支持动脉，供应股骨头上 2/3 血运；以及后下支持动脉，供应股骨头下 1/3 的血运；旋股外侧动脉发出前支持动脉，仅供应少量血运。股骨干滋养动脉由股骨体中段进入并上行与支持带动脉汇合；干骺端动脉有动脉环发出后进入股骨颈，与支持带动脉汇合；股骨头韧带动脉起自闭孔动脉，仅滋养股骨头凹一小部分。因此，旋股内侧动脉为滋养股骨头的主要血管，其损伤是股骨头缺血坏死的主要原因。骨折就诊后尽早手术有助于减少远期坏死的概率。

一、损伤机制

直接暴力：老年人跌倒时髋外侧着地导致股骨颈骨折，青壮年常因高能量暴力（如车祸伤或高处坠落伤）而发生股骨颈骨折。

间接暴力：多见于老年骨质疏松患者，遭受轻微旋转力量即可发生骨折。

二、临床表现和诊断

（一）症状和体征

外伤或老年人摔倒后髋部疼痛，嵌插骨折患者疼痛常不明显，仅表现为腹股沟区轻微疼痛，活动时疼痛加重，有压痛，侧方及纵向叩击痛明显。可有局部肿胀和瘀斑。除少数嵌插骨折外，大部分病例不能站立行走，髋关节活动明显受限。患肢可见轻度屈髋屈膝外旋短缩畸形，外旋角度为 45°~60°，可依此与转子间骨折相鉴别。患侧大粗隆在髂-坐骨结节连线（Nelaton 线）之上。大粗隆与髂前上棘间的水平距离短于健侧（Bryant 三角底边较健侧缩短）。

（二）辅助检查

骨盆正位 X 线检查大多可见明显骨折线，可明确骨折及骨折线位置。髋侧位有助于诊断嵌插骨折。有些无移位的骨折在伤后立即拍摄的 X 线片可能看不见骨折线，如临床怀疑股骨颈骨折，可行 CT 或 MRI 检查，或 2~3 周再行 X 线检查，其间应按嵌插骨折处理。MRI 对于判断股骨头血运有一定帮助。

因青壮年通常是高能量暴力损伤，老年患者体质弱，所以无论是对老年患者还是青年患者，均应对全身各部位进行查体，防止遗漏其他部位骨折或内脏损伤的诊断。老年患者需要明确受伤原因、引起摔倒的原因，如意识丧失、晕厥发作等，需进行相关系统的检查，并给予治疗。此外，应重视对老年骨质疏松的诊断，相关检查包括骨密度测定（BMD）、血钙、血磷、血碱性磷酸酶、维生素 D、性腺激素、甲状旁腺素测定等。

三、骨折分型

股骨颈骨折的分型较多，各分型有各自的优缺点，但都以骨折预后为最终目标。如按骨折线位置分类可预估骨折的愈合情况，按骨折线角度分类可明确骨折的稳定性，按骨折移位程度分类（Garden 分型）则可对骨折的移位程度进行判断。

1. 按骨折线位置分类 头下型骨折：骨折线位于股骨头下，股骨头与股骨颈交界处，关节囊内，又称为囊内骨折，血供破坏严重，坏死率高。

经颈型：骨折线通过股骨颈中段，相对不稳定，易发生移位，属于囊内骨折。

基底型：骨折线位于大转子和股骨颈之间，关节囊外，又称为囊外骨折，预后较前两型好。

2. 按骨折线角度分类（Pauwels 分型） 对骨折的稳定性有较好的指导意义。

Pauwels 角为骨折线与水平线之间的夹角，但患者拍摄正位片时骨盆位置、股骨移位程度、股骨头位置均有所不同，所以可以测量股骨干长轴线与远端骨折线的夹角，即 Linton 角，与之互余的角度即为 Pauwels 角。Pauwels 角越大，垂直剪力越大，骨折越不稳定。

Ⅰ型：Pauwels 角＜30°。

Ⅱ型：Pauwels 角为 30°～50°。

Ⅲ型：Pauwels 角＞50°。

其中Ⅰ型骨折又可称为内收型骨折，移位较大，血运破坏大，愈合率较低。Ⅲ型骨折又可称为外展型骨折，移位较小，多为横行骨折或嵌顿外展骨折，相对稳定，血运破坏小，愈合率较高。

3. 按骨折移位程度分类（Garden 分型） 通过髋关节正位片中压力骨小梁的位置判断（图 4-30）。

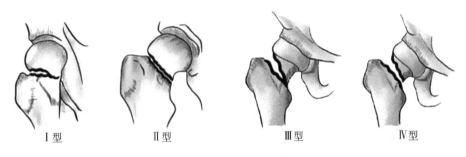

图 4-30　Garden 分型

Ⅰ型：不完全骨折。

Ⅱ型：完全骨折，无移位。

Ⅲ型：完全骨折，部分移位，即股骨头与股骨颈有部分接触。

Ⅳ型：完全骨折，完全移位。

Ⅰ型和Ⅱ型骨折为无移位骨折，Ⅲ型和Ⅳ型为有移位骨折，移位骨折的缺血坏死、内固定失败、骨不连发生率均高于无移位骨折。

四、治 疗 方 法

整体评估：应综合考虑骨折类型、患者年龄、合并症、骨密度、预期寿命等。如无明确的手术禁忌证，首选手术治疗，且应在 24 小时内尽早安排手术治疗，早期解剖复位和绝对稳定的内固定不仅有利于降低股骨头缺血性坏死的概率，还可降低术后死亡率。大多数病例可获得较好的治疗效果。

（一）手法整复术

手法整复既可作为非手术治疗手段，也可为延期手术改善骨折局部环境。术中常在牵引床的辅助下进行闭合复位，方法有所不同。应注意，手法整复应仅作为提高非手术治疗效果的临时措施，如果 1~2 次手法整复失败，应转术中切开复位内固定或关节置换治疗，防止加重股骨头血供损伤。

1. 骨牵引逐步复位法　患者入院后，局部麻醉下行胫骨结节牵引或股骨髁上牵引，将患肢固定在外展中立位，牵引重量为 4~8kg。2~3 天改为轻度内旋位，纠正患肢外旋，做床旁摄片以了解骨折的复位情况，逐渐改变体位进行复位，复位一般在 1 周内完成。

2. 手法复位　患者取仰卧位，助手位于患者头侧双手固定骨盆。术者把扶患肢至屈髋屈膝 90°位后，维持大腿内旋位并沿股骨干纵轴向上牵引纠正短缩移位。随后保持内旋位、维持牵引的同时将患肢逐渐伸髋伸膝并将下肢外展，纠正成角畸形。此手法复位可在手术内固定前进行，或配合骨牵引使用。

3. 牵引床牵引复位法　复位在手术室进行。麻醉后，患者平卧于牵引床，并将两足捆绑于牵引床的足托上，并将患肢向远端牵引，恢复股骨颈长度，同时纠正内翻畸形。后将患肢足部极度内旋，适当内收患肢，恢复前倾角；通过牵引及内旋、内收患肢，恢复颈干角。通过 C 型臂检查复位效果（图 4-31）。

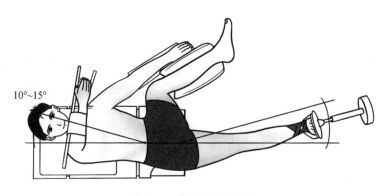

图 4-31　牵引床牵引复位

（二）无创或手术固定

注意，除股骨颈压力侧疲劳性骨折患者、无法行动或无法耐受手术者外，大多数患者需接受手术治疗。非手术治疗患者，可酌情采用持续牵引固定或外展夹板固定，但预后不佳。建议待排除手术禁忌证后，行手术固定或关节置换治疗。

常用非手术固定方法为皮肤牵引或骨牵引，患肢维持外展、中立位，牵引重量为 4~5kg，持续牵引时间为 3~6 个月，待 X 线片证实骨折临床愈合后可解除牵引。其间应注意患者皮肤受压部位或针道的护理。也可选用自髋关节至足跟的长腿支具固定。固定期间应复查 X 线，如骨折移位，应考虑手术治疗，如单纯螺钉固定、动力髋螺钉固定（DHS）以及人工关节置换术等。

由于股骨颈骨折常发生于老年人，其身体状况相对较差，在治疗骨折的基础上还应注意整体体质的调整,改善骨质疏松等情况。通常情况下,伴有移位的股骨颈骨折应采取手术内固定治疗。一些类型骨折(如股骨颈基底骨折、稳定骨折)或高龄合并症多不耐受手术治疗者,宜选用非手术治疗。

五、康复治疗

(一)非手术治疗后的康复治疗

如以上固定方法进行妥善固定后,定期查 X 线明确骨折愈合情况,在证实骨折临床愈合前都应卧床持续牵引或固定。牵引期间行下肢肌肉等长收缩训练,利用肌肉泵减少下肢静脉血栓的形成,同时联合活血化瘀、消肿止痛、补肝肾、壮筋骨等内服或外用药物治疗。可利用床上吊杆进行抬臀动作。卧床期间应加强护理,减少卧床并发症(如压疮或坠积性肺炎等)的发生。

(二)内固定术后康复治疗

术后第 1 天即开始下肢肌肉等长收缩训练及足踝关节活动锻炼,每 2~3 小时 1 次,每次 10 分钟,双上肢正常进行关节活动和肌肉力量训练。根据内固定所获得的稳定性以及患者的可靠程度,患者在术后 24 小时内可以扶拐活动。术后第 2 天开始进行髋、膝关节被动活动锻炼,可在 CPM 机上完成,每天两次,每次 1~2 小时。同时维持肌肉收缩及踝泵锻炼。术后 3~4 天可于床边坐起,膝关节下垂摆动;加强股四头肌力量训练,膝下垫枕抬高小腿伸直膝关节,每天 3~4 组,每组伸直 20 次。术后 1 周可逐渐增加髋膝关节活动范围。老年人身体综合条件允许的情况下,可以在步行器的辅助下行走,患肢无负重。对于无法安全行走的患者,鼓励其在床上进行功能锻炼,减少卧床相关并发症。术后 3 个月、6 个月复查 X 线片,若证实骨折愈合,患肢可逐渐负重。康复后期若有缺血坏死或骨不连等并发症,应考虑进一步的治疗。

(三)关节置换术后康复治疗

术后当天相对制动,患者两腿间垫枕或软垫维持外展位,防旋鞋固定下肢于中立位。卧床期间需坚持股四头肌、腘绳肌、臀大肌、臀中肌的等长收缩训练,双上肢及健侧下肢可适当增加训练强度。坚持踝关节主动背伸跖屈运动,以促进下肢血液循环,预防下肢动脉血栓形成,以每小时至少 15 次为宜。术后第 1 天即可于床边坐起,逐渐开始在步行器的辅助下于床边站立,避免患肢负重。术后第 2 周开始在床上做膝关节主动屈伸活动:在患侧膝关节下垫枕,股四头肌收缩使膝关节伸直。同时练习髋关节被动屈伸活动,每天 3 组,每组 10~15 次。术后第 3 周维持肌力训练,开始逐渐增加髋、膝关节活动度。扶步行器练习行走,加强髋关节外展肌群练习。术后第 4 周于床上开始进行直腿抬高的肌力练习,仰卧患肢向下压床可锻炼臀大肌和股二头肌。增加髋关节的屈曲、外展、后伸训练以及髋关节的抗阻力运动。

(四)药物治疗

早期瘀肿、疼痛明显,应予活血化瘀、消肿止痛治疗,用桃红四物汤加减内服,止痛西药可选用环氧合酶-2（COX-2）抑制剂，如塞来昔布等；若大便秘结、腹胀不适，可酌加枳实、大黄等以通腑泄热。中期痛减肿消，宜养气血、舒筋络，可用舒筋活血汤内服。后期宜补肝肾、壮筋骨，可用壮筋养血汤加减。

老年患者，除骨折治疗外，更应注意全身疾病的处理和并发症的预防。对无移位骨折或嵌插骨折，早期瘀肿不甚，可提早应用补益肝肾、强筋壮骨类方药；对便秘、腹胀患者，应以养阴润燥为主，不可攻下太过，如麻仁丸；对长期卧床患者，在补益肝肾的同时更要注意健脾养胃，促进饮食。

对于合并骨质疏松患者，应注意抗骨质疏松治疗。可同时服用钙剂与维生素 D，联合应用维生素 K 可降低骨质疏松再骨折风险。含有人工虎骨粉、骨碎补总黄酮、淫羊藿苷等成分的中成药治疗骨质疏松及其骨折，有缓解疼痛、缩短骨折愈合时间和改善骨密度等临床疗效。

（五）老年人围手术期预防跌倒

随着年龄的增加，老年人会出现生理功能减退表现，如视力减弱、听力下降、肌力降低、认知障碍和反应迟钝等，这些会引起老年人平衡感觉降低，更容易跌倒。老年人下肢骨折恢复期间均应该重视预防跌倒，主要方法包括认知训练、肌力训练、平衡训练、运动锻炼、营养物质的补充、药物的合理应用以及改善居住环境等。可进行注意力警觉、注意力维持、注意力分配等训练以提高老年人的认知能力。通过有氧耐力训练、等速肌力训练和抗阻力训练等有助于肌力的提高。加强躯体本体感觉训练、视本体训练、视觉补偿训练及前庭功能训练可提高平衡感。对于服用精神类药物的老年患者应遵医嘱正确用药，尽量避免同时服用多种药物。总之，老年人主要因跌倒而致骨折，治疗康复期间更应重视预防跌倒的训练。

（王彦龙　杨际宇）

第十节　股骨转子间骨折

转子间骨折，又称粗隆间骨折，股骨近端骨折中超过半数属于转子间骨折。转子间骨折常发生于老年人，受绝经后骨质疏松影响，老年女性多于老年男性患者，目前转子间骨折患者数量每年仍有递增趋势。老年转子间骨折的死亡率和并发症均高于其他人群，可能的因素包括身体健康状况、性激素水平、体重指数、肾功能状况、药物治疗的不良反应、术后护理以及患者的一些嗜好（如吸烟、酗酒）等。所以对于老年髋部骨折的治疗不应只局限在骨折固定愈合方面，而应从术前规划（如治疗方案的选择，麻醉方案，内固定的选择）到术后康复（如功能锻炼、防治卧床并发症、骨质疏松的治疗以及全身各器官功能的改善等）均予以重视。

一、应用解剖

股骨近端上外侧突出部为大转子，下内后侧突出部为小转子，两者中间部位是股骨颈向股骨体移行处，称为转子间，是承受剪切应力最大的部位。与股骨颈骨折不同，转子间骨折属于关节囊外骨折，所以对股骨头血供影响较小。此外，大转子、小转子及转子间均为松质骨，血运丰富，因此转子间骨折发生骨延迟愈合、不愈合及股骨头坏死的风险较低。

大转子上有臀中肌、臀小肌、梨状肌、闭孔内外肌、股外侧肌和股方肌附着，控制髋关节外展，同时有使髋关节屈曲、外旋的作用，骨折后大转子受其牵拉向外上移位。小转子上附着有髂腰肌，收缩可使髋关节屈曲、微外旋，骨折后小转子受其牵拉向内上移位。股骨中下段内侧有内收肌附着，主要作用是使髋关节内收，同时有向身体近端牵引的力量。转子间骨折时，患肢在上述肌肉力量的作用下，可出现短缩、外旋畸形（图4-32）。

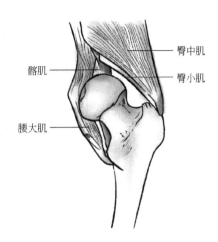

图4-32 股骨转子部位肌肉附着
（股骨颈后面观）

二、受伤机制

转子间骨折可由直接暴力引起，如老年人摔倒时髋关节着地，或年轻人车祸伤、高处坠落伤等。间接暴力所导致的转子间骨折常由髋部肌肉（如臀中肌、臀小肌）强烈收缩引起，常见于身体条件差的老年人、骨质疏松患者。

三、临床表现与诊断

（一）症状与体征

髋部疼痛，活动受限，不能站立行走。患髋外侧可见肿胀、瘀斑，肿胀程度常重于股骨颈骨折。存在压痛，压痛点常位于大转子部，叩击足跟会引起明显疼痛。患肢短缩，外旋畸形明显（常大于45°）。

（二）辅助检查

影像学检查：常规拍摄骨盆正位片一般即可确诊，拍摄正位片时可将患髋牵引内旋，减少骨折重叠影，便于评估。三维重建 CT 可更直观地观察骨折移位程度及方向，评估骨折的稳定性及指导治疗。怀疑病理性骨折的可查髋关节 MRI 以明确或排除诊断。对于老年患者怀疑骨质疏松者，应加做骨密度检查，必要时行骨代谢检查。

四、骨折分型

Evans 根据骨折复位前后是否具有稳定性将转子间骨折分为顺转子间骨折（Ⅰ型）和逆转子间骨折（Ⅱ型）两种，其中根据骨折的粉碎程度以及稳定性将Ⅰ型骨折分成4个亚型（图4-33）。

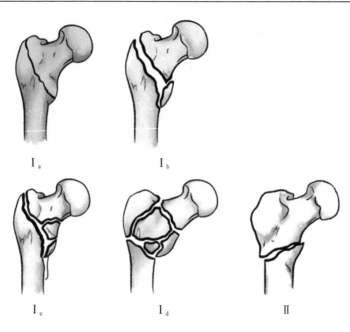

图 4-33　Evans 分型

Ⅰ型：顺转子间骨折。
Ⅰ$_a$型：二块型骨折，无移位，稳定。
Ⅰ$_b$型：三块型骨折，有轻度移位，但可以复位，复位后稳定。
Ⅰ$_c$型：三块型骨折，小转子骨折，有移位但难以复位，内侧皮质支撑不良，不稳定。
Ⅰ$_d$型：粉碎性骨折，四块或以上骨折块，内侧皮质碎裂，不稳定。
Ⅱ型：逆转子间骨折，骨折线反斜行，从小转子向下外侧延伸。

五、治 疗 方 法

（一）治疗原则

所有的治疗方法都应以恢复髋关节功能、早期活动、减少并发症为目的。一般情况下，如果没有明确的手术禁忌证，所有转子间骨折都可以选择手术治疗，老年患者即使合并骨质疏松，若内固定使用正确，也能提供稳定的固定。对于年老体弱、不能耐受手术的患者，可选用非手术治疗，虽然骨折大多能愈合，但较差的身体状况同样伴随着高发生率的卧床并发症，而由卧床并发症导致的病死率高达 15%～20%。综合评估患者状态，患者对功能的要求程度以及骨折的形态、类型及稳定性，选择合适的治疗方案，对成功治疗转子间骨折至关重要。

（二）中医传统手法整复复位

用整复手法对骨折予以复位，其一，可为非手术治疗提供良好的骨折对位对线；其二，可作为选择延期手术治疗的患者全身症状改善前的姑息治疗措施。术前单纯牵引或复位加牵引有助于降低术中复位难度。

Evans I_a 型骨折，即无移位骨折无须复位，可直接固定。对于有移位的骨折，可入院后行中立位骨牵引或皮牵引，2～3天改变牵引方向使患髋逐渐内旋，通过拍摄 X 线片确认骨折复位情况。如果复位效果差，可依照股骨颈骨折手法复位方法进行手法复位。

（三）无创固定方式

复位后可继续维持下肢牵引直到 X 线检查证实骨折愈合后即可拆除牵引。也可用上达髂嵴，下达足底的长腿支具外展位固定，固定时可脚穿防旋鞋将患肢固定在中立位。

皮肤牵引：对于不能手术的患者可采用下肢皮牵引制动，决定手术治疗但预计 48 小时内无法开展手术者也可做临时牵引。皮肤有损伤或炎症，对于接触皮肤的牵引装置有过敏症状者禁止使用。以往借助胶布或泡沫压于下肢皮肤上进行牵引，现在有专门的皮肤牵引装置，但原理类似，同样需注意皮肤的护理。牵引重量一般不超过 5kg，牵引时间一般为 8～10 周，其间如果发生皮肤并发症，应及时更换其他固定方式（图 4-34）。

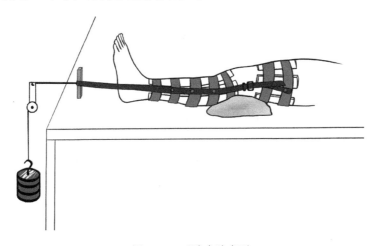

图 4-34　下肢皮肤牵引

（四）手术治疗

手术治疗的优势是能实现早期离床活动，避免卧床并发症，降低死亡率，且术中在 C 臂的辅助下或直视下复位有助于恢复髋关节的正常解剖结构，有利于后期髋关节的康复，减少关节损伤相关并发症。

老年患者本身合并多种全身各系统疾病，骨折对身体造成的影响加剧了各器官负担，此时若再增加手术创伤，将导致不良后果。因此，手术治疗前要进行充分的各器官应激准备，提高手术成功率。伤后 24 小时内，患者仍处于创伤应激状态，此时不适宜手术，卧床时间过长（＞1 周）会增加卧床并发症的风险，所以手术应选在伤后 24 小时至 1 周内进行最为合适，如果患者全身条件允许，建议在伤后 24～48 小时行手术治疗。术前可通过器官功能评分（如 Child 肝功能分级、肾功能分级、Goldman 心脏指数、肺功能分级和 ASA 分级等）评估患者全身状态。

手术治疗的方式包括闭合复位髓内钉内固定术、切开复位动力髋螺钉固定术（DHS）、切开复位动力髁固定术（DCS）、人工股骨头置换术以及外固定架固定术等。其中闭合复位髓内钉固定术和 DHS 为手术治疗转子间骨折最常见的两种固定方式。

闭合复位髓内钉固定术适用于所有类型的转子间骨折,尤其是治疗不稳定型骨折时。髓内钉能有效防止骨折远端的内移,对防止机械性失效有着重要作用。此外,闭合复位固定可有效减少术中软组织创伤,手术时间也较动力髋螺钉技术更短,手术切口小,所以术后感染的概率更低,这对于老年患者的治疗是有利的,且髓内钉的生物力学优势更明显。

DHS 内固定术适用于 Evans I_a、I_b 型骨折,Evans Ⅱ 型骨折禁忌使用 DHS 技术,可改用 DCS 进行固定。DHS 复位时需要切开操作,相对髓内钉固定术创伤大,且应力不均匀,但手术技术相对容易,因采取直视下复位,故术中透视要求相对较低。目前通常采用髓内钉固定术治疗转子间骨折。

人工髋关节置换术可用于老年患者,尤其是术前已存在髋关节骨关节炎的患者,术后早期即可在保护下进行站立活动。但受老年骨质、骨折线特点的影响,通常一期很难完成全髋关节置换,此时可先选用内固定或非手术治疗,后期如果关节炎症状严重再行髋关节置换术。

六、康复治疗

(一)非手术治疗的康复治疗

非手术治疗患者术后早期一般少有疼痛,或疼痛持续 1～3 天,如果早期肿胀、疼痛剧烈,可给予活血化瘀、消肿止痛治疗,西药可服用非甾体抗炎药止痛,中药可选用桃红四物汤加减。同时进行股四头肌等长收缩运动及踝关节活动锻炼。固定后 8～10 周可复查 X 线片,若有连续性骨痂形成,可下地扶双拐行走,注意患肢此时不宜负重。待骨折愈合后,患者可逐渐增加负重。

(二)手术治疗后的康复治疗

手术治疗患者术后当天即可进行股四头肌收缩,踝关节、各跖趾关节及指间关节的活动锻炼。术后 2～3 天拔除引流管,开始练习髋关节和膝关节的屈伸活动,从小范围活动开始,逐渐加大活动范围。术后第 4 天开始可在 CPM 辅助下行关节被动活动练习,活动范围从小到大循序渐进,每次 30～60 分钟,每天至少 2 次。术后 7 天可尝试于床边坐起,扶栏杆站立,注意须有人陪护以严防摔倒。术后 2 周开始扶拐不负重行走,之后逐渐增加负重。根据影像学检查骨痂生长及骨折愈合情况决定脱拐时机,其间可于卧位增加肌肉抗阻力练习。应用髓内钉固定术治疗转子间骨折患者术后负重时间可提前;DHS 常用于稳定骨折患者,所以术后患者一般可以进行负重;外固定治疗患者应适当延长负重时间。

(三)老年患者的抗骨质疏松治疗

转子间骨折患者常合并严重的骨质疏松,术后应加强改善骨质治疗,尤其是选择非手术治疗而长期卧床患者,长期制动会引起骨量快速丢失,加重老年骨质疏松,这也提示了选择手术治疗的患者应尽早安排手术。术后在有效止痛下,早期进行功能锻炼,可减少因卧床制动引起的骨量丢失。

骨质疏松患者围手术期应积极进行抗骨质疏松治疗。依照实验室检查结果适量补充钙剂（500~600mg）与维生素 D（800~1200U/d），同时适当补充必要的营养素与能量等。适当应用抗骨质疏松药物，如骨吸收抑制剂、降钙素类（如鲑鱼降钙素）50U/d 皮下或肌内注射，或双膦酸盐类（如阿仑膦酸钠）晨起空腹 70mg 用 200ml 温开水送服，每周 1 次，注意服药后 30 分钟内需保持身体直立。选择性雌激素受体调节剂（如雷洛昔芬）适用于绝经后女性患者。促进骨形成药物有甲状旁腺激素（特立帕太、雷奈酸锶等）。中医治疗以活血化瘀、消肿止痛、补肝益肾为主，可内服桃红四物汤，加用骨碎补、杜仲、土鳖虫等。

（王彦龙　杨际宇）

第十一节　股骨干骨折

股骨干骨折是指发生自股骨小转子下 4~5cm 至距股骨髁上 4~5cm 的骨干骨折，是临床上最常见的骨折之一，约占全身骨折的 6%，常发生于青壮年，以股骨干中段骨折最常见，多数为闭合性骨折。损伤常来自高能量暴力，所以合并其他部位损伤较多，与其他不同类型骨折相比，股骨干骨折有着较高的病死率。

一、应 用 解 剖

股骨干是人体最粗、最长、承受应力最大的管状骨，具有高强度及高弹性。股骨干具有 12°~15° 的前弓，进行复位时必须维持这种形态以避免成角畸形。股骨后方有骨性隆起，为股骨粗线，又称股骨嵴，是纠正旋转移位的标志之一。

股骨干周围肌肉包括前侧伸肌群、后侧屈肌群和内侧的内收肌群。前侧有股四头肌，由股直肌、股内侧肌、股外侧肌、股中间肌组成，主要作用是伸膝。后侧肌群包括股二头肌、半膜肌、半腱肌等，作用是伸髋、屈膝。内收肌群附着在股骨粗线及其内侧唇，包括股薄肌、耻骨肌、长收肌、短收肌、大收肌，作用是内收髋关节。髋关节外展通常由附着在大转子上的臀中肌、臀小肌完成。此外，腓肠肌起于股骨远端后面，对骨折移位也产生影响。

在上述肌群共同作用下，不同部位的骨折呈现不同的移位方式。股骨上 1/3 骨折时（图 4-35A），近端在臀肌、髂腰肌作用下屈曲、外展、外旋移位；远端因内收肌群向上牵拉而短缩，同时向后、内侧移位。股骨中 1/3 骨折时（图 4-35B），在内收肌群作用下，整体表现为短缩移位，同时向外成角。股骨下 1/3 骨折时（图 4-35C），近端在各肌群合力作用下常向前上移位；远端受腓肠肌作用向后移位，此时应注意是否合并腘动脉损伤。除肌肉牵拉外，高能量暴力会影响骨折移位方式，复位时需要注意。

股骨干的血供主要由股动脉、股深动脉及其发出的走行于股后区的四条穿动脉供给。穿动脉紧贴股骨干，因此股骨干骨折时会因穿动脉受损而大量出血。股后区有全身最大的神经——坐骨神经走行，沿股后区中线行于大收肌浅面和股二头肌深面，向下进入腘窝。股骨干下 1/3 骨折时，骨折远端向后移位有可能损伤坐骨神经。

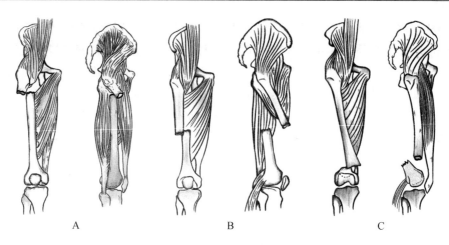

图 4-35 股骨干骨折
A.股骨上 1/3 骨折；B.股骨中 1/3 骨折；C.股骨下 1/3 骨折

二、损伤机制

由于股骨的高强度和高弹性，通常只有强大暴力会引起股骨骨折，如车祸伤，高处坠落伤等。间接暴力损伤可见于机械绞伤等，股骨因暴力扭转作用而发生股骨干螺旋形骨折。

三、临床表现和诊断

（一）症状与体征

局部疼痛剧烈，可有肿胀，下肢活动受限，可见患肢短缩、成角或旋转畸形。局部压痛明显，有异常活动及骨擦音。骨折常由高能量暴力导致，所以检查时要格外注意全身其他部位的检查。注意是否合并脏器损伤、其他部位骨折、血管神经损伤、失血性休克等。

（二）影像学检查

常规做包含膝关节及髋关节的股骨全长 X 线片，以明确是否合并髌骨、股骨近端、髋臼等部位的骨折。提供包括健侧股骨的 X 线片有助于对患肢进行复位时其长度的确定。怀疑血管损伤的可行超声多普勒检查或血管造影，血管增强 CT 重建检查有助于确定血管损伤的部位及高度。

四、骨折分型

股骨干骨折目前常采用 AO 分型，与其他长骨干骨折分型方法类似，可将股骨干骨折分为 A、B、C 三型，再根据骨折线形态与粉碎程度进一步分为多个亚型。

五、治 疗 方 法

（一）治疗原则

患者入院后应立即行全身状态评估，包括各项生命体征、血液循环状态、凝血功能、全身各脏器功能以及其他部位的损伤等，并提供相应的生命支持治疗，病情危重者应及时送入ICU接受诊治。待患者状态好转，再进一步决定骨折治疗方案。对于简单骨折，无其他合并伤者，或损伤严重短期内不能进行手术治疗者，可行非手术治疗，利用中医手法整复术及临时固定治疗。有大血管损伤导致循环障碍者应立即手术吻合血管，视情况决定是否对骨折采取最终固定手段，然后送入ICU监护。病情稳定允许手术者建议进行手术治疗。

（二）损伤控制治疗

对于多发伤或其他身体情况不能及时手术的患者，采用临时固定（损伤控制性治疗）可有效地减轻患者疼痛，还能防止肌肉挛缩与骨折的畸形愈合等，这在随后的手术治疗时可减轻牵引难度。其有效性已被大量病例证实，此外，现已明确早期固定对降低致残率和死亡率有积极影响。临时固定的方法包括外固定架固定、骨牵引、皮牵引等。骨牵引常用的有股骨髁上牵引和胫骨结节牵引。由于股骨干骨折可引起大量出血（0.5~1.5L），所以术前应行液体复苏恢复血流动力学稳定。

（三）手法整复术

在中医有效的手法整复的辅助下，非手术治疗可获得良好的效果。但由于腿部肌肉力量大，整复难度较大，建议在局部麻醉下进行手法整复，固定后需配合短期的持续牵引治疗。因此这种非手术治疗多用于下肢力量相对较小的儿童或体弱不适于手术治疗的成人股骨干骨折。固定方式包括小夹板固定、股骨管形石膏固定、悬吊皮牵引、水平皮牵引以及骨牵引等。

患者仰卧，一助手位于患者头侧双手固定骨盆，另一助手用双手握小腿上段，向远端牵引，同时扶小腿缓慢向上平移，使伤肢屈髋屈膝各90°。维持牵引力量，矫正重叠移位后，按骨折的不同部位分别采用不同的整复手法。

1. 股骨上1/3骨折 助手握住小腿控制股骨外展稍加外旋，术者一手握住或按住股骨近端向后挤压纠正屈曲移位，另一手握住远端由后向前端提，此时助手需顺势向上移动小腿。

2. 股骨中1/3骨折 助手将伤肢外展，术者握住骨折两端，在外侧施压向内挤按，恢复成角移位。然后双手控制两断端前、后、内、外夹挤恢复侧方移位。

3. 股骨下1/3骨折 在维持牵引下，助手继续屈曲膝关节，术者两手在腘窝内做支点将骨折远端向前方推挤。

（四）无创固定方法

1. 夹板固定 复位后，两助手维持牵引，术者在患肢四周放置压垫以防再移位。股骨上1/3和中1/3骨折，压垫放在骨折线近端的前方和外侧；股骨下1/3骨折，在骨折近端的前方放置压垫。随后放置4块夹板，后侧夹板与肢体之间放置一块向肢体方向突出的塔形垫，以维持股骨正常前弓,最后用布带捆扎固定。没有牵引装置的做胫骨结节牵引或股骨髁上牵引。固定1周后复查X线,如骨折对位良好,可将牵引的重量逐渐减轻至维持重量,一般成人为5kg左右,儿童为3kg左右。

2. 持续牵引 包括骨牵引和皮肤牵引。皮肤牵引力量较小,适合儿童和年老、体弱的成年人。骨牵引适用于下肢肌肉相对发达的成年人。儿童牵引重量约为1/6体重,时间为3~4周。成人骨折可单纯应用骨牵引,牵引重量约为1/7体重,时间为8~10周,但目前较少采用。

(1)骨牵引:常作为患者入院后的损伤控制手段,为最终固定手术作准备。患肢放在布朗架上进行持续牵引,其间需注意针道的护理以防感染(图4-36)。

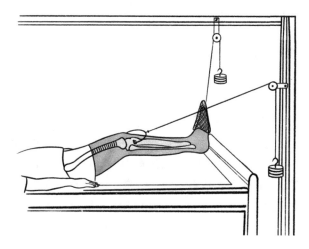

图4-36 胫骨结节牵引

(2)皮肤牵引

1)垂直悬吊皮肤牵引:适用于3岁以内的儿童。将两侧肢体同时用皮肤牵引向上悬吊,以臀部离开床面一拳之距为宜,重量约为1/6体重。牵引期间注意双下肢皮肤状态、血运情况及长度变化,如果有异常需及时调整,避免分离移位造成骨折延迟愈合。一般牵引3~4周,骨折能得到良好的愈合(图4-37A)。

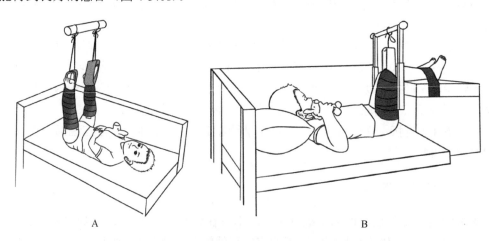

图4-37 皮肤牵引
A.垂直悬吊皮肤牵引;B.90°垂直牵引

2) 90°垂直牵引：适用于 2 岁以上的儿童。由于小腿部有支撑，所以需要的牵引重量更少，皮肤并发症也更少。此外，该牵引方法还可控制旋转畸形，有助于不稳定骨折的固定（图 4-37B）。

（五）手术治疗

1. 适应证 在高能量暴力及肌肉拉力的作用下，几乎所有的股骨干骨折都属于不稳定骨折，所以除有明确手术禁忌证的患者外，其余股骨干骨折都建议手术治疗。

2. 内固定的选择

（1）髓内钉固定术：包括普通髓内钉固定术及顺行/逆行交锁髓内钉固定术，其区别在于进钉位置不同。顺行髓内钉固定术从髋关节大转子附近进针，逆行髓内钉固定术从膝关节处进针，有伴发膝关节病变的风险。所以手术治疗的首选方法是在牵引床上进行顺行髓内钉固定。然而，由于股骨干的滋养动脉大多来自髓腔，如果进行髓内钉固定，髓腔内的滋养动脉将受累及，此时骨只能靠骨外膜上的毛细血管愈合，所以愈合时间会相对延长。

（2）钢板固定：常作为髓内钉的替代方法。适应证：禁忌使用髓内钉（如伴有股骨远端或近端骨折）或难以使用髓内钉固定（如髓腔狭窄）；骨折畸形愈合；有大的开放性伤口；合并血管神经损伤，探查时直接钢板固定。钢板固定的优点是便于清创和血肿的清除，可以直视下实现精确复位。缺点是破坏骨块的血供，扩大损伤，失血量增加，骨折不愈合及感染机会增加。目前随着微创接骨板接骨术（MIPO）的发展，以上缺点被逐渐克服，但这项技术需要更高的手术技术，且钢板固定的偏心生物力学缺陷仍是其主要问题。

（3）外固定架固定：外固定架常作为不能及时行最终固定患者的临时固定手段，对股骨干骨折进行性失血、严重多发伤及严重软组织损伤可起到损伤控制的作用。外固定一般不作为股骨干骨折的最终治疗方式，为避免针道感染等并发症，最终的内固定应该在 14 天内进行。

六、康 复 治 疗

（一）治疗目标

康复治疗的目标为维持骨折复位后良好的对位对线，促进骨折愈合，预防卧床并发症。

（二）康复措施

1. 非手术治疗术后康复治疗 第 2 天即开始练习股四头肌收缩及踝关节等远端关节活动。第 3 周可在床上练习抬臀动作。第 5 周开始逐渐增加髋、膝关节活动度，可两手扶吊杆，健足踩在床上，练习收腹抬臀动作。第 7 周后若证实骨折临床愈合，可去除牵引装置，此时对股骨上 1/3 骨折加用外展夹板，以防内收成角。在床上活动 1 周即可练习扶床架站立，逐渐扶双拐下地做患肢不负重的步行锻炼。直至 X 线检查骨折有连续骨痂形成，可循序渐进地增加负重，直至影像学证实骨折愈合，可解除夹板固定。儿童可相应缩短康复治疗时间。

2. 内固定术后康复治疗

（1）钢板固定术后：内固定术后抬高患肢减轻水肿，允许患者在术后当天坐起。肌肉训练以双下肢肌肉等长收缩锻炼为主，通过收缩股四头肌使髌骨向近端移动，将腘窝下压于床面。

术后1~2天即可开始髋、膝关节功能训练，初期以被动活动训练为主，可在CPM机上完成，每天至少3次，每次30~40分钟，活动范围从30°缓慢逐渐增大。术后4~6天可增加床上直腿抬高练习，与肌肉收缩训练和关节功能锻炼平行进行。3~4周允许扶拐辅助下患肢部分负重。可在床上进行下肢肌肉力量的训练，患者坐在床边，双腿垂于床外，缓慢进行伸膝和放松的练习，此时健侧肢体可位于患肢下方辅助用力伸膝或落于上方增加负重。定期行X线检查，视骨折愈合情况决定完全负重时机，一般为术后8~12周，如果骨折愈合情况差，应适当延后完全负重时间。

（2）髓内钉固定术后：术后第1天，患肢行肌肉等长收缩锻炼，鼓励髋、膝关节被动功能锻炼，随后逐渐增加直腿抬高练习。术后1~2周，可在床边非负重下行膝关节功能锻炼，增加髋外翻练习。第3~4周，患肢可在双拐或步行器等辅助下脚尖踮地，部分负重行走。6周后若骨折固定稳定，且X线显示骨折愈合，可逐渐增加负重直至完全独立行走。X线片示骨折愈合延迟时，应延期完全负重。康复治疗全程应保持髋、膝关节被动或主动功能锻炼。

3. 中医中药治疗 按三期辨证用药，早期可服桃红四物汤加减，肿胀明显者可用双柏散外敷；中期服新伤续断汤、接骨丹；后期服健步虎潜丸，也可配合海桐皮汤煎水外洗。

（王彦龙　张浩然　魏　利）

第十二节　股骨远端骨折

股骨远端是指股骨最远端以上15cm部分。临床治疗中习惯将股骨远端骨折分为股骨髁上骨折和股骨髁间骨折，前者为累及股骨干骺端的骨折，后者为累及股骨髁及关节面的骨折。

股骨干骺端位于股骨干远端和股骨髁关节面之间的移行区，是股骨髁最远端以上9~15cm的位置。股骨干在此处由四棱柱形逐渐变扁变宽，形成内侧髁及外侧髁。内侧髁关节面较宽广，位置较外侧髁低，两者存在一定的高度差，由于膝关节伸直时股骨体向内侧倾斜，从正面可见两髁高度大致相等，膝关节略外翻。

股骨有两条重要轴线，分别为股骨力学轴线和股骨解剖轴线。股骨力学轴线为股骨头中心到膝关节中心连线，与胫骨力学轴线几乎成一条直线，两者共称为下肢力学轴线，与躯体长轴成3°夹角。从股骨梨状窝到股骨髁间窝前交叉韧带止点前方1cm处的连线称为股骨解剖轴线，也是股骨的长轴线，与躯体长轴成角约为9°。股骨解剖轴线与胫骨解剖轴线的延长线成6°夹角，称为膝关节外翻角。上述角度对于正常的下肢活动有着重要作用，任何类型损伤在治疗中都应恢复相应角度，否则会引起伤后或术后创伤性关节炎。

内侧髁的内上部有一隆起，称为收肌结节，为大收肌腱止点。结节后方有腓肠肌内侧头附着。结节前下方隆起处称为内上髁，为内侧副韧带附着点。外侧髁后上方有腓肠肌外侧头附着。外侧髁隆起最高点为外上髁，为外侧副韧带附着点。股骨远端骨折时，腓肠肌向后牵拉使骨折远端向后移位；同时在小腿受股四头肌和腘绳肌的牵拉下骨折出现短缩移位。大腿内侧的大收肌可以使骨折远端外翻。

膝关节后侧腘窝处有腘动脉、腘静脉通过。坐骨神经在股骨下 1/3 发出胫神经和腓总神经，前者继续下行进入腘窝，后者沿股二头肌内缘下行至小腿外侧。体格检查和治疗时需注意检查和保护这些重要结构。

骨折分型：AO 将股骨远端骨折整体进行分类，与其他关节周围骨折分型相同，A 型为关节外骨折，B 型为部分关节内骨折，C 型为完全关节内骨折。再根据骨折线位置，骨折块形态和复杂、粉碎程度进一步将每型分为三个亚型，每个亚型进一步细分为三组，共 27 组。虽然该分型组别较多，但分型依据明确，类别全面，便于临床医师交流。

A 型：不累及关节面的干骺端骨折（股骨髁上骨折）。A_1 型，干骺端简单骨折；A_2 型，干骺端蝶形骨折；A_3 型，干骺端复杂骨折。

B 型：部分累及关节面的骨折。B_1 型，外侧髁骨折；B_2 型，内侧髁骨折；B_3 型，股骨髁沿冠状线的骨折。

C 型：完全累及关节面的骨折。C_1 型，关节面、干骺端的简单骨折；C_2 型，关节面为简单骨折，干骺端为复杂骨折；C_3 型，关节面粉碎性骨折。

治疗原则：对于未累及关节面的简单骨折或简单的、移位较小的髁间骨折可行手法整复非手术治疗。对于复杂粉碎性骨折，多选择手术治疗。治疗的目的是解剖复位关节面，恢复干骺端和股骨髁的正常解剖关系，恢复下肢力线，纠正旋转、短缩移位，在坚强的内固定下早期康复治疗。

股骨髁上骨折

一、损 伤 机 制

股骨髁上骨折常见于车祸、高处坠落伤等，即垂直暴力，一些病例还合并内、外翻或扭转应力。低能量损伤见于老年骨质疏松患者，由屈膝位摔倒所致。

二、临床表现和诊断

1. 症状与体征　患者普遍有大腿远端疼痛、肿胀、皮下瘀斑、关节活动受限等；移位重者可见畸形。

2. 辅助检查　包含股骨近端的膝关节正侧位 X 线检查为常规检查。有条件的可行下肢牵引（见非手术治疗部分）后进行，能更好地显示骨折形态和复位情况。CT 检查尤其是三维重建 CT 现已逐渐成为关节内骨折的常规检查方案，能更好地显示骨折片形态和位置、关节压缩情况并指导治疗。由于损伤初期不能拍摄应力位片了解韧带损伤，MRI 则可以填补这一空缺。怀疑合并血管损伤者可行超声多普勒检查，必要时可行血管造影检查，尤其是对于合并膝关节脱位者。

3. 其他部位损伤　高能量暴力可同时造成除股骨髁外其他部位的损伤，如髌骨骨折、股骨颈骨折、髋臼骨折、骨盆骨折等。可能合并胸、腹损伤，需要严密观察，条件允许的可行全腹+胸部 CT 检查。

三、骨折分型

股骨髁上骨折有两种移位方式：屈曲型骨折和伸直型骨折（图4-38）。

屈曲型骨折一般为横行或后上到前下的斜行骨折，远折段受腓肠肌牵拉而向后移位。近折端向前移位。此种类型骨折容易合并腘窝处各结构的损伤，如腘动脉、坐骨神经或胫神经损伤等，查体时需格外注意。合并动脉损伤的可出现足背动脉减弱或消失，皮肤远端苍白等；合并胫神经损伤者可出现足不能跖屈、内收、旋后，小腿后侧、足背外侧及足底皮肤感觉减退。

伸直型骨折较少见，表现为横行或前上到后下的斜行骨折，远折段稍向前移位，并且多有短缩移位。查体时注意是否合并血管神经症状等。

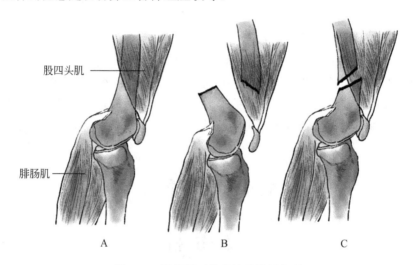

图4-38　股骨科正常结构及骨折分型
A. 股骨髁正常结构；B. 屈曲型骨折；C. 伸直型骨折

四、治 疗 方 法

1. 中医传统手法整复复位

（1）持续下肢牵引：局部皮肤条件好的，持续骨牵引可使骨折端逐渐复位。屈曲型股骨髁上骨折可选用股骨髁上牵引，初始牵引重量7~10kg，可将床脚抬高有助于骨折复位，复位后改用5kg重量牵引。残余移位可用手法复位。牵引时间为5~7周。伸直型股骨髁上骨折可选用胫骨结节牵引，牵引重量与股骨髁上牵引相同，注意避免损伤腓总神经。

（2）手法整复术：两助手一人位于患者头侧握持伤肢大腿上部，另一人位于患者尾侧握住患者膝关节，两人进行反向拔伸牵引。对于屈曲型骨折，术者双手环抱骨折远端将其向前上端提，头侧助手顺势向后下推压骨折近端。伸直型骨折端操作方向相反。复位后行股骨髁上或胫骨结节牵引维持复位。

2. 无创固定方法　适用于无移位骨折或有轻度移位的复位效果满意的患者，包括夹板固定和石膏固定。

对于无移位的骨折，可直接用超膝关节夹板固定：大腿前侧夹板下缘达髌骨上缘，后侧夹板下缘达腘窝中部，两侧通过带铰链的长腿超关节夹板将大腿和小腿同时固定。膝关节外侧放置棉垫以防腓总神经受压。最后在大腿和小腿分别用4条绷带缠绕固定。固定完成后定期查看软组织的肿胀情况和肢体远端的血运情况，及时调整夹板松紧度。

有移位的骨折需要复位后行持续牵引辅助固定，牵引同时在大腿放置4块夹板，待牵引拆除后按上述方法安装超膝关节夹板。

3. 手术治疗 除无移位、简单的股骨远端骨折外，其他类型骨折患者在可以耐受手术的情况下建议手术治疗。手术固定的方法包括钢板螺钉固定（角钢板）、动力性髁螺钉固定、髓内钉固定以及外固定架固定。

五、康 复 治 疗

1. 非手术治疗术后康复治疗 在不影响骨折稳定的情况下尽早进行肌肉等长收缩训练、关节屈伸等训练。第3周开始练习用健侧足蹬床，使臀部离床增加髋、膝活动。第5周开始逐渐增加关节活动范围，用手抓吊杆，使臀部完全离床。8~12周可改用长腿石膏管型或长腿支具固定，挂拐下地活动，逐渐增加负重，2周后视患者状态及骨折愈合情况可逐渐脱拐行动。

2. 手术治疗术后康复治疗 钢板固定术后即开始肌肉等长收缩训练，术后第3天可进行持续被动活动锻炼，增加膝关节活动、减少肢体肿胀和肌肉粘连。最初活动范围可控制在0°~30°，以后每次增加5°~10°，术后第4周可以超过120°。此时可扶双拐不负重下地活动。若术后6周X线片示骨痂逐渐明显，可继续增加负重力量。在12周可以扶拐完全负重，以后逐渐脱拐行动。髓内钉固定患者，术后24~48小时即可开始进行连续的被动活动。2周后扶拐部分负重，4~6周随骨痂的增多，逐渐增加负重，12~16周完全负重。

3. 中医中药治疗 按照骨折三期辨证用药，可参考"股骨干骨折"内容。

股骨髁间骨折

一、损 伤 机 制

垂直暴力（如高处坠落伤）可导致股骨髁间骨折，骨折线为Y形或T形。单侧髁骨折常由暴力作用于内侧髁或外侧髁引起，严重膝内翻或膝外翻损伤可分别导致内髁或外髁骨折。

二、临床表现及诊断

1. 症状与体征 主要表现为股骨远端疼痛、肿胀、活动受限。由于股骨髁间骨折移位、出血更严重，有些病例可出现浮髌试验阳性。体格检查时需注意是否有血管、神经损伤。

2. 辅助检查 除了膝关节正侧位X线检查为常规检查外，加摄45°斜位片更有助于了解损伤情况。三维CT检查对于正确判断关节面的损伤程度有很大帮助。MRI检查有助于了解韧带、半月板、腘动/静脉的损伤情况。股骨髁间骨折出血较多，怀疑合并血管损伤的可行血管超声检查，必要时可进行血管造影。

三、治疗方法

1. 中医传统手法整复复位 股骨髁间骨折以关节面受损为特点，需要解剖复位以取得最佳疗效。部分无移位或轻微移位，关节面平整的病例可行手法复位外固定术。对于手法复位无效或粉碎性骨折、关节面损伤较重者应尽早手术治疗。传统手法复位手段，如"拔伸牵引"纠正短缩移位，"夹挤"纠正分离移位，"端挤提按"纠正前后侧方移位等，结合手术有限切开复位内固定或其他有创固定手段可有效降低复位难度，缩短术中时间，减少手术创伤。

2. 无创固定方法 用于非手术治疗或手术治疗后辅助固定方法，具体可参考"股骨髁上骨折"内容。

3. 手术治疗 如上文所述，对于有移位的、复杂的股骨髁骨折，均应采取手术治疗方法进行固定。但关节内粉碎严重的骨折，手术治疗效果和非手术治疗相当，所以应综合考虑骨折类型、患者的整体状态及对功能的要求程度、经济条件等决定是否接受手术治疗。治疗方法包括单纯螺钉固定以及钢板螺钉固定。对于单侧髁骨折患者，在牵引床复位后用经皮拉力螺钉可获得较好的稳定性。合并骨质疏松的患者可加用钢板使固定更牢靠。对于股骨髁间骨折患者一般需要解剖复位钢板螺钉固定，以便尽早进行功能锻炼。

4. 术后康复 骨折固定牢固者，早期即可行被动功能活动。如不稳定用长腿支具或石膏固定，待肿胀消退后即可开始主动活动锻炼。术后2～3天开始挂拐下地行走，仅允许轻微负重。其间需要维持床上功能锻炼。术后8～10周，影像学检查证实骨折愈合满意可部分负重，术后12～14周可逐渐完全负重。功能恢复期间可用中医中药辅助治疗。

（王彦龙　张浩然）

第十三节　髌骨骨折

髌骨是人体最大的籽骨，位于膝关节前方，呈卵圆形，上极平，下极尖。髌骨关节面有内侧面和外侧面之分，内侧面和外侧面从上到下分为上、中、下三个小关节面，加上髌骨内侧的纵向关节面，共有7个小关节面。这7个小关节面在膝关节屈伸不同位置时分别与股骨髁接触，也因此髌骨骨折被定义为关节内骨折。髌骨可作为膝关节前方支点增加股四头肌的拉力，减少伸膝所需要的力量，同时也具有保护膝关节、润滑膝关节的作用。

股四头肌肌腱止于髌骨上极，同时向下继续延伸为髌韧带止于胫骨结节。股四头肌、伸肌支持带、髌骨和髌韧带共同构成伸膝装置，任何一个结构的损伤都会导致伸膝装置破坏，从而出现伸膝功能障碍。对于身体健康的年轻人，髌股关节有时需承受3～7倍于人体的重量，这就意味着稳定的固定也需要承受上述力量。屈膝尤其是由坐姿站起时，髌股关节也会产生巨大压力，所以术后一般需要伸直位辅助固定。髌骨上极两侧分别有膝上内侧动脉和膝上外侧动脉通过，膝关节前方皮肤主要供应血管；髌骨下极有隐神经髌下支，由隐神经丛膝关节内侧发出，为膝前方主要皮神经之一。

一、损伤机制

直接暴力（如车祸伤、打击伤）：可导致髌骨骨折，骨折类型多样，移位多不明显，容易合并皮肤开放性损伤。

间接暴力：一般由股四头肌强烈收缩引起，常见于高处坠落、跌倒等，多为横行骨折，常合并内、外侧支持带的断裂，大多数髌骨骨折由混合暴力所致。

二、临床表现与诊断

（一）症状与体征

外伤后膝关节前方疼痛、肿胀、皮下瘀斑。膝关节活动受限，尤其不能主动伸直。有明显局部压痛，有时可触及髌前空虚感，可有浮髌试验阳性。体格检查时需同时判断膝关节的稳定性，以排除其他附属结构的损伤，如前、后交叉韧带损伤等。膝关节穿刺抽出积血同时注入麻药有助于检查的顺利进行。如果合并皮肤完整性受损，需评估损伤深度是否深入关节腔，可向关节腔内注入生理盐水 50ml，观察有无液体从伤口流出。

（二）辅助检查

拍摄膝关节正、侧位 X 线片即可确诊。一般无须 CT、MRI 等检查。CT 只用于评估骨折不愈合或畸形愈合病例的关节面情况。MRI 则用于怀疑有软骨缺损的病例。

三、骨折分型

髌骨骨折按照骨折形态可分为横行骨折、纵行骨折、边缘骨折、粉碎性骨折、骨软骨骨折以及上下极骨折（图 4-39）。诊疗时需要考虑骨折是否合并脱位以及皮肤的完整性情况。

四、治疗方法

非手术治疗适用于无移位或移位较少（分离＜3～4mm；关节面不平＜2mm）且伸膝装置完整的髌骨骨折，整体治疗效果较好。对于分离移位或关节面不平超过此范围，伸膝装置断裂者，应行手术治疗。

（一）中医传统手法整复复位

在麻醉下进行手法整复术，整复前抽吸关节腔积血以便行复位及固定。患者仰卧，摆放下肢使膝关节伸直。术者立于患侧，一手扶髌骨上极，一手扶髌骨下极，相互推挤，使两骨折块相互接近。检查骨折线是否平整，如果骨折处有台阶感，表示有残余移位。此时固定平面较低的一段，挤压平面较高的一段，使两者对齐。确定复位完成后，用力将两骨折块对紧，在维持挤压力量的作用下，用抱膝圈固定。

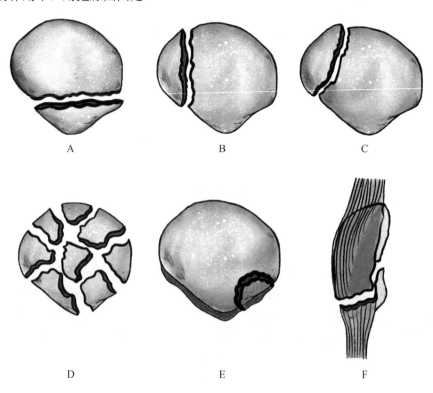

图 4-39 髌骨骨折分型
A.横行骨折；B.纵行骨折；C.边缘骨折；D.粉碎性骨折；E.骨软骨骨折；F.上下极骨折

（二）无创固定方法

1. 石膏固定 长腿管形石膏固定膝关节于伸直位，持续 4~6 周。未进行膝关节穿刺排液者应该给予抽出关节内积血治疗，随后再行石膏固定。

2. 抱膝圈固定 抱膝圈是中医特有的固定方式之一。首先测量髌骨周围轮廓，用绷带制作一圆圈，用棉垫垫好，棉垫外再缠绷带固定。在此圆圈四面以相同间隔各缠布带共四条，布带长 60cm。于膝关节后方垫一长形木板，长度以上达大腿中部、下达小腿中部为宜，宽度约下肢宽径大小，一般为 13cm。以上述整复手法复位完成后，髌骨上方垫一棉垫，后将抱膝圈固定于髌骨周围，然后将抱膝圈四周布带扯向膝关节后方并系于木板后。在大腿和小腿分别垫好棉垫，最后分别进行固定。术后需观察膝关节的肿胀情况，若肿胀消退见抱膝圈松动，应及时调整松紧度（图 4-40）。

3. 布兜弹性多头带固定 为中医特有的固定方式之一，通常用于骨折移位较多的患者。器材包括抱骨垫 2 个，半月状布兜弹性带 2 个，髌前长形布兜弹性带 1 个以及托板 1 个。托板的长度、宽度与抱膝圈固定用托板相似，两侧分别旋入若干螺钉。方法：复位完成后，一人固定髌骨，另一人准备固定器械。将托板上覆以棉垫，垫于患肢下方。将两抱骨垫分别置于髌骨上、下方，抱骨垫凹陷处相对，分别与髌骨上、下极嵌合。将两个半月状布兜弹性带分别置于两抱骨垫上方，同样凹陷处相对，后将两弹性带交叉固定于对侧托板的螺钉上，即近端弹性带固定在托板远端螺钉上,远端弹性带则相反,两者互相交叉有助于固定稳定。固定妥善后,将髌前长形布兜置于髌骨上方,两侧弹性带可直接系于下方托板螺钉上,或稍微向两侧偏移。最后用绷带固定大腿和小腿,以免产生滑动。与其他固定手段相同,术后需观察肿胀情况,及时调整松紧度。

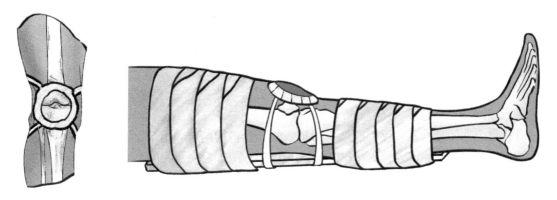

图 4-40 抱膝圈固定

(三)手术治疗

适应证:骨折移位超过 2~3mm,关节面不平整超过 2mm,合并伸膝支持带断裂,开放性骨折。

固定方法包括各种钢丝固定技术,如环扎式钢丝固定、张力带钢丝固定等,以及螺钉固定、部分髌骨切除术及全髌骨切除术。

对于横行骨折,目前的研究发现,最牢固的固定方式是改良张力带钢丝固定。方法是用两枚克氏针垂直穿过骨折线,固定髌骨两端,然后用钢丝穿过股四头肌肌腱附着处,向下绕过髌骨前面,再向后从克氏针深处穿过髌腱附着处,再向前回到髌骨前方,最后两端收紧。这种固定方式能将骨折部位的剪切力转变为骨折部位的压力,这有助于骨折愈合和早期活动及功能锻炼。

由于单纯螺钉固定不能为横行骨折提供足够的稳定性,所以其适用于单纯纵向劈裂骨折或大块边缘骨折,只需要完成骨折的解剖复位和预防骨折不愈合即可。

对于粉碎性骨折,以前应用较多的是环形钢丝固定,但这种固定方法不能达到坚强的固定,术后功能锻炼时间有所延迟。目前一般应用螺钉和钢丝的混合固定,能保证骨折固定的稳定性,以便术后早期康复治疗。

对于复杂的髌骨粉碎性骨折,关节面损害严重,整个髌骨难以保留者,可以行髌骨部分切除术或完全切除术。鉴于髌骨对于膝关节伸直活动的重要作用,目前多数学者反对切除髌骨,治疗过程中应尽量保留髌骨,至少保留髌骨近端或远端的 1/3;严重粉碎的髌骨,去除小骨块,保留最大的骨折块。只有骨折粉碎广泛不可能重建关节面的病例,才行全髌骨切除术。

五、术 后 康 复

手法整复固定良好后,将患肢抬高利于消肿。此期应尽早开始下肢肌肉等长收缩与踝关节、足趾关节活动训练，2周后可适当增加有限膝关节被动屈伸锻炼。术后4周可拄双拐下地不负重行走，此后1~2周逐渐增加负重，不建议用单拐辅助行走。术后6~8周，检查膝关节X线，若骨折愈合情况良好，可拆除外固定，逐渐增加功能锻炼强度。

张力带钢丝固定稳定后，做下肢石膏托或下肢功能支具将患肢固定于伸直位，卧床患肢抬高以利于消肿，可适当冰敷。术后第1天即开始进行下肢肌肉等长收缩练习及膝关节以远的各关节活动度训练。若患者能够耐受，术后第1天即可无负重下地行走，后逐渐增加负重。在患者疼痛耐受允许下，可进行膝关节被动活动训练。术后2~3周即可开始膝关节主动活动训练，注意训练应循序渐进。术后6~8周，复查X线，若证实骨折愈合，则可拆除下肢支具，逐渐开始下肢肌肉阻抗力练习。术后1~2年，根据患者恢复状况及影像学检查，可完全恢复活动。

骨折愈合期间辅助药物治疗有助于骨折恢复。骨折初期可应用活血祛瘀、消肿止痛药物，服用活血止痛汤，可加用薏苡仁、汉防己、川牛膝、车前子等，外用驳骨散。骨折中期可内服和营止痛汤、八厘散等；外用接骨续筋药膏。后期内服虎潜丸、壮筋续骨丹等，外用海桐皮汤熏洗。

（杨际宇　张浩然）

第十四节　胫骨平台骨折

胫骨平台骨折为相对高发的骨折类型，占全身骨折的1%~2%，占老年人骨折的8%。多为垂直暴力损伤，所以多为关节面骨折，骨折端不易刺破皮肤，闭合性骨折常见。但由于其位置表浅，合并肿胀比较严重。胫骨平台附近有较多重要结构，可能会有合并损伤。

一、应用解剖

胫骨平台为胫骨近端骨性结构，通过内、外侧半月板与股骨髁相吻合。胫骨平台主要由松质骨构成，其坚硬程度小于股骨髁，所以外力作用下胫骨平台相对于股骨髁更容易损伤，也因为其松质骨结构，在股骨髁的撞击下，通常会出现胫骨平台关节面凹陷。

胫骨平台两侧分别有内侧髁、外侧髁，两髁在中间形成髁间嵴。内侧髁相对于外侧髁更坚固，因此骨折概率相对较小。外侧髁较小，骨皮质较薄，水平面略高于内侧髁，其后方有腓骨小头，在以上因素影响下，外侧髁骨折通常为粉碎性或凹陷性骨折。内外侧髁中间隆起部位为髁间嵴，又称髁间隆起，分别有前、后交叉韧带及双侧半月板前、后角附着于不同位置。胫骨关节面前下方有胫骨结节，为髌韧带止点，常作为骨牵引穿针位置。

膝关节的稳定性主要依靠周围肌肉、关节囊以及韧带维持。前交叉韧带起自髁间前窝内侧部，呈扇形止于股骨外侧髁内侧面，主要作用是限制胫骨前移和膝关节过伸等。后交叉韧带起自髁间后窝后部，止于股骨内侧髁外侧面，主要作用是限制胫骨后移和膝关节过伸等。两者也对膝关节侧向稳定性起到一定作用。外侧副韧带又称腓侧副韧带，起于股骨外侧髁，止于腓骨头；内侧副韧带又称胫侧副韧带，起自股骨内上髁，止于胫骨内侧面近端下方。两者对维持膝关节侧方稳定性起到重要作用。交叉韧带和侧副韧带共同作用限制膝关节过度旋转。

胫骨平台后侧有腘动脉和胫神经通过。腘动脉由股动脉向下移行而来，向下分为胫前动脉、胫后动脉和腓动脉。腓骨小头后外侧有腓总神经通过。胫骨平台骨折时可能会引起上述结构损伤（图4-41）。

二、损伤机制

高能量直接暴力作用下，如车祸、坠落伤等，在造成骨折的同时可能还合并韧带、半月板或神经血管的损伤。低能量直接暴力常见于老年骨质疏松患者，多由跌倒所致。间接暴力常见于年轻患者，为韧带牵拉导致的撕脱骨折。

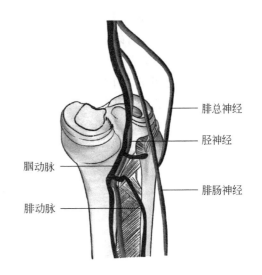

图4-41 胫骨平台后侧，血管、神经与骨的关系

了解受伤机制，评估造成骨折结果的过程有助于指导术中复位。胫骨平台骨折的骨性损伤包括凹陷骨折、劈裂骨折及两者皆有的劈裂凹陷骨折三种形式。外力通常来源于垂直压缩、外翻暴力及垂直外翻暴力三种，内翻暴力较少见（图4-42）。

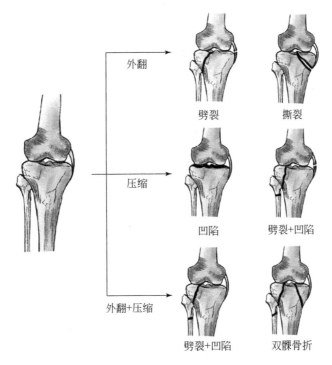

图4-42 胫骨平台骨折损伤机制

1. 垂直暴力损伤 垂直暴力会导致关节面局部凹陷。若暴力继续作用，则会出现劈裂骨折，此种损伤通常导致双髁骨折。塌陷后的不稳定关节面还可引起内侧或外侧副韧带的损伤。

2. 外翻暴力损伤 外翻暴力来自膝关节外侧,在导致外侧平台凹陷的同时常引起内侧副韧带损伤或断裂。若瞬时外翻暴力较大,内侧副韧带保持完整,会出现内侧副韧带牵拉引起的内侧平台撕脱骨折,外侧平台受不稳定的股骨外侧髁纵向压缩而塌陷。

3. 混合暴力损伤 外翻暴力联合垂直压缩可导致外侧结构更严重的损伤,外侧平台有劈裂凹陷的同时伴有腓骨小头骨折。如果暴力持续作用,内侧髁在内侧副韧带牵拉的作用下产生劈裂骨折。

根据骨折形态判断损伤暴力方向,通过逆损伤机制的方法能更有效地复位。

三、临床表现及诊断

(一)症状及体征

外伤后膝关节疼痛、肿胀,下肢不能负重。膝关节活动障碍,局部有压痛。胫骨平台位置表浅,开放性骨折病例较多,需要评估软组织的覆盖情况。骨折时,在内、外翻应力的作用下,可造成半月板损伤或内、外侧副韧带断裂。体格检查时需要注意检查血运情况及下肢感觉运动情况以排除血管神经损伤,有些病例可能合并骨筋膜隔室综合征,需予以重视。

(二)辅助检查

行膝关节正侧位检查可以明确诊断,拍摄 X 线片时,可在远端施加牵引,有助于明确骨折位置及移位情况。对于复杂的胫骨平台骨折,一般常规行三维重建 CT 检查,能更直观地了解骨折形态以及压缩程度,便于明确分型及指导治疗。MRI 有助于半月板、韧带等损伤的诊断。超声检查则有助于诊断是否合并血管损伤,少数病例需要行血管造影检查以明确血管状态。

四、骨折分型

1. Schatzker 分型 是目前最常用的分型,根据胫骨平台骨折累及部位及损伤形态将其分为六类(图 4-43)。

Ⅰ型:为外侧平台劈裂骨折,常见于无骨质疏松的年轻患者。
Ⅱ型:为外侧平台劈裂伴关节面塌陷,常见于老年患者。
Ⅲ型:为单纯外侧平台凹陷骨折。
Ⅳ型:为内侧平台劈裂或凹陷骨折。
Ⅴ型:为双侧平台骨折,但胫骨近端干骺端仍然完整。
Ⅵ型:为累及干骺端的胫骨平台骨折,即除双侧髁损伤外,还有胫骨近端横行或斜行骨折。

2. AO 分型 按照 AO 组织的关节周围骨折分型方法,将胫骨平台骨折分为三大类型,多个亚型。A 型,关节外骨折;B 型,部分关节内骨折;C 型,完全关节内骨折。

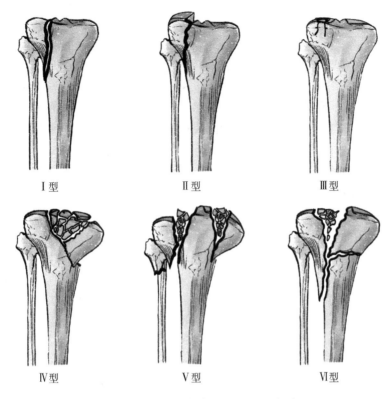

图 4-43 胫骨平台骨折 Schatzker 分型

五、治 疗 方 法

（一）治疗原则

胫骨平台骨折属于关节内骨折，治疗以恢复关节面平整、解剖复位为手段，辅助以恢复韧带完整性、修复周围软组织损伤等措施，最终目的是恢复膝关节的正常活动。

非手术治疗的缺点是不能恢复关节面塌陷，所以普遍适用于 Schatzker Ⅰ 型和部分关节面平整的 Ⅳ 型骨折，一些 Ⅲ 型骨折非负重区内小于 1cm 的塌陷也可以采用非手术治疗。其他类型骨折应手术治疗以支撑塌陷的关节面，行内固定或外固定架治疗。

（二）损伤控制治疗

如果骨折软组织损伤严重，则应进行分期治疗，即一期临时固定，待软组织条件改善，二期行最终固定。闭合损伤肿胀严重者，入院后抬高患肢，局部冷疗，合理应用脱水或活血化瘀中药。可行跟骨牵引恢复膝关节高度，通过韧带的牵拉作用可大致恢复各骨块的位置，采用外固定架固定能起到更优的效果。不建议对准备二期接受手术治疗内固定的患者行一期的手法复位，这不仅不会提高二期手术复位效果，还会加重软组织损伤。合并开放性骨折应急诊清创，同时采用间接复位，外固定架固定。一般 7~10 天肿胀消除，皮肤出现褶皱，皮肤水疱重新上皮化，擦伤愈合，然后再进行最终固定治疗。

(三)中医传统手法整复复位

中医传统手法整复复位包括二人复位法、三人复位法、撬拨复位法及持续牵引复位法等。

1. 二人复位法 适用于单侧髁劈裂骨折,即 Schatzker Ⅰ 型、关节面轻度凹陷(<5~8mm)的 Ⅱ 型或无关节面凹陷且稳定的 Ⅳ 型骨折,抽尽关节内积血,复位在局部麻醉下进行。患者仰卧,患肢膝关节屈曲成 150°~160°。以 Schatzker Ⅰ 型为例,由于暴力来源于膝关节外侧引起外翻应力骨折,可能伴有垂直压缩应力,所以助手扶持患侧大腿与小腿远端,反向牵引的同时用力使膝关节内翻。此时外侧骨块可基本复位。术者位于患者患侧,外侧骨折块以外下移位较多,此时术者双手合抱膝关节,用拇指推压外侧骨折块向内上方即可复位。对于 Ⅳ 型骨折可向相反方向复位。外侧应力常引起内侧髁撕裂骨折,属于不稳定骨折,手法复位一般不能维持,应切开复位内固定治疗。

2. 三人复位法 同样适用于单侧髁骨折。原理与二人复位法相同(图 4-44)。该法亦可用于双髁骨折(Schatzker Ⅴ 型),但由于双髁骨折大多为不稳定骨折,需要切开复位内固定治疗,对于有手术禁忌的患者可行此整复手法改善功能。两助手分别位于患者头侧及尾侧对患肢进行反向牵引,术者握持胫骨近端两侧,相对向上推挤,使骨折复位。

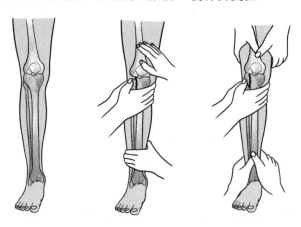

图 4-44 胫骨平台骨折手法复位

3. 撬拨复位法 属于有创复位方法,无菌条件下使用克氏针辅助复位,可用于有关节面塌陷的骨折。如外侧髁骨折,助手维持牵引内翻,术者将一克氏针以胫骨近端外下方进针,在 C 臂下对塌陷处进行复位,同时复位两侧劈裂骨折。复位成功后用另一钢针横向穿过胫骨近端,支撑骨折凹陷,同时固定两侧髁。此法操作性不强,一般相同条件下可进行外固定架固定,能获得更好的功能恢复效果。

(四)无创固定方法

无创固定方法为非手术治疗固定手段,部分病例内固定治疗后仍有不稳,可作为辅助固定手段。固定方法包括长腿石膏固定、夹板固定、功能支具固定等。

1. 长腿石膏固定 包括跨膝关节的长腿管形石膏和石膏托固定。石膏可用于非手术治疗手法整复术后,需要注意定期查看末梢血运、皮肤状态等。长腿石膏托多用于无移位的骨折。目前有高分子石膏材料,如玻璃纤维织物、聚酯针织物、聚丙烯针织物或玻璃纤维自由聚合物等,可用于替代传统熟石膏进行固定。高分子石膏更轻，防水性更好，刚度更大，固定的稳定性更好，很少需要进行更换，但价格相对昂贵。

长腿石膏管型的制作：准备管状绷带套在伤肢上，长度为从足尖到髋关节。为下肢缠绕石膏衬垫，衬垫宽度的一半相互重叠，如果有纸绷带，可用相同方法覆于其上，作为干石膏垫与湿石膏间的屏障。然后将温水浸泡好的石膏从肢体远端开始向上缠绕，随后制作一个8层厚的石膏板，长度以从足跟到大腿近1/3为准，置于伤肢后侧。安置妥当后再在外面缠绕一层石膏，同时将石膏两端露出的管状绷带反折抹平。确定石膏硬化后，从石膏近端大腿前方中央向下经髌骨中央到外踝划两条标记线，间隔1cm，用锯片切割以留出肢体肿胀空间。随后用弹力绷带或普通绷带缠绕固定石膏。

2. 夹板固定 采用超膝关节长腿夹板，固定时需在暴力方向上放置压垫，如外侧髁骨折需在前外方放置压垫。膝关节后外侧放置棉垫以保护腓总神经。夹板一般需要5块，前方2块夹板位于前内及前外侧，其余三侧各1块，固定完成后再在下肢后方辅助1块长夹板。

3. 功能支具固定 包括有铰链和无铰链结构。无铰链结构与长腿夹板功能类似。有铰链的长腿支具在一定程度上已经取代了其他各种无创固定方式，也常用于内固定术后辅助功能锻炼用。其优势在于能够设置膝关节屈伸角度，可发挥伸直固定与早期有限保护功能锻炼的作用（图4-45）。

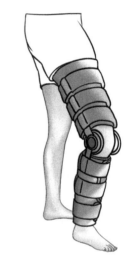

图4-45 功能支具固定

（五）手术治疗

手术治疗的适应证：移位的双侧和内侧平台骨折；外侧平台骨折合并膝关节不稳或关节面移位；膝关节内、外翻超过10°；平台增宽超过5mm；合并膝关节脱位者。有开放性骨折、合并骨筋膜隔室综合征或合并血管神经损伤者应急诊手术治疗。手术治疗固定方法包括钢板内固定、环状外固定架固定以及混合外固定支架固定。应该综合骨折类型、骨折块移位程度、骨折稳定程度、是否合并软组织损伤以及患者对功能要求程度等采取合适的治疗方案。每个骨折分型没有单一的、一成不变的治疗方案，也没有哪一种治疗方案能适应所有骨折类型。

简单的单侧髁劈裂骨折可直接用拉力螺钉固定。钢板固定适用于大部分胫骨平台骨折，微创技术更增加了钢板固定的优势。外固定常用于较为复杂的骨折（如Schatzker Ⅵ型骨折）及软组织条件差的病例。此外，平台塌陷超过5~8mm的应予以植骨。合并侧副韧带损伤的，术后应该进行石膏或膝关节支具辅助固定以避免膝关节内、外翻。

六、康 复 治 疗

（一）非手术治疗康复治疗

对于无移位的骨折，侧副韧带修复后，夹板制动数日后可进行膝关节早期活动，6~8周影像学检查骨折愈合后可开始负重。

手法整复外固定的患者，固定一般持续4~6周，膝关节最迟在6周后进行屈伸活动锻炼。固定期间主动进行肌肉等长收缩训练及踝关节活动锻炼。影像学检查骨折愈合，一般在伤后8~12周，开始部分负重。

（二）手术治疗后的康复治疗

非外固定架治疗者可用支具辅助固定，术后第一天即可开始股四头肌等长收缩、踝关节主动活动、膝关节被动活动训练，应在术后4~6周恢复完全的膝关节活动。10~12周开始逐渐负重训练。有外固定者，当影像学证实骨折愈合，即可拆除外固定架，佩戴下肢活动支具辅助康复训练。

膝关节功能锻炼的方法：在拆除外固定前，以下肢各肌肉等长收缩训练为主，辅以踝关节活动训练。患者可通过收缩大腿后肌群使足跟向下压向床面，或收缩大腿前群肌肉使腘窝压向床面。主动进行静态肌肉收缩训练有助于减少肌肉及筋膜的萎缩或粘连。膝关节可以开始活动后，增加被动关节活动锻炼，此阶段可在CPM机上完成，然后逐渐增加床上膝关节主动活动，两者可平行进行。

拆除外固定后，开始逐渐加大关节活动度，辅助肌肉力量训练。增加关节活动度的训练亦可在CPM机上完成或用健侧肢体辅助完成。肌肉力量训练可采用靠墙站立、屈膝下蹲的方法。往后可逐渐增加一些正常运动，如慢跑、游泳、自行车的训练。

（三）中医中药治疗

康复期间可辅助药物治疗，骨折初期活血化瘀、消肿止痛，可用桃红四物汤内服；中期养气血，舒筋络，可服用舒筋活血汤；后期可用壮筋养血汤促进骨折愈合。

（王彦龙　张浩然）

第十五节　胫腓骨骨折

胫骨是身体主要的承重骨之一，近段呈三棱形，到中、下1/3交界处演变为四棱形，形态变化交界处为骨折的好发部位。由于胫骨前方表面皮下组织菲薄，软组织较少，皮肤移动度小，所以开放性骨折较常见，所有胫骨骨折中有25%为开放性骨折。还有部分闭合性骨折在内固定治疗后切口愈合差，以至于钢板外露，应予以重视。

一、应用解剖

胫骨体近端呈三棱柱状，向远端到中、下1/3处逐渐移行为四边形，此处为骨折好发部位，在手术放置钢板时也需要注意此处骨面的变化。

胫骨血供主要有三个来源，即干骺端血管系统、滋养动脉系统和骨膜血管系统（图4-46）。

干骺端血管系统位于胫骨干骺端，血运丰富。滋养动脉系统为胫骨血运的主要来源，其大部分来自胫后动脉，经胫骨上、中 1/3 交界处后侧进入胫骨，胫骨内侧骨皮质血供几乎全部来自髓内滋养动脉。骨膜血管系统大多来自胫前动脉。胫骨中、下段骨折时，髓内滋养动脉受损，严重破坏胫骨远端髓内的血供，而仅依靠骨膜动脉大多不足以支持骨折愈合，如果术中过多剥离软组织将进一步破坏胫骨外侧血供，所以常发生延迟愈合或不愈合。

小腿的肌筋膜与胫骨、腓骨和胫腓骨间膜共同构成四个筋膜室，分别为小腿前肌间隔、小腿外侧间隔和小腿后肌间隔（深、浅）。小腿间隔壁坚韧，缺乏弹性，伸缩性能极差，所以小腿水肿、感染、栓塞、骨折后血肿、髓腔出血、肌肉肿胀等均可导致筋膜室内压力增高，容易引起骨筋膜隔室综合征。

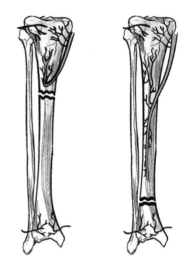

图 4-46 胫骨血供

与其他长管骨骨折相同，小腿骨折移位主要受暴力作用方向、肌肉牵拉及足部重力影响。治疗时应根据影像学检查结果、畸形特点及特殊解剖标志（如胫骨嵴等）判断复位方式。

二、损伤机制

直接暴力以重物击打、撞击、车祸伤较多，暴力方向多来自小腿前外侧。间接暴力由坠落伤、滑倒所致，常见于滑雪运动等，骨折线多呈斜行或螺旋形。

三、临床表现和诊断

（一）症状与体征

局部疼痛，肿胀严重者可出现张力性水疱。畸形、反常活动、骨擦音、骨擦感。检查时需注意肢体肿胀程度，皮肤感觉、颜色等，有无牵拉痛，如怀疑合并有骨筋膜隔室综合征应立即切开减压。检查开放性伤口时注意是否有活动性出血、皮肤污染程度等。

（二）辅助检查

辅助检查包括拍摄膝关节与踝关节的小腿正、侧位 X 线片。如果怀疑合并血管损伤，应做超声多普勒或血管造影检查。术前行三维重建 CT 有助于充分进行术前规划，如果结合数字骨科、MIPO 技术或 3D 打印技术，将有效提升手术效率，降低手术创伤。怀疑有骨筋膜隔室综合征者，应及时行筋膜间压力测定。

四、骨折分型

目前 AO 分型较常用，按骨折的复杂程度分为三型，每型再根据骨折线形态、是否累及腓骨等进一步分型。

A 型：胫骨干的简单骨折。A_1 型，螺旋形骨折；A_2 型，斜行骨折；A_3 型，横行骨折。

B 型：胫骨干的楔形骨折。B_1 型，蝶形骨片为螺旋形；B_2 型，蝶形骨片为斜行；B_3 型，蝶形骨片粉碎。

C 型：胫骨干的复杂骨折。C_1 型，螺旋形复杂骨折；C_2 型，节段性复杂骨折；C_3 型，不规则的复杂骨折。

五、治疗方法

（一）治疗原则

获得骨折的愈合，矫正成角、旋转畸形，恢复肢体长度，恢复胫骨上、下关节面的平行关系，减少并发症，如感染等。为获得良好的治疗效果，应力争使侧方成角<5°，前后成角<10°，旋转移位<10°，短缩移位<15mm。

（二）损伤控制治疗

胫骨干骨折合并开放性骨折及软组织严重肿胀者较多，对于不能立即进行手术治疗的应采用分期手术治疗方案，即一期软组织损伤控制、骨折临时固定，包括外固定架固定、跟骨牵引等，二期行骨折最终固定。

（三）手法整复术

患者平卧，一助手位于患者头侧，用肘关节套住患者腘窝部，将膝关节向头侧牵拉成150°～160°，另一助手握住患者足部，两人做对抗牵引，此时一般大多数移位可复位。若有旋转移位，尾侧助手可转动脚踝以纠正旋转移位。如仍残余成角移位，可维持牵引，术者握持骨折端调整位置，必要时头侧助手可辅助移动近折端辅助复位。复位完成后，助手缓慢放松牵引，使骨折端相互嵌合，同时术者检查骨折部对位对线情况。

（四）无创固定术

1. 石膏固定 整复完成后行长腿石膏固定，膝关节保持 20°左右轻度屈曲位，待石膏干固后可扶拐练习以足踏地及行走。固定后应定期检查石膏固定情况，如因肿胀消退而出现石膏松动则应及时更换。4～8 周可换用 Sarmiento 石膏或支具固定，便于功能锻炼（图 4-47A）。

Sarmiento 石膏允许在小腿固定的同时留出膝关节足够的屈伸活动度，有助于下肢康复训练。制作方法：拆除下肢管形石膏后，患者坐位，膝关节屈曲约 60°，踝关节中立位。准备管状绷带，长度从足到股骨髁高度，套在小腿上，拉紧管状绷带以避免其出现褶皱。取石膏衬垫从距骨远端向上半重叠缠绕至髌骨高度并覆盖整个髌骨。在髌骨上覆盖一层厚支具垫，胫骨结节前方覆盖一层薄支具垫，用同样的方法缠绕绷带于小腿上。取浸泡过的石膏从肢体远端开始半重叠向近端缠绕，到髌骨高度增加缠绕层数。完成后另准备石膏卷，长度为从踝关节上缘至髌骨高度，厚度为 4～6 层，将石膏浸泡压平后将近端两个尖角向内 45°折叠，覆盖于小腿前方。随后反折远端管状绷带，另取浸泡过的石膏卷从下肢缠绕至髌骨高度，并充分压实塑形以贴合髌韧带和胫骨结节。待石膏定型后，修剪近端石膏形状，使膝关节可以正常屈伸。最后将近端管状绷带反折，并用石膏绷带定型（图4-47B）。

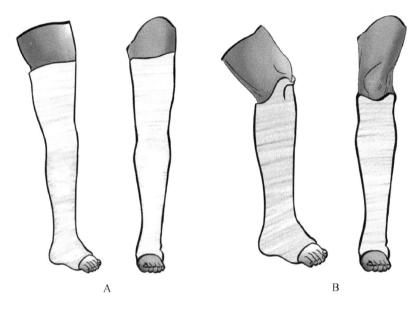

图4-47　长腿石膏、胫骨 Sarmiento 石膏

2. 小夹板固定　胫骨骨折一共需要5块夹板进行固定，即前侧2块，内、外、后侧各1块。根据骨折移位的倾向放置相应对抗压力垫，随后放置夹板。胫骨上1/3骨折宜超膝关节固定，中1/3骨折留出膝、踝关节活动空间，下1/3骨折则超踝关节固定，夹板安置妥当后缠布带固定，注意松紧度适宜。腓骨小头处应加棉垫保护，避免压迫腓总神经。患肢抬高，置于中立位，膝关节屈曲20°～30°，定期检查皮肤完整性、夹板稳定性。固定时间一般为7～10周。

3. 持续牵引　对于局部软组织条件差，或粉碎、斜行及螺旋形等不稳定骨折，可在局部麻醉操作下行跟骨牵引。牵引重量为3～5kg，48小时后拍床头X线片检查骨折对位情况，若重叠移位纠正，可适当减少牵引重量，避免断端分离。持续牵引3周左右，拍X线片，如有骨痂生长，可去除牵引，改用石膏或夹板固定。牵引期间注意针道护理，预防卧床并发症。

（五）手术治疗

1. 适应证　手法复位失败；开放性骨折；同侧肢体多处损伤或胫骨多段骨折；合并关节内骨折。

一般认为手法复位残留畸形超过以下范围者应接受手术治疗：内翻或外翻畸形＞5°；前后成角畸形＞10°，尤其是向后成角者；旋转畸形＞10°；短缩畸形＞1.5cm；骨皮质接触＜50%。

2. 固定方式

（1）髓内钉固定：适用于大部分闭合性胫骨中段骨折及有足够软组织覆盖的开放性骨折。包括扩髓髓内钉以及非扩髓髓内钉。髓内钉在治疗后期可去除相对稳定端的锁定钉（即动力化）有助于促进骨折愈合。

（2）钢板固定：胫骨近端与远端 1/3 有移位的不稳定骨折，无论是否累及关节面，均适用于钢板固定。钢板有两种安置方法，各有其优缺点。胫骨内侧钢板：对血运破坏小，但表面软组织覆盖少，术后更容易出现切口并发症。胫骨外侧钢板：有足够的软组织覆盖，但置入钢板时会破坏肌肉附着，从而破坏血运。所以在应用钢板固定前需综合评估软组织情况以选择合适的钢板。微创接骨板接骨术的应用扩大了钢板固定的适应证，该技术能较好地保护软组织及骨膜血供，但需要相对经验丰富的医师完成手术。

（3）外固定架固定：主要用于临时固定、严重开放性骨折、软组织条件不足以支撑使用内固定物的骨折等。外固定也能作为最终固定手段。对于骨折延迟愈合、不愈合、骨缺损及髓腔感染等复杂疾病，外固定可发挥独特的治疗作用。外固定架主要包括三种类型：单边外固定架、环形固定架以及将两者结合的混合固定架。

六、康 复 治 疗

（一）非手术治疗后康复治疗

骨折固定后，即可行踝关节屈伸练习及股四头肌等长收缩练习。第 3 周开始进行抬腿及屈膝活动，第 4 周开始持双拐不负重步行锻炼。7~10 周后，根据 X 线片及临床检查，达到临床愈合标准即可去除外固定。

（二）手术治疗后康复治疗

1. 内固定术后　术后将患肢抬高，局部冷疗有助于减轻水肿，可两侧垫枕将踝关节保持中立位 1~2 天，有助于缓解不适及防止产生马蹄足。术后 1~2 天即可开始进行下肢肌肉的等长收缩训练以及膝、踝关节的主被动活动锻炼，两者平行进行，每天 3~4 次。术后 1 周逐渐加大下肢各关节活动范围，坚持主动锻炼，每天不少于 3 次，每次 20~30 分钟。负重时间取决于骨折的类型及骨折的愈合情况。对于轴向稳定且采用大直径髓内钉固定的病例，只要患者能承受，允许即刻负重。对于轴向不稳定的骨折，应在术后 4~6 周前限制负重，依耐受情况再逐渐增加负重锻炼，根据骨痂的生长情况，在 8~12 周可达到完全负重。一般在术后 12~18 个月去除内固定。

2. 外固定术后　如外固定架作为最终固定，鼓励患者早期部分负重，其间进行膝、踝关节的主被动锻炼。定期复查 X 线，如果有连续骨痂形成且没有不稳定的临床征象，患者可以完全负重。在去除外固定架后，建议使用下肢支具保护患肢。也可在骨折稳定的基础上逐步去除外固定架，例如，适当松动固定架的固定，逐渐减少钉棒连接，或轴向加压。这种方法有助于促进骨折愈合。如果换用内固定替换外固定，髓内钉固定的时间和最初使用外固定的时间间隔不能超过 10~14 天，否则容易引起钉道感染。

（三）中医中药治疗

按骨折三期辨证治疗。开放性骨折早期，在活血化瘀方药中酌加清热凉血、祛风解毒药物，如牡丹皮、金银花、蒲公英、紫花地丁、防风等。早期局部肿胀较重者，加利水消肿之品，如薏苡仁、木通等。胫骨中、下 1/3 骨折局部血运较差，易发生骨折延迟愈合或不愈合，后期内治法应着重补益气血、滋养肝肾、强筋壮骨。陈旧骨折行手法折骨或切开复位、植骨术后，亦应及早应用补法。

（王彦龙　林效宗　杨际宇）

第十六节　胫骨远端骨折（Pilon 骨折）

累及胫骨远端干骺端及关节面的，我们称之为 Pilon 骨折。Pilon 意为"杵"，Pilon 骨折属于胫骨远端的一种特殊类型，损伤由距骨垂直撞击胫骨远端关节面导致，类似杵的垂直力量，因此得名为 Pilon 骨折，最初在 1911 年由法国放射科医师 Deston 提出。踝关节骨折多为内、外翻等多方向应力损伤，与之不同，Pilon 骨折多由直接暴力所致，软骨损伤范围更大，程度更重，远期治疗效果相对于踝关节骨折明显较差。

胫骨远端表面皮肤菲薄，有 10%～30% 的 Pilon 骨折为开放性骨折，其他闭合性 Pilon 骨折则因为伤后局部严重肿胀而必须采取分期治疗的策略，因此治疗的重点为骨折和软组织并重。

胫骨远端外侧有腓骨，发生 Pilon 骨折时常有累及，腓骨复位及固定是治疗 Pilon 骨折的重要步骤之一。腓骨通过下胫腓前、后韧带与胫骨固定。胫骨远端外侧缘有 Tillaux-Chaput 结节，为下胫腓前韧带起点，与腓骨相重叠；胫骨远端后侧有 Volkmann 结节，为下胫腓后韧带起点。骨折时上述两个结节可能发生撕脱骨折。胫腓骨在远端形成三个关节面，即内踝关节面、外踝关节面和胫骨远端关节面，其中内、外踝在下胫腓复合体的固定下使踝穴紧密且富有弹性，是维持踝关节稳定的重要结构。

一、损伤机制

垂直暴力：属于高能量暴力损伤，常见于高处坠落伤。经常引起关节面复杂损伤，如关节面内陷、破碎分离，干骺端骨质粉碎等，多伴有腓骨骨折。软组织损伤较重，如挫伤、碾压伤或开放性损伤等。此种类型预后较差。

旋转暴力：属于低能量暴力损伤，如滑雪伤害等。胫骨远端螺旋形骨折，关节面破坏较轻，干骺端及软组织损伤较小，预后较好。

除了不同的暴力类型，受伤时足的位置也决定了不同的骨折类型：跖屈位常导致胫骨后方损伤，足背伸位常引起胫骨前方损伤，足中立位会导致前方及后方压缩损伤。

二、临床表现与诊断

（一）症状与体征

外伤后小腿远端疼痛，可见不同程度的畸形，关节活动障碍；肿胀通常较为严重，表面可出现瘀斑，严重者有张力性水疱，甚至出现坏死；合并开放伤者需评估软组织情况，骨折移位严重者需注意皮肤压迫坏死的可能。可用 Tscherne 分类系统描述闭合性软组织损伤。查体时需注意有无其他合并伤，如脊柱、髋部骨折等；注意皮肤远端血运情况、足背动脉搏动情况等。

（二）辅助检查

常规检查包括踝关节正侧位、踝穴位 X 线检查。应加拍胫腓骨全长正侧位片，以排除胫骨近端骨折损伤。CT 检查现已成为胫骨远端骨折常规检查，三维重建 CT 可更好地显示骨折块的位置、数量、关节面损伤程度，并指导术者更好地制定手术治疗策略。所以 CT 检查也应作为胫骨远端骨折的常规检查。怀疑合并周围韧带损伤者，可做 MRI 检查，能更好地显示软组织损伤、关节内出血、软组织水肿等。

除 MRI 外，做其他检查前可做跟骨牵引或外固定架临时固定，因上述损伤控制治疗为多数胫骨远端骨折的必要治疗手段，牵引或外固定可通过韧带整复使关节面部分复位，所以在牵引后行放射学检查能更准确地判断复位情况。

三、骨折分型

Pilon 骨折有多种分型方法，包括 Rüedi-Allgöwer 分型、AO/OTA 分型、三柱分型以及四柱分型。

1. Rüedi-Allgöwer 分型 为目前临床应用最广泛的分型方法，根据骨折的形态，将骨折分为三型（图 4-48）。

Ⅰ型：累及关节面的单纯劈裂骨折，无明显移位。

Ⅱ型：累及关节面的单纯劈裂骨折，存在明显移位，但骨折粉碎较轻。

Ⅲ型：累及干骺端及关节面的粉碎性骨折，常存在骨质缺损。

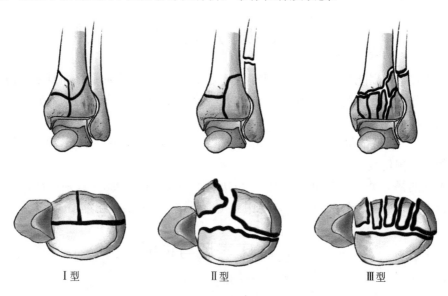

图 4-48 Rüedi-Allgöwer 分型

2. AO/OTA 分型 AO 组织将胫骨远端骨折纳入其整体分类标准。A 型：关节外骨折；B 型：部分关节面骨折；C 型：累及关节面的干骺端完全骨折（Pilon 骨折即属于此类）。再依据骨折粉碎情况将每种类型骨折分为三个不同亚型。

3. 三柱分型 瑞士的 Mathieu Assal 将胫骨远端按手术分区分为内侧、外侧、后侧三柱，临床常称为三柱分型。

内侧柱：主要指胫骨内侧三角区域的延续，止于内踝尖和胫骨远端内侧关节面。

外侧柱：为胫骨前外侧三角区的延伸，包括胫骨干上的腓骨切迹，止于胫骨远端外侧关节面和 Tillaux-Chaput 结节。

后柱：为胫骨干骺端的后侧三角区的延伸，止于后踝，该部位高度低于前侧关节面。

4. 四柱分型 我国汤欣教授将胫腓骨同时考虑在胫骨远端骨折中，提出将胫腓骨远端按局部解剖特点分为内侧、前侧、外侧、后共四柱，即四柱分型。以踝间线及内外踝顶点的连线为界来区分前柱和后柱；以胫腓骨远端关节面的矢状面中轴线为界来区分内、外侧柱。

内侧柱涉及胫骨远端内侧、内踝、骨折线向胫骨近端骨干延伸，并需要将内侧主要骨折块固定的骨折。

前柱涉及胫骨远端踝间线前方关节面的骨折，需要将前方主要骨折块固定。

外侧柱以腓骨为主和（或）累及胫骨远端关节面外侧部分（包括胫骨前、后结节以及下胫腓联合前、后韧带、骨间韧带），需要恢复腓骨、胫骨远端外侧及下胫腓联合解剖稳定性的骨折。

后柱涉及胫骨远端踝间线后方关节面的骨折，需要将后方主要骨折块固定。

该分型有助于指导术前设计选择手术入路和钢板的放置等。

四、治 疗 方 法

胫骨远端骨折治疗的最终目的：关节的解剖复位、恢复力线、维持关节稳定、达到骨折愈合和重新获得有用且无痛的负重和活动。治疗方法包括石膏固定、牵引、拉力螺钉固定、切开复位钢板内固定、外固定架固定等。

（一）胫骨远端骨折的分期诊疗策略

由于胫骨远端骨折软组织条件的特殊性，急诊行最终固定治疗会伴发多种并发症，所以在行最终固定之前先进行适当的损伤控制治疗的分期诊疗方案已被广泛接受。损伤控制治疗手段包括跟骨牵引和外固定架临时固定，两者无适应证区别（图4-49）。

（二）非手术治疗

非手术治疗适用于无移位的胫骨远端骨折，如 Rüedi-Allgöwer Ⅰ 型以及 AO 分型中的 A_1、B_1、C_1 型骨折，以及老年患者全身状况较差不建议手术治疗者，可用超过踝关节的下肢短腿石膏固定。

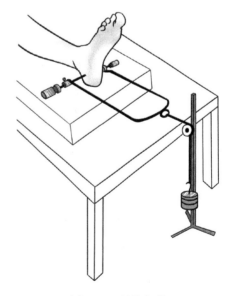

图4-49 跟骨牵引

一般采用超踝关节管形石膏固定（图4-50），上不超过膝关节，以膝关节能屈伸活动为宜。确定石膏凝固且固定妥善后，可在前方锯开一长条，以留出肢体肿胀的空间。石膏固定期间需定期观察松紧情况，及时调整。

（三）中医正骨结合手术治疗

应用中医正骨手法结合 MIPO 手术治疗胫骨远端骨折，尤其是 A 型骨折，可获得较好的疗效。胫骨前嵴可作为手法复位的骨性标志。患者仰卧，患肢小腿垫枕，屈髋屈膝各30°。助手握持固定患肢膝关节，术者双手握患肢脚踝，通过"手摸心会"，结合 X 线片了解骨折移位的位置；先用"拔伸牵引"恢复下肢长度；通过"端挤提按、旋转回绕"分别纠正前后、侧方及旋转移位。复位后即可行 MIPO 钢板固定。

（四）手术治疗

大多数胫骨远端骨折患者需要手术治疗。手术治疗的目的是解剖复位重建关节面、有效地固定关节面与干骺端、早期切口、韧带愈合、早期功能锻炼、预防并发症。手术治疗必须在软组织条件允许的情况下进行，精准地把握手术时机对提高治疗效果、减少术后并发症有积极作用。手术治疗方式包括有限切开内固定+外固定架固定和切开复位内固定治疗。

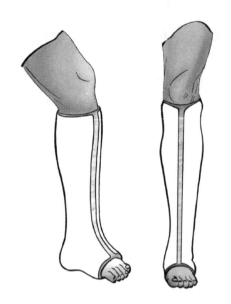

图 4-50　超踝关节管型石膏固定

五、康 复 治 疗

（一）钢板固定术后

术后用石膏托固定患肢，维持踝关节中立位，防止出现马蹄足畸形。因固定坚强，术后一周即可开始患肢被动和主动功能锻炼，可拄双拐下地活动，患肢逐渐部分负重。直到 8～10 周后，复查踝关节 X 线，证实骨折愈合后，可以完全负重。

（二）单纯应用外固定者

术后 1～2 周软组织条件允许时，开始进行踝关节主被动活动训练。4～12 周可将外固定架动力化。在此期间可拄双拐下地活动，患肢逐渐增加负重。术后 4 个月经影像学证实骨折愈合后，可拆除外固定架，逐渐脱拐行动。

（三）康复期间治疗

按骨折三期辨证用药，具体可参照本章"踝关节骨折"一节。

（李　明　张浩然）

第十七节 踝关节骨折

内踝、外踝和胫骨下端的关节面共同构成踝穴，其正常的解剖结构是踝关节稳定的关键，踝关节骨折时常伴有踝穴结构的改变，需要解剖复位以恢复踝关节功能。

踝关节由胫、腓骨下端的内、外踝和距骨组成。胫骨下端呈四边形膨大，向内侧凸起为内踝，其外侧面为内踝关节面，与距骨相关节。胫骨远端下面称为下关节面，与距骨上面相关节，内侧向内踝关节面延续。腓骨下端呈锥形，相对于内踝略低，其内侧为外踝关节面，与距骨相关节。

踝关节有三个重要的韧带复合体，对踝关节稳定有重要作用，即下胫腓复合体和内、外侧副韧带复合体。胫骨远端的腓骨切迹和腓骨远端之间没有软骨附着，只借韧带相连以维持踝关节的稳定，即下胫腓复合体，由胫腓前韧带、胫腓后韧带和胫腓骨间韧带组成。胫腓前韧带位于胫腓骨远端前面，起自胫骨远端前外角（Chaput 结节），止于外踝前缘。胫腓后韧带连接胫腓骨远端后面，起于胫骨远端后外角（Volkmann 结节），止于腓骨远端后缘。胫腓骨间韧带为骨间膜向下延伸部。胫骨远端前外角或后外角若发生撕脱骨折，其骨块分别称为 Chaput 骨块和 Volkmann 骨块。侧副韧带复合体则对距骨横向稳定性起重要作用。内侧副韧带复合体，即三角韧带，主要提供踝关节内侧稳定性，防止踝关节外翻，包括胫距浅韧带、胫舟韧带、胫跟韧带和胫距深韧带。三角韧带力量坚强，所以内踝常发生撕脱骨折。外侧副韧带复合体包括距腓前韧带、距腓后韧带和跟腓韧带，维持腓骨、距骨和跟骨的稳定性。外侧副韧带强度较三角韧带薄弱，所以踝关节骨折以旋后位损伤最常见（图 4-51）。

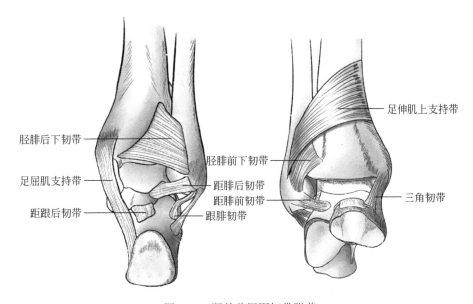

图 4-51 踝关节周围韧带附着

踝关节存在多轴、多方向的运动。涉及胫距关节、距下关节、跗横关节的活动，包括背伸、跖屈，内收、外展，内翻、外翻以及旋后、旋前。以踝关节横轴为轴，足尖向上为背伸，向下为跖屈；以踝关节纵轴为轴，足尖向内为内收，向外为外展；以踝关节矢状轴为轴，足跟向内为内翻，向外为外翻；在内翻的基础上，第1跖骨向背侧运动，第5跖骨向掌侧运动为旋后，反之为旋前。

一、损伤机制

踝关节损伤时足的不同位置会导致不同结构损伤，以旋前及旋后位较常见。足处于旋前位时，内侧副韧带紧张，外侧副韧带松弛，一般损伤先累及内踝及内侧副韧带，后累及外踝；足处于旋后位时则相反。外力方向包括外展、外旋、内收和纵向挤压。需要特殊说明的是，踝关节损伤一般不会存在单纯的内翻或外翻损伤，都会有足的旋后或旋前，所以在讨论损伤机制或手法整复手段时，所提到的足内、外翻位置一般均为旋后或旋前位置。

旋后-内收损伤：外侧结构首先受累，如外侧副韧带或腓骨。外力继续作用下距骨向内侧撞击使内踝及胫骨远端内侧关节面发生骨折。

旋后-外旋损伤：小腿不动，足强力外旋，或足不动，小腿强力内旋可发生。下胫腓前韧带首先受累，可发生撕脱骨折；随后来自距骨的旋转暴力撞击腓骨使腓骨发生骨折；若旋转力持续存在则引起下胫腓后韧带损伤，或其附着点的撕脱骨折。

旋前-外展损伤：内侧副韧带紧张断裂或内踝撕脱骨折，暴力进一步作用可引起下胫腓韧带损伤或撕脱骨折，外展暴力作用于腓骨可引起腓骨骨折。

旋前-外翻损伤：内侧副韧带损伤或内踝撕脱骨折，外旋力量使下胫腓前韧带断裂或撕脱骨折，暴力继续作用可引起腓骨骨折，持续外旋暴力作用下可发生下胫腓后韧带损伤或撕脱骨折。

垂直压缩型：多由高处跌落所致，损伤时踝关节中立位可引起T形或Y形骨折，踝背伸位可引起胫骨远端前缘骨折，跖屈位可引起后踝骨折。

二、临床表现与诊断

（一）症状与体征

外伤后踝关节局部疼痛、畸形、肿胀，严重者可引起皮肤出现张力性水疱。踝关节活动明显受限。局部压痛明显，可有骨擦音及骨擦感。部分病例可出现内翻或外翻畸形。此外，不同的损伤暴力会引起特殊的症状，例如，外翻应力导致的内踝撕脱骨折以内踝部症状为甚，外踝一般无症状，且足外翻会加重内踝疼痛。

（二）辅助检查

至少需要拍摄三个方位的踝关节的X线片，包括踝关节的正侧位片和踝穴位片，即踝内旋20°摄片，可显示距骨各关节面与内外踝和距骨远端间隙。踝关节CT尤其是三维重建CT，能更直观地反映骨折情况，更好地指导治疗。

三、骨折分型

踝关节局部解剖结构复杂，分类方法众多。传统的 Lauge-Hansen 分类法强调损伤机制及踝关节稳定性，较为复杂，与中医对踝关节骨折的分类类似，行手法整复术时可作为逆损伤机制手法复位的参考，但对手术治疗的指导意义不强。AO 组织强调了外踝对于踝关节稳定的重要性，以腓骨骨折位置为出发点进行分类，对手术治疗有较好的指导作用，临床应用较为广泛。

根据解剖部位分类，可将踝关节骨折可分为单踝骨折、双踝骨折、三踝骨折。

1. Lauge-Hansen 分类法 根据损伤时足的位置（旋后、旋前）及造成畸形的暴力方向（内收、外翻、外展）将踝关节骨折分为旋后内收型、旋后外翻型、旋前外展型、旋前外翻型、垂直压缩型。具体可参考前文损伤机制部分。

2. Danis-Weber 分类法 根据腓骨骨折部位（远、近）及其形态（横行、斜行）分为 A、B、C（C_1、C_2）三型。A 型：内旋内收应力致外踝横行骨折，伴或不伴内踝斜行撕裂；B 型：外旋应力致外踝斜行骨折；C_1 型：外展损伤下胫腓韧带断裂及其近侧腓骨斜行骨折；C_2 型：外展外旋损伤，腓骨更靠近侧骨折和更广泛的骨间膜撕裂。三种类型均伴有后踝骨折。

3. AO 分类 AO 组织根据腓骨骨折线位置与下胫腓联合之间的位置关系将踝关节骨折分为 A、B、C 三型，再根据是否合并内踝骨折、韧带撕脱或断裂、腓骨是否短缩等将每型进一步细分为不同亚型。

A 型：下胫腓联合远端的腓骨骨折。A_1 型：仅有腓骨远端骨折或外侧副韧带损伤。A_2 型：A_1 型损伤合并内踝骨折，内踝骨折线可为横行或斜行。A_3 型：A_1 型损伤合并踝关节后内侧骨块。

B 型：经下胫腓联合的腓骨骨折。B_1 型：腓骨骨折伴或不伴下胫腓联合韧带断裂。B_2 型：B_1 型损伤合并内踝骨折或三角韧带撕裂。B_3 型：B_2 型损伤合并后外侧骨折块（Volkmann 骨块）。

C 型：下胫腓联合近端的腓骨骨折。C_1 型：简单腓骨骨折，有移位，伴或不伴内踝及后踝骨折。C_2 型：腓骨粉碎性骨折，伴或不伴内踝及后踝骨折。C_3 型：腓骨中、上 1/3 骨折，可有腓骨头脱位、腓骨短缩，内踝或后踝骨折。

4. 中医分类 元代危亦林在《世医得效方》中，将踝部损伤分为内翻与外翻两种类型。目前中医在其基础上将踝部骨折按内翻、外翻、外旋、纵向挤压、侧向挤压、跖屈及背伸等进行分类，每种损伤机制中又按单踝、双踝、三踝骨折分为三度。

四、治疗方法

（一）治疗原则

踝关节面比髋、膝关节面积小，但其承受的体重却大于髋、膝关节，而踝关节接近地面，作用于踝关节的承重应力无法得到缓冲，因此对踝关节骨折的治疗较其他部位要求更高。踝关节骨折解剖复位的重要性越来越被人们所认识，骨折后如果关节面稍有不平或关节间隙稍有增宽均可发生创伤性关节炎。只有精确复位，才能得到良好的治疗效果。无论哪种类型骨折的治疗，均要求胫骨下关节面与距骨上关节面吻合一致；而且要求内、外踝恢复其正常生理斜度，以适应距骨后上窄、前下宽的形态。

(二)中医传统手法整复复位

熟练掌握踝关节损伤机制原理能更好地实施手法整复术。手法整复的原则：逆损伤机制复位；先整复内、外踝，再整复后踝；先整复重叠、旋转、侧方移位，后矫正成角移位（图 4-52）。

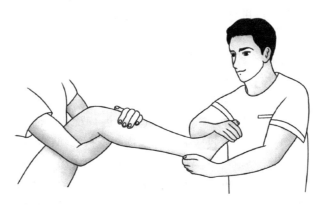

图 4-52　踝关节骨折手法复位

1. 拔伸牵引　患者取平卧位，略屈髋，屈膝 90°。一助手立于患侧，环抱患肢膝关节向头侧牵引；另一助手立于尾侧，手握跟骨及前足，做反向牵引。如果是垂直暴力导致的前踝或后踝骨折，分别将踝做跖屈或背伸调整，术者按压骨折块予以复位。

2. 纠正旋转、内外翻（旋后、旋前）移位　若内、外翻畸形合并内、外旋转，则先矫正旋转移位，后纠正内、外翻畸形。内翻、内旋骨折者，尾侧助手将足缓慢外旋的同时外展；外翻、外旋骨折者，尾侧助手将足缓慢内旋的同时内收。术者双手在踝关节两侧对向挤压骨折块，促使其复位。合并胫腓骨分离者，术者用双手对抗挤压踝部，使之复位。

3. 后踝骨折的复位　后踝骨折合并距骨后脱位者，两助手维持牵引，术者位于患侧远端，一手握胫骨下段前方向后按压，另一手握足跟向前推挤，同时尾侧助手控制前足缓慢将踝关节背伸，使后关节囊紧张拉下后踝，后脱位的距骨即可复位。

如果后踝骨折片较大，超过关节面的 1/3，踝关节背伸时距骨失去支点容易再移位，可用袜套悬吊牵引法，即用纱套套在足部，近端包在小腿远端，用牵引绳通过滑轮将固定于足上的纱套远端悬吊牵引，利用肢体重量使后踝复位。

4. 三踝骨折　先复位内、外踝，再复位后踝。若后踝骨折不超过关节面 1/3 者，可行手法复位。先整复内、外踝骨折并捆好两侧夹板，助手用力夹挤两侧夹板，同时术者用上述方法复位后踝。透视满意后，行最终固定。

(三)无创固定方法

无移位骨折可用小腿石膏或夹板固定踝关节于背伸 90°中立位，1~2 周待肿胀消退后，可更换一次石膏或及时调整夹板松紧度，固定时间一般为 6~8 周。

夹板固定：在内、外踝的四周放置棉垫或梯形垫以防内、外踝骨突处受压。根据骨折时的移位类型，可先用绷带将踝关节固定在内翻或外翻位置，有胫骨前缘骨折者，踝关节应固定在跖屈位，有后踝骨折者，则固定在稍背伸位，注意松紧适宜。选用5块夹板，预先塑形以合适踝关节的内翻、外翻或背伸、跖屈的形态。内、外、后侧夹板上起自小腿上1/3，下平足跟部，前内侧及前外侧夹板较窄，上起自胫骨结节，下至踝关节上方。先捆小腿三道扎带，再捆远端足底的一道。最后可加用踝关节活动夹板，将踝关节固定于中立位。固定期间观察软组织肿胀情况，及时调整夹板松紧度。骨折固定初期应每周拍X线片复查，观察骨折对位情况，有移位者需及时调整位置或及时手术治疗。

(四) 手术治疗

1. 适应证 手法复位失败或复杂骨折不易手法复位者；内翻骨折，内踝骨折块超过关节面1/2者；外翻外旋型骨折；胫骨下关节面前缘骨折；开放性骨折；陈旧性骨折。

2. 手术要求 由于踝关节局部解剖关系复杂，损伤类型较多，所以需要针对不同的损伤机制与骨折表现行不同术式。但不同的术式，其原则大致相同：踝穴解剖复位；坚强内固定，以便早期功能锻炼；彻底清除关节内骨与软骨碎片；确定手术方案后应尽早安排手术，延期手术会加大复位难度。踝关节复位后X线片应满足下列要求：必须恢复踝穴的正常解剖关系，踝关节负重面必须与小腿纵轴线垂直，踝关节面的轮廓必须复位满意。

3. 术前软组织评估 踝关节表面皮肤浅薄，损伤后肿胀严重，需要把握合适的手术时机。如果可能，在肿胀形成之前手术，若接诊时已出现明显局部肿胀，应待肿胀消除后再进行手术，其标志为表面水疱消退，擦伤部上皮形成，手术部位的皮纹出现，一般需要7～10天。与其他骨折不同，此阶段一般不需要有创临时固定，可在适当的手法复位后石膏托制动，患肢抬高以减轻水肿，等待肿胀消退后手术治疗。

4. 手术固定方式 手术固定包括螺丝钉固定、钢板固定、克氏针与钢丝张力带加压固定等。内踝撕脱骨折用螺丝钉固定即可，如果骨折块太小或骨折粉碎不能达到固定要求，可行克氏针及张力带加压固定。内踝的垂直骨折则需要钢板固定。外踝骨折时需明确腓骨远端骨折线形态。如为横断骨折，可用螺丝钉固定；如为斜行骨折，螺丝钉通常不能达到固定要求，可用钢板螺钉固定。后踝骨折一般用螺丝钉进行内固定。有韧带损伤者应在术中予以修复。

五、康复治疗

(一) 非手术治疗后功能锻炼

整复完成固定确切后，即可开始肌肉等长收缩训练及足趾关节活动。踝关节禁止做引起损伤的内翻、外翻或旋转活动，可适当做其他不引起骨折移位的关节被动活动，但动作幅度要轻。第2周开始在夹板稳定的基础上，逐步增加踝关节的主被动活动范围。被动活动时，医师一手握紧内、外侧夹板，另一手握住前足行背伸和跖屈活动，不可做引起损伤的旋转或内、外翻活动。主动练习背伸、跖屈活动时，以感到对侧肌肉紧张为度，如背伸活动时，控制足尖向胫骨靠拢，感到小腿后侧肌肉紧张时维持动作10秒，然后放松。跖屈活动练习相反。3～4周可扶双拐站立，解除夹板或石膏固定，改用关节支具固定。5～8周影像学证实骨折愈合后，可解除固定，增加踝关节主动活动范围，并在双拐辅助下开始行走，但患肢不能负重。待影像学检查骨折愈合确切稳定后，可逐渐增加负重，12周后视情况弃拐活动。复杂骨折患者，可能需要牺牲早期踝关节活动练习以获得骨折更好的恢复。

(二)手术治疗后的功能锻炼

术后石膏托固定踝关节于中立位,并抬高患肢。行肌肉等长收缩练习,收缩5~10秒,放松5~10秒,每天3~4次,每次25组,每天逐渐增加训练次数。患肢做膝关节、足趾屈伸活动练习,健侧下肢及双上肢主动进行肌力恢复练习和关节活动训练。1周后开始直腿抬高训练,每组持续5~10秒,每次20~30组。如果骨质条件好且内固定牢固,术后3周可去除石膏托,改用可拆卸夹板或支具固定,然后开始关节活动度的练习。缓慢做踝关节背伸跖屈训练,逐渐增加内外翻及旋转训练,以不疼痛为度。6周内限制负重,如果骨折愈合较好,6周后开始部分负重,可在支具辅助下行走,12周后影像学检查骨折愈合良好者,可弃拐行走。根据骨折损伤程度可适度将关节活动训练时间提前或延后。

(三)中医中药治疗

按骨折三期辨证用药,一般中期以后应注意舒筋活络、通利关节;后期局部肿胀难消,应行气活血、健脾利湿;行关节融合术后,则需补益肝肾,强筋壮骨。拆除固定后可配合温经通络、滑利关节的中药进行熏洗。

(李 明 张浩然)

第十八节 跟骨骨折

跟骨是最大的跗骨,位于距骨的下后方,近似长方形。其表面有四个关节面,包括跟骨后距关节面、中距关节面、前距关节面以及骰关节面。其中后距关节面最大,起主要的负重作用。中距关节面下方为载距突,有支持距骨颈的作用。跟骨有两个重要角度,其中之一为 Böhler 角,是跟骨结节与后关节面连线和距下关节面之间的夹角,正常为20°~40°,超过此范围会影响腓肠肌肌力并造成身体重心改变。Gissane 角,又称十字角,为跟骨前后关节面的夹角(图4-53)。

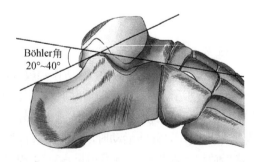
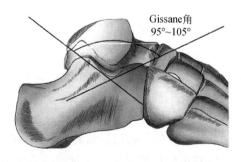

图4-53 Böhler 角与 Gissane 角

跟骨骨折是最常见的跗骨骨折,大部分是涉及距下关节的关节内骨折。其骨折后长度、宽度、高度的改变均会导致足的力学结构异常,使力学稳定性下降。包括跟骨在内,足的皮肤菲薄，损伤后局部肿胀严重，加之足筋膜、韧带等组织限制静脉回流而加重水肿，严重者可并发骨筋膜隔室综合征。所以治疗中应对跟骨骨折的软组织损伤控制予以重视。

一、损伤机制

跟骨骨折，高处坠落伤多见，跟骨受强大的轴向暴力作用碎裂，此机制下关节内骨折多见。此外，暴力作用下跟骨周围骨的挤压也会引起跟骨骨折。跟腱等韧带的牵拉会产生跟骨的撕脱骨折。

二、临床表现与诊断

（一）症状及体征

外伤后患肢不能负重，足部疼痛、活动受限。可有明显的软组织肿胀，需注意是否合并足部的骨筋膜隔室综合征，如足趾的被动牵拉痛、剧烈疼痛或感觉丧失等。可见张力性水疱、足弓肿胀、足跟增宽等。体格检查时需同时注意有无脊柱等其他部位损伤。

（二）辅助检查

1. X 线检查 有多个方向的 X 线检查，可分别确定跟骨不同部位的损伤情况。拍摄足正位和斜位片可明确前突和跟骰关节是否受累；侧位片上可观察 Böhler 角的改变；轴位片，即 Harris 像，足背屈，X 线从斜 45°照射可得，用于确定跟骨结节的宽度及成角；Broden 位，足中立屈曲位，小腿内旋 30°～40°，X 线分别从垂直尾侧偏 10°、20°、30°、40°摄片，可用于判断后关节面骨折移位的情况。

2. CT 检查 可更清楚地显示骨折块粉碎、移位的情况，便于观察关节面的损伤、塌陷情况，指导分型，三维重建 CT 能更直观地指导治疗。

三、骨折分型

1. 关节外骨折
（1）跟骨结节纵行骨折：由高处坠落足跟着地引起。
（2）跟骨结节横行骨折（鸟嘴形）：常见于跟腱撕脱骨折。
（3）跟骨载距突骨折：足内翻位受伤可引起。
（4）跟骨前端骨折：较少见，前足强力内翻跖屈位时，分歧韧带和骨间韧带造成的撕脱骨折。
（5）接近距下关节的骨折：垂直暴力可引起。

2. 关节内骨折
（1）Essex-Lopresti 分型：舌状骨折和关节压缩性骨折。
（2）Sanders 分型：临床较为常用，以 CT 扫描结果作为分类基础，可以准确地反映出穿过后关节面的骨折线的位置和数量。在冠状面上，将距骨下关节面最宽处用两条线分为三等份，分别为内、中、外三个柱，此三柱与载距突同为潜在的四块骨折块（图4-54）。距下关节面分离或台阶≥2mm为移位。

Ⅰ型：无移位的关节内骨折，不考虑骨折线数量。

Ⅱ型：有移位的两部分骨折。根据主骨折线位置分为ⅡA型骨折线偏外侧、ⅡB型中央骨块、ⅡC型骨折线偏内侧（载距突骨折）。

Ⅲ型：有移位的三部分骨折，分为ⅢAB、ⅢBC、ⅢAC型，字母分别表示为同时有Ⅱ型骨折的三个亚型骨块。

Ⅳ型：四部分及以上的移位骨折或粉碎性骨折。

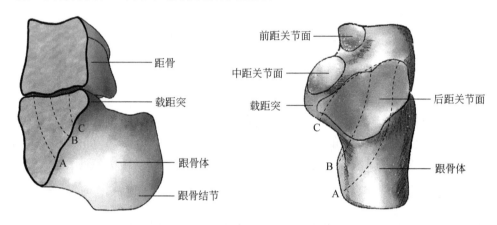

图4-54 Sanders 分型

左侧为跟、距骨冠状面截面图；右侧为跟骨俯视图

四、治疗方法

各种类型跟骨骨折治疗的共同目标如下：恢复距下关节后关节面的完整性；恢复跟骨宽度及高度；恢复腓骨下间隙，解除腓骨肌肌腱的挤压；恢复跟骨结节的外翻位置；如果跟骰关节也发生骨折，将其复位。

（一）软组织的损伤控制

足部的闭合性损伤可以合并严重的软组织损伤，入院后应采取相应措施预防或减轻患肢水肿。具体方法包括患肢抬高、加压包扎、休息和适当理疗等。

患肢抬高：为达到有效减轻水肿的目的，关节水平面从踝关节到髋关节应依次降低，以利于静脉回流。

加压包扎：适当的加压包扎可以预防局部充血，可应用弹力绷带，但需注意不能压力过大而导致皮肤缺血性坏死，加压包扎期间应严密观察患肢远端的血供情况。

休息：适当休息可减少肢体远端血流，患肢制动可减少骨折端出血。

理疗：冰敷有助于消肿，注意冰袋下应加垫毛巾，不能直接与皮肤接触。口服中药汤剂或中药外用熏洗可促进血运循环，减轻水肿。

（二）中医传统手法整复复位

待肿胀消退后进行整复。

1. 非关节面骨折的手法整复

（1）跟骨结节纵行骨折：患者仰卧，患肢屈髋、屈膝各 90°，一助手位于患者头侧环抱小腿近端腘窝处向上牵引，另一助手位于患者尾侧握持前足使之跖屈，术者立于患者尾侧，双手四肢交叉扣于足弓，两拇指抵于骨折块上方跟腱两侧并推挤使之复位。如果尚未复位，怀疑有软组织嵌入，可左右摇摆足部并推按骨折块以解除嵌压的软组织，再行复位，或转手术治疗。

（2）跟骨结节骨折：患者俯卧，膝关节屈曲 90°，助手位于患者尾侧握持患肢前足维持其跖屈位。术者位于患者尾侧面向头侧，双手四指扣于足踝前方，拇指抵于骨折块上方跟腱两侧，向下向内推挤骨折块使之复位。

（3）接近距下关节的骨折：患者仰卧，髋、膝关节分别屈曲 90°，助手位于患者头侧环抱小腿向上牵引。术者立于患者尾侧，双手合抱患肢踝关节，拇指在关节前方，四指于后方合扣，牵拉患肢做对抗牵引，同时两掌挤压足跟向中心扣紧，可同时矫正跟骨增宽和 Böhler 角。

2. 关节内骨折的手法整复 患者侧卧，伤侧在上，膝关节屈曲 90°位。一助手位于患者头侧环抱小腿向上牵引，术者两手扣足内、外侧维持踝关节跖屈位，二人做拔伸对抗牵引 5～10 分钟。随后维持牵引，术者两掌位置不变，对向用力，恢复跟骨宽度和 Böhler 角度，即完成整复。

以上手法整复有困难的患者，可用钢针在局部麻醉下进行撬拨复位，同时经皮进行固定。

（三）无创固定方法

无创固定方法适用于 Sanders I 型骨折或无移位的骨折，Ⅳ型骨折也可采用闭合复位外固定的方法，对于老年患者，尤其是合并骨质疏松、肢体感觉丧失或糖尿病的患者，可采用闭合复位固定治疗。

1. 石膏托固定 石膏托厚度通常为 12～14 层石膏绷带，以下肢后侧为中心，包围肢体周径 2/3。石膏与皮肤之间需要垫以适量的衬垫或棉垫，防止加重软组织损伤。石膏固定后，需要定期检查肢体末梢的血运情况以及肢体的肿胀情况，做适当调整或及时更换石膏托（图 4-55）。

2. 超踝关节夹板固定 下肢覆好衬垫后，在内、外踝下方各放置一块压垫，皮肤条件好的用胶布固定。然后取 5 块夹板，1 块预弯的长夹板放置于踝关节前方，固定从跖骨远端到小腿近端，使患肢略跖屈；2 块中长夹板放置于压垫两侧，两块短夹板放置于两侧足弓位置。随后用系带绑扎固定。

（四）手术治疗

1. 适应证 开放性骨折；后关节面骨折移位超过 2mm 者，跟距角 <10° 或完全消失者；跟骨严重畸形，跟骨增宽、短缩及内翻畸形的骨折；后关节面高度比正常少 10% 以上，或轴位片以患者跟骨最宽度比正常侧增加 10% 宜手术；严重粉碎性骨折，骨折伴脱位。

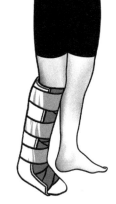

图 4-55 石膏托固定

2. 手术时机的控制 应耐心等待至计划皮肤入路处重新形成褶皱，一般为伤后 7~14 天，但应该避免延迟手术超过 3 周，这会增加骨折复位及切口闭合的难度。

3. 复位固定的原则 对涉及关节面的骨折解剖复位；恢复跟骨宽度、高度及整体外形；恢复距下关节面的平整；恢复三个关节面之间的正常解剖关系；恢复 Gissane 角、Böhler 角和后足的负重轴线。

4. 手术治疗方式 包括钢板内固定术、距下关节融合术等。

五、康复治疗

（一）非手术治疗康复治疗

非手术治疗患者在肿胀消退后即可进行功能锻炼，包括肌肉的等长收缩训练、踝关节和距下关节的活动练习。可拄拐下地活动，但不能负重。4~6 周可解除外固定，逐渐增大踝关节的活动范围，此时不宜过度锻炼。8~12 周视影像学检查结果决定康复治疗方案，若骨痂形成良好，可酌情弃拐练习步行。当 X 线片证实骨折愈合完全时可完全负重。

（二）手术治疗康复治疗

内固定治疗后可用石膏托维持足于中立位，抬高患肢，局部冷疗有助于消肿。术后 2~3 天，如果切口状况允许，可以开始踝关节轻微的被动活动训练，范围为 0°~25°，可在 CMP 机上完成，每天 1 次，每次 1 小时。通常在术后 1~2 周可以去除外固定，拄拐下地活动，并开始踝关节和距下关节主动活动锻炼，可用伤肢足趾画圈，逐渐增大画圈直径。8~12 周禁止负重，可用在支具保护下活动。其后根据骨折的粉碎程度和固定的稳定性，适当开始下肢部分负重锻炼。半年内应避免对跟骨有撞击的活动。康复期间分别在术后 6 周、12 周、6 个月和 1 年摄侧位和轴位片以评估骨折的愈合情况。

肿胀期间及术后早期患肢应抬高，使踝关节依次高于膝关节、髋关节。由于切口愈合较慢，一般术后 2~3 周拆线，拆线前可对伤口紫外线照射治疗，有利于减轻切口红肿、渗出。注意双侧跟骨骨折、开放性骨折、吸烟、糖尿病患者容易发生切口并发症，鼓励患者戒烟，严格控制血糖。

（三）中医中药治疗

术前骨折肿胀阶段和术后早期可服用活血祛瘀、利水消肿药物，如桃仁四物汤或活血止痛汤，外加薏苡仁、三七、泽兰、木通等；外用双柏膏、消肿止痛膏或跌打万花油等。中期宜合营生新、接骨续损，内服八厘散、生血补髓汤等；外用接骨膏或接骨续筋膏等。后期养气血、补肝肾、壮筋骨，内服可选用补肾壮筋汤；外用海桐皮汤熏洗。

（乔久涛　张浩然）

参 考 文 献

林华, 徐又佳, 刘强, 等. 2018. 骨质疏松性骨折围手术期干预指南. 中华骨质疏松和骨矿盐疾病杂志, 11（5）:

438-448

王予彬，王惠芳. 2019. 运动损伤康复治疗学. 2版. 北京：科学出版社

胥少汀，葛宝丰，徐印坎. 2016. 实用骨科学·4版. 北京：人民军医出版社

中国康复医学会. 2017. 预防老年人跌倒康复综合干预专家共识. 老年医学与保健，23（5）：349-352

中华医学会骨科学分会青年骨质疏松学组. 2018. 中国骨质疏松骨折围手术期处理专家共识（2018）. 中国临床医学，25（5），1-10

朱毅，米立新. 2019. 康复治疗师临床工作指南·肌骨疾患康复治疗技术. 北京：人民卫生出版社

Canale S T. 2012. Campbell's operative orthopaedics，12th edtion. Elesvier mosby

Evans E M. 1949. The treatment of trochanteric fractures of the femur. J Bone Joint Surg Br，31：190-203

Forgon M，Szatai I，Miltényi L. 1966. Technic of measuring the blood circulation of the femoral head following femoral neck fractures with human serum albumin labelled I-131. Chirurg，37（7）：301-305

Nordqvist A，Petersson C J. 1995. Incidence and causes of shoulder girdle injuries in an urban population. JShoulder Elbow Surg，4（2）：107-112

Orthopaedic Trauma Association Committee for Coding and Classification. 1996. Fracture and dislocation compendium. J Orthop Trauma，10（S1）：v-ix，1-154

Palvanen M，Kannus P，Niemi S，et al. 2006. Update in the epidemiology of proximal humeral fractures. Clin Orthop Relat Res，442：87-92

Rasmussen J V，Jensen S L，Petersen J B，et al. 2011. A retrospective study of the association between shortening of the clavicle after fracture and the clinical outcome in 136 patients. Injury，42：414-417

Ropars M. 2017. Clavicle fractures. Orthopaedics & Traumatology：Surgery & Research. 103（1）：S53-S59

Sarmiento A，Zagorski J B，Zych G，et al. 2000. Functional bracing for the treatment of fractures of the humeral diaphysis. J Bone Joint Surg Am，82：478-486

Schatzker J，McBroom R，Bruce D. 1979. The tibial plateau fracture. Clin Orthop Relat Res，138：94-104

Sharr J R P，Mohammed K D. 2003. Optimizing the radiographic technique in clavicular fractures. J Shoulder Elbow Surg，12（2）：170-172

van der Meijden O A，Gaskill T R，Millett P J. 2012. Treatment of clavicle fractures：current concepts review. J Shoulder Elbow Surg，21（3）：423-429

Zlowodzki M. 2005. Treatment of acute midshaft clavicle fractures：systematic review of 2144 fractures. Journal of Orthopaedic Trauma，19（7）：504-507

第五章

四肢运动系统慢性损伤的治疗与康复

第一节 肩 周 炎

不明原因的肩关节周围疼痛，肩关节各个方向主动和被动活动度降低常被归结为"肩周炎"，为一类引起盂肱关节僵硬的粘连性关节囊炎（图5-1）。肩周炎好发于40~70岁的中老年人，在这个年龄段有2%~5%的患病率，并且女性较男性多见，左右肩无明显差异。大约有10%的肩周炎患者在第一次发病的5年内对侧肩关节也会再次罹患"肩周炎"。实际上，肩痛患者中肩周炎并非常见，肩袖损伤的比例更高，已有研究发现50岁以上的老年人肩袖损伤的比例高达23%。根据肩周炎的发病特点，可以分为原发性和继发性两类。原发性肩周炎又称为特发性肩周炎，尚未发现明确病因。继发性肩周炎指继发于患侧上肢创伤和手术之后的肩痛和关节僵硬。鉴别原发性肩周炎或继发性肩周炎对于选择合理的治疗方式至关重要。

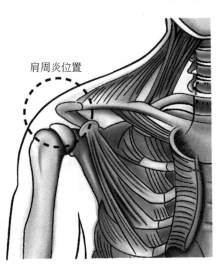

图5-1 肩周炎好发部位

一、临床表现

（一）症状

根据症状的演变，原发性肩周炎分为3个时期：①疼痛期，持续2.5~9个月，表现为逐渐加重的肩部周围疼痛。②僵硬期，持续4~12个月，此期肩关节疼痛缓解，而以渐进性肩关节活动度降低为特点，包括主动和被动的肩外旋、内旋和外展活动度全面下降，其中以肩外旋活动度降低最为明显。③缓解期，持续5~26个月，肩关节活动度逐渐恢复。肩周炎有自限性的特点，未经治疗者整个病程为12~42个月，平均为30个月。但即使病情得到最大程度的恢复,仍有约60%的病例不能完全恢复正常,患侧肩的活动度低于对侧正常肩关节。

（二）体征

肩部压痛,一般压痛点是多处,常见于肩峰下,喙突等处；肩关节活动受限,以外旋、外展与高举受限显著。随着病情的进展,关节囊及肩周软组织出现粘连,肌力逐渐下降,使肩关节各方向的主动和被动活动均受限,特别是梳头、穿衣、洗脸、叉腰等动作均难以完成,严重时肘关节功能也可受影响。患者肩怕冷,不少患者终年用棉垫包肩,在暑天肩部也不敢吹风。三角肌、冈上肌等肩周围肌肉早期可出现痉挛,晚期可发生失用性肌萎缩,出现肩峰突起,上举不便,后伸不能等典型症状,此时疼痛症状反而减轻。

二、相关检查

颈椎正侧位片一般可看到颈椎曲度有改变。肩关节的普通X线片一般看不到明显的异常X线特征。MRI见关节囊增厚,肩部滑囊可有渗出,MRI对鉴别诊断意义较大。

三、诊　　断

正确诊断的前提是详细询问病史,要求了解症状初发的情况,有无继发因素：比如有无损伤和手术等诱因,症状持续的时间等。由于肩周炎发病有时与某些内科疾病有一定的相关性,需要了解患者有无甲状腺疾病、缺血性心肌病、糖尿病等病史。体格检查则包括患肩进行外展、外旋和内旋的活动,患有肩周炎时患肩各个方向的主动和被动活动度均明显降低；了解肩外展、外旋和内旋肌力,患有肩周炎时肌力降低不明显,但常由于活动度的限制而影响评估。肩周炎的影像学检查一般无明显异常,但最好常规拍摄肩前后位片、腋位片和冈上肌出口位片,与其他相关疾病进行鉴别,颈椎正侧位片一般可看到颈椎曲度有改变。

引起肩痛的常见疾病有撞击症、肩袖损伤、冈上肌钙化性肌腱炎、盂肱关节疾病等,颈椎疾病、颈神经根或臂丛神经受累也可以引起肩痛。与肩周炎明显不同的是,上述疾病肩关节的被动活动度多无明显降低。

四、西医治疗

肩周炎的治疗主要有两个目的：缓解疼痛和恢复关节活动度。

本病以非手术治疗为主。①口服药物：如非甾体类抗炎药,疗效有限。②局部痛点封闭：常用的有可的松,据报道长期效果并不理想。③降钙素：如鲑鱼降钙素。④局部麻醉：有报道肩胛上神经周围或臂丛神经肌间沟注射局部麻醉药物,可以缓解肩周炎的疼痛症状,然而疗效维持时间短暂,没有证据表明能够改变自然病程。⑤关节扩张法：又称为水成形技术,主要针对关节腔容量的减小,关节内注射40～50ml液体（混有布比卡因、利多卡因等局部麻醉药,以及皮质类固醇激素）。有学者报道,关节扩张法对于缓解疼痛和恢复关节活动度具有良好效果。

手术目的为缓解关节僵硬，恢复关节活动度。手术方法为手术松解，包括开放手术和关节镜微创手术。随着近年来关节镜微创外科技术和设备的进步，关节镜下松解逐渐成为治疗"肩周炎"关节僵硬的重要手段，甚至门诊手术即可完成。肩周炎关节镜下松解术主要包括切除肩袖间隙处的炎症滑膜，松解盂肱上韧带、喙肱韧带和前方关节囊，松解肩胛下肌腱，分离肩关节下方关节囊，术后对于缓解肩周炎疼痛和恢复关节活动度具有明显疗效。关节镜下松解术对于注重生活质量、希望缩短自然愈合时程，或非手术治疗无效的肩周炎病例，是一种良好的治疗手段。

五、中医治疗

中医学认为，肩周炎乃风寒湿邪侵袭肩周筋脉引起的慢性疾病，风寒湿邪伤及肩周筋脉，致使气血不通而成疼痛。症状多表现为肩背部疼痛、酸胀、手臂活动受限、肩部怕凉等。肩前部的疼痛取鱼际穴，肩外侧的疼痛取三间穴，肩后侧的疼痛取后溪穴，肩部不能抬高者取肩髃穴，手臂不能后背者取天宗穴，效果良好。

肩周炎有其自然病程，一般在1年左右能自愈。但若不配合治疗和功能锻炼，即使自愈也将遗留不同程度的功能障碍。早期给予理疗、针灸、适度的推拿按摩可改善症状。在肩部痛点处予热毛巾热敷，以活血化瘀，可外敷肩痛贴。功效：祛风散寒，除湿祛毒，温经通络，活血化瘀，舒筋止痛，恢复肩关节功能。

六、康复治疗

目前物理康复治疗仍是肩周炎的首选治疗方法，如肢体主被动活动、关节松动术、肌力训练、自我牵伸、家庭训练以及针灸按摩等。

肩周炎的康复治疗分为三个阶段。

（一）疼痛期

目的：缓解疼痛和不适，恢复运动。

方法：①物理因子治疗，包括冰敷、超声波、经皮神经电刺激疗法等。②关节活动度训练，包括被动、主动-辅助和主动关节活动度训练。让患者坐于治疗床上，患侧肩外展30°抓住治疗床边缘，身体向健侧倾斜，以牵拉患侧肱骨，使肱骨向足侧滑动。进行全方位的肩关节周围软组织牵伸治疗，以保护软组织的延展性，维持正常的关节活动范围。③肌力训练，包括以下两种。等长收缩训练：站立于墙边，患手抵住墙壁做外展或外旋动作，发力循序渐进。等张收缩训练：中立位，屈肘90°，弹力带一端固定，患手抓住弹力带另一端，做内旋、外旋动作。

（二）僵硬期

目的：减轻疼痛，防止关节挛缩加重，增加肩关节的活动度。

方法：①物理因子治疗，包括热疗、电刺激、超声治疗等。②关节活动度训练，遵循活动幅度由小到大，循序渐进的原则，继续进行肩关节外展、外旋、后伸、前屈、内旋运动以及全方位的牵伸。③肌力训练，除继续肩袖肌力训练外，还可进行肩胛稳定强化训练。

（三）缓解期

目的：进一步增加肩关节的活动度。

方法：①物理因子治疗，包括热疗、电刺激、超声治疗等。②关节活动度训练，同上一阶段。此阶段疼痛明显减轻甚至消失，因此在做关节活动度训练时可适当增加强度。③肌力训练，可防止肌肉萎缩，增加肌肉力量及肌肉弹性，维持关节稳定。此外，还进行肩部肌肉抗阻力肌力训练。

（冯海燕　李　伟）

第二节　肱骨外上髁炎

肱骨外上髁炎为多种原因引起肱骨外上髁处，即前臂和肩肘关节伸肌腱起点处的一种慢性损伤，导致肘外侧局部疼痛的综合征。前臂伸肌起点特别是桡侧腕短伸肌，反复收缩牵拉导致肌腱起点慢性撕拉伤，造成积累性损伤，出现肘关节外侧疼痛，或累及整个前臂，尤其前臂做旋转背伸、提拉推等动作时疼痛常常会加剧。本病多见于35~50岁男性及中老年人。有10%~50%的网球运动员会发生肱骨外上髁炎，俗称网球肘。此外乒乓球运动员、钳工、木工、家庭主妇等反复长期重复不适当用力活动也可发生肱骨外上髁炎。

一、临床表现

患者主诉肘关节外侧痛，一般起病缓慢。起病初期多为劳累后出现肘关节外侧酸胀不适或疼痛，有时波及两侧，常向前臂放射。检查时可发现桡侧腕短伸肌起点即肘关节的外上压痛。关节活动度正常，局部肿胀不常见。如果让患者的前臂内旋腕关节掌屈，再让其伸直肘关节重复损伤机制时，即会出现外上髁疼痛。患者常述拧毛巾、扫地、端物、炒菜等动作时疼痛明显加剧，可出现前臂无力，甚至持物落地。

二、相关检查

肱骨外上髁的X线检查可发现伸肌腱起点处局部点状的钙化点，肌骨超声检查可发现肱骨外上髁附着点处的伸肌总腱肿胀，慢性病例可发现钙化。MRI可见桡侧腕短伸肌充血水肿，甚至部分断裂。部分患者见肱骨外上髁部异常信号。

三、诊　　断

诊断标准：①肘部损伤史及前臂伸肌群反复牵拉病史。②肘外侧疼痛症状，可向前臂放射。

③肘外侧有明显压痛。④MILL征阳性，即手握拳，腕关节掌屈，前臂旋前，最后伸直肘关节，此时出现肱骨外上髁处疼痛。⑤X线检查可发现伸肌腱起点处局部点状的钙化点。

四、西医治疗

肱骨外上髁炎是一种自限性疾病，非手术治疗常能奏效；手术很少应用，只用于症状严重，非手术治疗无效的少数患者。当网球肘非手术治疗失败时，可选择的手术治疗方案有切开清创修复术或单纯的清创术、经皮减压术和关节镜清创术。无论选择哪种手术方法，手术治疗的原则是一致的，即清除桡侧腕短伸肌处退行性变性的组织（如果累及伸肌总腱，也应清除）。

五、中医治疗

本病在中医学属"伤筋"范畴，并称之为"肘劳"。推拿治疗对症状的缓解、促进病症的康复有较好的作用，可舒筋活血、通络止痛。

张士杰擅用腕骨穴（上昆仑）治"肘劳"。注意补泻手法：张氏描述针刺心得为"得气至五指抖动乃发针"。高树中擅用肘灵穴（此穴位于阳陵泉上方腓骨小头处）治"肘劳"。以上诸穴以阳明经为主。进一步说明"肘劳"发病原因为气血亏虚，脉络不通，不通则痛。阳明经为多气多血之经，刺其穴可激发阳明经经气，活跃气血，濡利关节，通络止痛。健侧取穴符合《黄帝内经》"左病右取，右病左取"之意。

六、康复治疗

物理因子疗法：冰敷、电疗、超声波治疗。

运动疗法：肘关节主动、被动运动，肘关节屈曲、伸展、旋转运动。对背伸肌进行牵伸训练。主动进行肩胛部肌群肌力训练。

康复分为3个阶段。

第1阶段：减轻疼痛和缓解炎症反应，促进损伤组织的愈合，预防肌肉功能退化。适用PRICE原则。

保护（protect）：可以使用肘关节加压带或者腕关节支具。休息（rest）：网球肘是劳损性疾病，休息能够很好地使损伤组织愈合，并且缓解疼痛。冷敷（ice）：有炎症反应时（如关节处红肿热痛），推荐使用冷敷。加压（compress）和抬高（elevate）：有助于静脉回流和减少炎症物质渗出。

第2阶段：增加肘关节周围肌肉的力量和耐力，可使用一些抗阻力训练和耐力训练。

第3阶段：增加肘关节的灵活性、稳定性和身体核心力量，根据个性化要求，制定方案。运动疗法如下。

肌肉力量和灵活性的训练可有效治疗网球肘，其中离心力量训练被认为是最有效的方法。它主要通过模拟机械性感受器产生有助于肌腱恢复的胶原来恢复肌腱的力量，还可改善肌腱中胶原队列和刺激胶原交叉线路的形成，从而增强肌腱的抗张强度。离心力量训练首先需要把前臂固定好，肘关节和腕关节位于伸展位，呈握拳状，然后克服重力缓慢放下，再用健侧抬起到原来位置。每组重复做 5~15 次，共 3 组，建议每天做。训练过程中出现轻微的不舒服是正常的，如果疼痛较严重则应立即停止训练。当患者可以轻松完成训练后，可通过增加重力或通过橡皮筋增加阻力。此外还有手指伸直训练（使用弹力圈，环绕住手指，要求做抗阻力伸指训练）、握力训练［使用握力球或握力器训练（图 5-2）］、腕关节屈伸和旋转训练。

其他治疗技术包括局部封闭注射治疗，富含血小板血浆注射治疗。

（郭亚山）

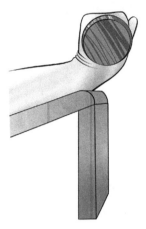

图 5-2 握力训练

第三节 腕管综合征

腕管综合征是指正中神经在腕管内受压而造成鱼际肌无力和手部正中神经支配区的疼痛麻木及进行性的鱼际肌萎缩的一组症状和体征，主要表现为拇指、示指、中指和环指桡侧半及相应指远节背侧疼痛麻木，以中指为甚，夜间或清晨症状较重（图 5-3）。

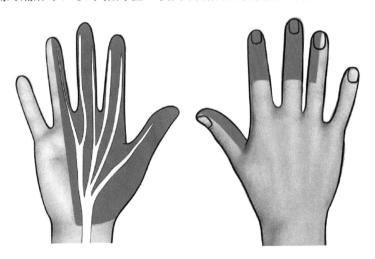

图 5-3 正中神经支配区

以腕关节活动为主的运动项目最常见的是周围神经卡压综合征，现代社会人们长时间地使用电脑，反复在键盘上敲打和频繁点击鼠标，手腕关节因长期密集、反复和过度活动，导致腕部肌腱或关节肿胀、疼痛、痉挛。腕管内压力增加，压迫神经，俗称"鼠标手"。办公室人员、教师、编辑、记者等都是腕管综合征的高发人群。

一、临床表现

（一）症状

逐渐出现的手指和手掌麻木，正中神经受压而出现示指、中指和环指麻木、刺痛或呈烧灼样痛，白天劳动后夜间加剧，夜间常被拇指、示指、中指三指的剧痛所惊醒，而活动手腕后可减轻。麻木主要在示指，其次是中指拇指和环指。针刺时有感觉过敏或异常迟钝，而小指和环指的尺侧则表现正常。随着病程的发展，受正中神经支配的手部小肌肉萎缩，因而出现"猿形手"。还会出现拇指与示指对指无力、手指不能分开与并拢等现象，严重时持物不稳。由于女性的骨骼要比男性小，手部的腕管发育先天较男性细，腕部的正中神经更容易受到压迫性损伤，因而女性发病率远大于男性，是男性发病率的3倍左右，且孕妇多见。

（二）体征

叩击掌部中心或掌根部腕管处可引起手指麻木。

二、相关检查

（一）X线检查、CT检查

通过X线检查和CT检查，可以诊断由手腕部骨折、关节脱位、风湿性关节炎和类风湿关节炎导致的正中神经受压。

（二）MRI

通过磁共振成像检查可以观察腕管内结构，显示正中神经的粗细、受压迫情况和腕关节周围组织的情况，可以更加清晰、准确地确定病因。

（三）特殊检查

Tinel征（神经叩击试验）：用手指叩击腕横纹附近区域，若出现正中神经支配手指，即拇指、示指、中指和环指桡侧半的串麻或刺痛，为阳性体征。

Phalen征：屈肘、前臂上举，双腕同时屈曲90°，若1分钟内出现正中神经支配手指的串麻或麻木加剧，即为阳性体征。

三、诊断

（1）有腕部长期运动疲劳，劳损史。长期从事计算机操作等办公室工作。
（2）手掌桡侧三指和环指桡侧皮肤感觉障碍、麻木，有夜间麻醒史。
（3）晚期出现大鱼际肌肉萎缩，拇指对掌功能障碍。
（4）特殊试验可呈阳性（Tinel征、Phalen征）。

（5）肌电图提示腕部正中神经受压。

四、西医治疗

手术治疗：腕管综合征探查、松解正中神经可在掌根部腕横纹中间做纵切口。切开皮肤及皮下组织，显露腕横韧带，可在略偏尺侧切开腕横韧带，腕横韧带要彻底松解，尤需注意其远侧部分，勿损伤大鱼际肌支。根据神经受压和纤维化的情况，考虑有无必要做神经外或内松解术。关节镜下腕管松解手术创伤小，恢复快，值得推广。

五、中医治疗

按摩疗法：经穴和经外奇穴包括大陵、内关、外关、阳溪、阳池、列缺、鱼际、劳宫、合谷等。反射区包括肾、输尿管、膀胱、肺、颈肩区等。反应点包括踝点、运动点、颈项点、肩点、痉挛刺激点、止痛点等。全息穴包括颈肩穴、足穴等。治疗以上述穴位为重点，采用按揉拿捏等手法，以腕关节为中心进行按揉。

针灸治疗：取患侧曲池、内关，手指麻木、疼痛、感觉异常者，加四缝、十宣；鱼际肌萎缩者，加鱼际、劳宫、后溪；腕关节痛甚者，加大陵、养老、列缺；痛及前臂者，加手三里、曲泽。诸穴合用，活血通络，消肿止痛，祛瘀生肌，诸症得解。

六、康复治疗

康复治疗的重点为保护和预防神经继发性损伤，促进神经再生与修复，重建工作和日常生活活动能力，包括以下内容。

1. 物理因子治疗
（1）热疗：增加受损部位的血供，促进炎症消散，减轻症状。
（2）冷疗：刺激受损部位血管收缩达到控制局部渗血水肿，减少炎症渗出，从而减轻疼痛。
（3）超声波治疗：通过改善局部循环，促进组织愈合。

2. 运动疗法 目的在于增加组织延展性，预防手指关节挛缩，提高手内在肌肌力和指间关节活动度。对于症状较轻的患者可以采取以下几个动作。

（1）正中神经滑动：将上肢外展90°，指尖向下，手心朝外，并将头向靠近运动上肢的方向偏移。屈腕直至指尖向上，手心朝向自己，并将头向远离运动上肢的方向移动，可以缓解症状，同时对于像程序员等有腕管综合征发生风险的人群也有预防的作用。

（2）正中神经和尺神经滑动：将上肢前屈180°，然后向侧面打开，指尖向下，让手心朝外，旋转手臂，直至指尖向上，手心仍然朝外。让手靠近头部，手心尽量朝向天花板。长期正中神经受压会导致手部肌肉萎缩，所以进行手部功能锻炼对于腕管综合征患者的康复治疗尤为重要，以下推荐几个简单的锻炼手部肌肉的方法：握拳伸展；手指交替伸展；拇指抗阻力外展；拇指内收；交替对指。

3. 康复教育 长期从事用手量很大的职业，比如程序员、钢琴家等人群，通过一定的练习预防或可缓解腕管综合征。

（赵云龙　乔久涛）

第四节　膝关节疼痛

一、膝关节滑囊炎

膝关节周围有许多滑囊，有些与关节相通，多数则是孤立存在。滑囊又称滑液囊或者黏液囊，它介于肌肉和肌腱附着处与骨隆起之间，囊内含有少量滑液，其作用是减少骨与肌肉、肌腱之间的摩擦，减轻压力，便于保持关节运动功能的灵活性。若膝部遭受反复机械性磨损或外力撞击膝部滑囊，引起局限性红、肿、痛、热、活动受限等现象，形成急性损伤或者慢性劳损，引起滑囊炎。

（一）髌前滑囊炎

1. 髌前滑囊炎的诊断
（1）损伤机制：髌前滑囊位于皮肤与髌骨及髌腱之间，位于髌骨前方的滑囊有髌前皮下滑囊（在皮下与深筋膜之间）、髌前筋膜下滑囊（在阔筋膜与股四头肌腱之间）、髌前肌腱下滑囊（在股四头肌腱与髌骨之间）。髌前滑囊炎多见于皮下滑囊，反复摩擦、挤压、碰撞等机械因素均可引起。以往常见于跪着工作或洗衣的妇女中，故称本病为"女仆膝"。
（2）症状：髌骨前包块形成，无痛或轻度疼痛。
（3）体征：髌骨前侧包块触之有波动感、柔软，边界清楚，压痛或者疼痛不明显。膝关节功能多不受限，有时影响屈膝功能。滑囊穿刺可抽出黄色积液，急性损伤也可呈血性或者淡红色。
（4）辅助检查：B超可见膝前无血流囊性肿块，边界清楚。
2. 临床治疗　囊内穿刺抽液，加压包扎固定。反复发作也可在抽液后注入醋酸氢化可的松。个别有滑液感染时应切开引流，应用抗生素。如果囊肿经反复抽液无效，可行手术切除。
3. 中医治疗　本病以膝部酸痛、伸膝受限及肿胀为主症，常用治疗手法如下。
（1）捻揉法：于膝关节下方垫薄枕，使膝关节微屈，术者坐于病侧，以手掌根部压住髌韧带及腱膜的扩大部进行揉捻、压推，使局部产生热感（图5-4）。
（2）搓揉患病处：术者两拇指压内外膝眼，余四指环抱小腿，使膝关节做伸屈运动（图5-5、图5-6、图5-7）。
4. 康复治疗　因膝前滑囊对关节活动影响小，不论是非手术治疗还是手术治疗，均应及早运动。
（1）运动疗法：术后早期应使用加压包扎，防止局部出血、血肿形成。因囊肿不影响活动，应及早活动。

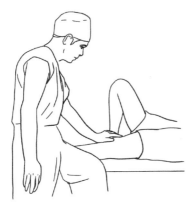
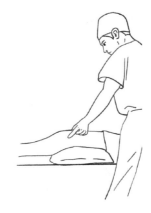

图 5-4　捻揉患病处　　　　　图 5-5　搓揉患处

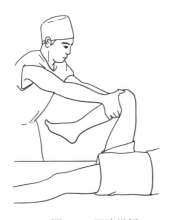
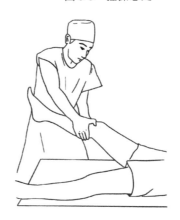

图 5-6　屈膝搓揉　　　　　图 5-7　伸膝搓揉

（2）物理治疗

1）红外线疗法：适用于非急性期。直接照射患部皮肤，使用微热量、温热量，每次20分钟。注意非照射部位的遮盖保护。

2）冲击波治疗：依据具体情况选择治疗剂量。对于慢性炎症、局部瘢痕增生，冲击波治疗可以缓解局部炎症，软化瘢痕，使粘连组织得到松解。

（3）康复教育：膝前慢性的损伤，容易造成髌前滑囊炎，应早期冷敷，加压包扎，防治肿胀。平时生活、运动注意避免膝关节前方长时间压迫或者撞击。

（二）鹅足滑囊炎

1. 鹅足滑囊炎的诊断

（1）损伤机制：鹅足是由缝匠肌、股薄肌及半膜肌腱膜组成，与内侧副韧带之间有滑囊，称为鹅足滑囊。体表标志在胫骨结节内侧稍下。膝部反复小的损伤，关节反复旋转、屈、伸，膝部内侧互相撞击等如骑马、体操、游泳运动员运动过度，都可发生鹅足滑囊炎。

（2）症状：主要表现为运动或者长距离行走、跑步后膝关节内侧疼痛，滑囊所在部位有肿胀，局部可有肿块、触压痛。膝屈曲或外展时疼痛明显。

（3）体征：运动后膝内侧疼痛，局部肿胀。鹅足部压痛，可触及肿大的滑囊，边界清楚。抗阻屈膝或内旋小腿疼痛加剧。

(4) 辅助检查：超声可探及膝内侧囊性肿块，边界清楚。X 线片一般无异常表现。

2. 临床治疗

（1）非手术治疗：一般有效。滑囊如果积液较多，有波动感，可抽净积液，稍加压包扎，适当减少运动量，配合局部理疗，治疗效果大多满意。

（2）手术治疗：非手术治疗效果不佳，反复发作，可采用手术切除滑囊。

3. 中医治疗　由于反复损伤，日久失治，致膝关节软组织肿胀疼痛，功能运动受限。通常施用的手法如下。

（1）散法（图 5-8、图 5-9）：促进血液循环。

（2）拿刮法（图 5-10）：减轻局部肿胀。

（3）牵引法（图 5-11）。

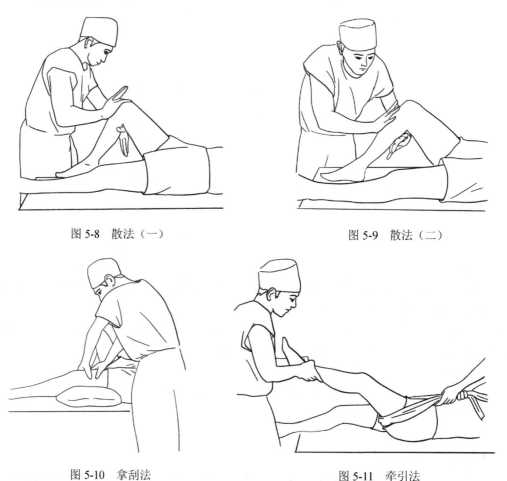

图 5-8　散法（一）　　　　　　图 5-9　散法（二）

图 5-10　拿刮法　　　　　　图 5-11　牵引法

4. 康复治疗

（1）运动疗法：鹅足滑囊炎影响膝关节末端伸膝和行走。术后早期应使用加压包扎，防止局部出血而形成血肿。因囊肿不影响活动，应及早进行运动疗法。早期可进行膝关节周围肌群的肌力训练，放松紧张的膝关节内外侧肌群训练。

（2）物理治疗：因其治疗机制与髌前滑囊炎一致，治疗措施也相近。物理因子治疗除上述外，还可选择冷疗以控制渗出和肿胀。以无热量超短波治疗急性炎症期，电极放置采用对置法。

在亚急性期、慢性期也可以选择冲击波治疗，增加结缔组织的延展性以防止粘连。冲击波治疗可以减轻局部慢性炎症和粘连。

（3）康复教育：告知患者纠正不良习惯和在剧烈运动之前应该充分热身，运动后要进行牵引拉伸活动。避免突然参加剧烈运动然后又静止不动的不正确的运动模式。

二、膝关节韧带损伤

膝关节的关节囊松弛薄弱，关节的稳定性主要依靠韧带和肌肉，以内侧副韧带最为重要，其次为外侧副韧带及前、后交叉韧带。膝韧带抗拉力强，并具有一定的弹性，其功能为维持关节的稳定，并限制其超越生理范围的活动。非生理性暴力活动，牵拉韧带超过其耐受时，即发生韧带损伤。部分损伤时称为挫伤，完全断裂时可撕脱其附着部位的骨质，甚至引起半脱位或全脱位。内侧副韧带（medial collateral ligament，MCL）损伤由膝外翻暴力所致，通常由足直接接触地面，或者是膝关节外侧面受到直接撞击引起。外侧副韧带（lateral collateral ligament，LCL）损伤主要由膝内翻暴力所致，在膝关节韧带中最为少见，约占4%，通常发生在软组织自股骨附着点撕脱或腓骨头弧形撕脱骨折时，多为后外侧角（posterior cruciate ligament，PCL）过伸损伤的一部分。前交叉韧带（anterior cruciate ligament，ACL）损伤大多数发生在运动时，尤其是方向快速变化和跳跃的情况下，如篮球、足球、橄榄球和滑冰等项目。后交叉韧带是限制胫骨相对股骨向后移位的主要结构，单纯PCL撕裂最常见的损伤机制是膝屈曲时胫前直接撞击。MCL、PCL Ⅰ度损伤保守治疗效果良好，Ⅱ度损伤依据患者实际情况考虑手术治疗。

（一）膝部韧带损伤的诊断

1. 膝部韧带损伤的机制 膝部由于在不同体位下及不同方向和强度的应力作用下，膝部韧带可造成不同程度及不同类型的损伤。①屈曲、外展、外旋损伤：最为常见，外力来自膝或小腿的前外侧，或在身体向对侧旋转时扭伤，最先伤及MCL及关节囊韧带。如果作用力足够大，ACL也可被撕裂。内侧半月板可被卡在股骨和胫骨髁间，内侧半月板边缘撕裂，产生O'Donoghue"三联征"。外展应力强者可合并胫骨外髁骨折，即Segond骨折。②屈曲、内收、内旋损伤：此类损伤少见，依据创伤和移位的大小，LCL通常最先发生破裂，然后是关节囊韧带、弓状韧带复合体、腘肌、髂胫束、股二头肌、一条或两条交叉韧带断裂。③前后移位损伤：膝关节屈曲位受到来自前方的暴力，可造成PCL断裂。而反向暴力较大时可造成ACL断裂，但较少见。④过伸损伤：使膝关节过伸的暴力可引起ACL损伤，甚至累及后关节囊及PCL。从损伤组合看，ACL损伤多合并内侧结构损伤，很少合并外侧结构损伤，而PCL损伤则既有单独损伤，也可合并外侧结构损伤，特别是外侧半月板的后外角损伤，而合并内侧结构损伤的机会很少。

2. 症状 韧带损伤急性期，患者膝关节肿胀、疼痛，出现保护性肌紧张，阳性体征较难查出，因此，早期诊断困难；晚期患者多表现出不同程度的膝关节不稳定，不稳定的膝关节容易反复受伤，半月板、关节软骨承受的剪切应力增加，造成半月板损伤，关节软骨退变加剧，继发创伤性关节炎。

3. 体征 韧带损伤属于运动损伤医学项目，多发生于运动中，如足球运动、冰球运动等。

在快速发展的现代社会，摩托车、机动车伤中也有不少是韧带损伤。损伤的外在因素常常是肢体的直接接触，来自各个方向的外力撞击或自身的扭转应力；损伤的内在因素则是体位的影响，如膝关节屈曲外展外旋、屈曲内收内旋、膝关节过伸等。对于韧带损伤的检查、诊断应从病史开始，存在明确的外伤史，膝关节的强力扭转、撞击，以及损伤处发出响声等，医师应警惕有可能存在韧带损伤。膝关节的肿胀、疼痛、无力、活动受限等只是韧带损伤的非特异性征象。

4. 辅助检查　在膝关节韧带损伤的诊断方面，对定位诊断和定性诊断准确性的要求日益增高。由于膝关节韧带损伤的严重程度与范围有时在伤后短时间内并不显著，因此，在随后的诊疗过程中应注意症状和体征的变化，及时补充诊断或修正诊断，特别是韧带损伤所致的关节不稳，常规专科体检有时很难有阳性发现，需在麻醉状态下使肌肉充分松弛，方能检测出不稳定。这一检查方式在临床日常工作中并未普及，所以导致许多韧带损伤的早期漏诊，以至于延误了手术修复的最佳时机。除了传统的体检和 X 线检查外，MRI 与关节镜检查是近年来膝关节韧带损伤诊断学研究中的两大热点。关节镜检查具有直观、微侵袭、在诊断的同时进行治疗等优势，主要适用于关节内的损伤。

（二）临床治疗

1. 非手术治疗　适用于损伤较轻的单纯膝韧带损伤者。膝内收应力照相，可用弹性绷带加压包扎；给予抽尽膝关节内积血，加压包扎，屈膝 20°~30°位前后长腿石膏托固定，6 周后拆除石膏开始练习膝关节活动。石膏固定期间，应加强股四头肌收缩训练。

2. 手术治疗　膝韧带完全断裂，过去认为可以不必进行修补，但近来观察，未进行修补者，有的后遗症明显，常导致膝关节前外侧旋转不稳定，ACL 损伤，则更为明显。当合并 PCL 损伤时，则发生后外侧旋转不稳定，出现胫骨外髁向后旋转半脱位。所以，近年来对于严重交叉韧带断裂的患者，确诊即决定行手术修复治疗。

（三）中医治疗

患者有膝关节外伤史，表现为膝内侧疼痛，肿胀，呈 135°半屈曲位。手法治疗步骤如下：患者坐于床边，两膝下垂，小腿下垂。一助手固定患侧大腿。术者左手的示、中指扣髌骨上缘，拇指贴髌骨下缘，压侧副韧带处，环抱髌骨；右手拿踝部，由内向外，作牵引下进行摇晃（图 5-12）。

术者站起，侧身，拿踝部进行拔伸（图 5-13）。

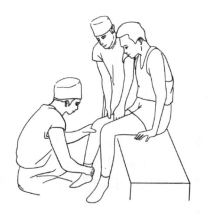
图 5-12　膝关节摇晃法

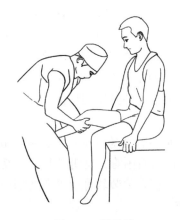
图 5-13　拔伸法

令患者屈膝屈髋，呈盘腿状。术者转体，右臀部推患者小腿，使其屈曲，横向推捋副韧带（图 5-14）。

患者坐于床边，两膝屈曲，小腿下垂。术者以两腿夹患者小腿，两手拇指在上环抱膝关节，进行牵引（图 5-15）。

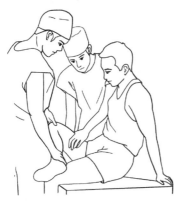
图 5-14 屈膝屈髋

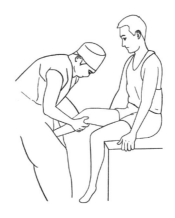
图 5-15 膝牵引

（四）康复治疗

膝关节韧带损伤康复治疗目前已成为未手术患者的主要治疗途径。康复治疗的目的为减轻患者疼痛肿胀、预防关节松弛、通过髋膝周围肌群训练提高膝关节稳定性、增加患侧本体感觉等。膝关节韧带损伤后康复流程如下。

1. 伤后 2 周治疗 消炎消除肿胀，缓解疼痛。预防膝关节进一步损伤与松弛，保持肌肉张力。防止肌肉萎缩。方法：①损伤 48 小时内，即刻冰敷。冰袋置于患膝每次 10~20 分钟，隔 2 小时冰敷一次，避免热敷。②物理因子治疗，应用超短波。其具有缓解肌肉痉挛改善血液循环作用，急性期宜用无热量超声波；超声波治疗选用间歇通断模式，可减少组织粘连、缓解疼痛。③运动功能贴布贴扎技术。减压贴可减轻疼痛，爪型贴可改善下肢肿胀。④制动与运动之间的平衡。

2. 伤后第 2~6 周治疗 逐渐负重练习，恢复步行能力。方法：①当股四头肌控制良好时（直腿抬高没有疼痛和迟滞），在支具角度开启到 0°~50°时进行渐进性负重（可耐受范围内负重）或水下步行练习。②小范围静蹲、重心转移训练。③本体感觉训练。④髋膝踝关节肌群抗阻力练习，ACL 损伤不做抗阻力伸膝，PCL 损伤不做抗阻力屈膝。⑤6 周时，对膝韧带进行 KT1000 检查。

3. 伤后第 6~14 周治疗 恢复正常关节活动度，独立步行，下肢在无痛且控制良好的条件下上下楼梯。方法：①渐进性静蹲练习。②单腿站立训练髋膝踝稳定性训练，正确力线上控制训练。③等张练习伸膝、屈膝（闭链练习优先），注意渐进性抗阻训练的训练量。④上下 15~20cm 阶梯练习。⑤高阶本体感觉训练。⑥3 个月时膝韧带 KT1000 检测。

4. 伤后第 14~22 周治疗 最大限度地提高力量和灵活性，单腿跳跃试验肢体对称度达 75%以上。方法：①能顺利上下楼梯后，开始进行向前跑步练习。②继续下肢力量和灵活性练习。③等速训练（闭链练习优先）。④依据日常运动需求进行相应加速减速练习以达到运动需求。

5. 伤后 22 周治疗 重返专项运动,单腿跳跃试验双下肢对称性达85%以上。方法:①继续强化下肢力量、灵活性和敏捷性。②使用专项运动支具保护膝关节。③强化功能性往返运动。④6个月时膝韧带KT1000检查。

以上康复治疗方案为膝关节损伤后的常规治疗,应该根据患者实际情况制定个体化的治疗方案。

三、膝关节软骨损伤

膝关节软骨损伤多见于青少年。青少年生长发育期,如果身体锻炼不足,关节稳定性较差,运动中易发生软骨碰撞,形成软骨损伤,甚至剥脱。软骨损伤可以单独发生,也可以是髌骨脱位或半脱位、韧带及半月板损伤的并发症。根据膝关节镜手术的研究,关节软骨病变的患病率报道在60%～70%,单纯关节软骨损伤的发生率(30%)低于非单纯关节软骨损伤的发生率(70%)。关节软骨损伤中有32%～58%是由创伤及非接触性机制所造成的,最常见位置是股骨内侧髁和髌骨关节面。内侧半月板撕裂(37%)和ACL断裂(36%)是伴随关节软骨损伤的最常见原因。

(一)膝关节软骨损伤的诊断

1. 膝关节软骨损伤机制 运动时膝关节突然扭转或者遭受意外暴力,作用力会在软骨与软骨下骨间产生剪切应力,造成软骨与软骨下骨分离。根据损伤程度,可以分为三型,Ⅰ型为软骨及基质的微损伤;Ⅱ型为孤立的软骨大块损伤;Ⅲ型为软骨损伤合并软骨下骨骨折。膝关节软骨在运动中遭受外来暴力的情况有以下几类。①直接撞击伤:膝关节屈曲位跪倒,或者运动员膝前互相碰撞、踢压,股骨髁直接撞击于地面或物体上,或者髌-股关节间碰撞,造成股骨髁、髌骨关节面软骨损伤。②间接挤压撞击伤:运动员在跑、跳,做技术动作时,膝关节突然遭受扭转应力、前后方向的暴力,造成关节内韧带损伤,关节稳定性丧失,产生异常活动度,引发关节软骨面撞击,局部软骨损伤甚至分离、脱落。③髌-股关节旋转应力伤:膝关节伸直位,股骨髁在胫骨平台上突然向内旋转,导致髌股关节力线瞬间改变,髌骨向外脱位,撞击股骨外髁外侧缘造成软骨损伤。髌骨回位时又再次挤压股骨外髁,髌骨也同时被勒、压,形成软骨损伤。

2. 症状 膝关节撞击或扭伤后出现肿胀、疼痛及功能受限。疼痛多为持续性,肿胀明显,膝关节伸、屈活动受限。有时关节疼痛不明显,但持续时间较长,关节不能负重。也有因关节内韧带、半月板损伤,诊断、治疗时未能发现软骨损伤,相关损伤治疗后,关节疼痛不能完全消失。部分患者因软骨脱落,形成游离体,可出现关节交锁症状。

3. 体征 常见挤、压关节时可出现疼痛症状。关节积血、积液时浮髌试验阳性。髌-股关节软骨损伤时,髌骨研磨试验阳性。以上体征均不典型。

4. 辅助检查

(1) X线检查:须摄取正、侧位、髌骨轴线位片,一般无异常表现。有时可见关节内游离体。

(2) MRI:有很强的空间和密度分辨率,在软骨的检查方面具有独到的优势。可采用自旋回波序列的T_1WI和抑脂的快速自旋回波T_2WI、PDWI、三维抑脂梯度回波序列等。T_2WI对关节软骨深层缺损比较敏感；T_2WI 对关节积液的信号非常敏感，只要关节软骨损伤有裂隙存在，就可显示出液体的高信号，通过这种高信号来判定软骨是否有损伤及软骨下骨是否有水肿；T_2WI-fs 序列对关节液和关节软骨之间的对比十分明显，可以清晰地显示软骨厚度。

（3）关节镜：可以直视关节软骨损伤。在关节镜下治疗关节内韧带、半月板损伤时，规范的检查操作十分重要，有时可以弥补术前遗漏的软骨和其他组织的损伤或病变。

（二）临床治疗

1. 非手术治疗　单纯、表浅的软骨损伤可以选择非手术治疗，保护关节，进行康复训练，避免剧烈活动和过度负重。关节疼痛、肿胀等可以口服非甾体抗炎药，缓解症状。口服硫酸软骨素、氨基葡萄糖类药物可以促进软骨修复。

2. 手术治疗　关节镜微创手术治疗：症状持续，软骨损伤Ⅰ度以上，可以行关节镜手术。自体骨、软骨移植手术，将关节非负重区的带软骨下骨的软骨移植到缺损区域。目前也有采用软骨细胞移植、人工材料修复等治疗技术。关节内游离体应一并取出。

（三）中医治疗

膝关节的软骨损伤，以膝关节疼痛，屈膝久坐或下蹲时疼痛加重为主症。

1. 㨰法　施行于股四头肌部位，可舒筋活血，增强肌力。动作范围为上达髋部，下达膝部（图 5-16）。

2. 掌揉散法　用掌根部揉捻髌韧带及其扩张部或腱膜部，以出现热感或酸胀感为度（图 5-17）。

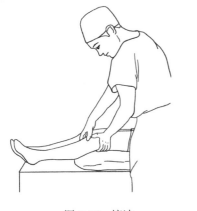

图 5-16　㨰法

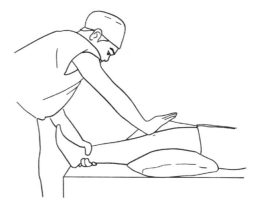

图 5-17　掌揉散法

（四）康复治疗

1. 运动疗法

（1）非手术治疗后的运动疗法：非手术治疗患者，避免关节负重 12~24 周，早期进行关节不增加负重的训练。纠正膝关节力线，做膝关节稳定性训练，使膝关节应力负荷减少。行膝关节末端伸膝训练，训练股四头肌，减少髌股关节撞击。

（2）手术治疗后的运动疗法：手术治疗后的运动疗法需根据不同手术类型、损伤部位及范围，制定不同的康复治疗方案。术后康复分为四期：第一期为保护期，术后0～8周；第二期为过渡期，术后8～12周；第三期为软骨重塑期，术后12～16周；第四期为软骨成熟期，术后24周至18个月，修复的软骨组织达到完全成熟。

1）第1阶段（术后第0～8周）：康复目标包括保护修复部位，恢复正常股四头肌功能和髌骨移动性，减少关节肿胀。软骨形成需要一定的应力刺激，但软骨损伤的部位通常又是关节的负重表面，所以必须对软骨损伤的修复部位进行负重限制，使用双拐辅助足尖行走可以很好地限制负重在体重的20%以下。早期进行关节活动，特别是CPM的使用可以促进关节液循环，改善关节软骨的血供，但关节面的接触会增加软骨的挤压，对不同部位的损伤，应限制关节活动和负重在不同的范围：①股骨髁及胫骨平台骨软骨损伤，应限制关节活动0°～60°及30°～70°，限制负重8周；②髌骨及滑车关节面，应限制关节活动0°～30°，2周后使用铰链支具保护下负重。

2）第2阶段（术后第8～12周）：这一阶段的目标包括保护修复部位，增加肌肉耐力和近端稳定性，重建膝关节、下肢本体感觉和运动感觉。当患者完成第1阶段并进入第2阶段时，首先进行减重步态训练，良好的步态可以减少关节面的撞击，可进行无痛范围内的减重抗阻力训练，如气动悬浮的跑步机行走、水下行走、椭圆运动和低阻力自行车。逐步增加股四头肌、腘绳肌、腓肠肌比目鱼肌复合体和臀肌肌力，同时继续关注核心稳定性。可强化离心控制训练，以防骨软骨修复区受到过大负荷，以患者无明显疲劳为度，因为肌肉过度疲劳不可能提供保护，在这种情况下，运动可能会造成损伤。随着肌肉耐力基础的建立，力量的增加可以在后期进行。

3）第3阶段（术后第12～16周）：这一阶段的目标是在保护关节表面的基础上，增加膝关节控制及活动的灵活性，提高下肢肌力及耐力。使用功率车及椭圆机在减少关节的负荷条件下，增加膝关节的灵活性及下肢肌力。可在柔软的水平面上进行敏捷性训练以缓冲膝关节的冲力。这一阶段的重点是教会患者在功能活动中通过向心性加载肌肉来保护关节表面，包括指导患者在所有三个基本运动平面上如何控制膝。继续强化核心肌群和髋关节肌群训练。

4）第4阶段（术后第24周后）：这一阶段的目标是逐步恢复功能负荷，重返比赛。本阶段应加强肌肉力量，纠正不正确的运动模式，加强核心稳定性训练及髋关节稳定性训练，维持膝部稳定性，降低膝关节剪切应力，使损伤部位软骨免受过度负荷，减少关节软骨磨损。

2. 物理因子疗法　超短波、短波治疗有助于关节内炎症缓解，使渗出液吸收，缓解关节疼痛。配合低频脉冲电治疗，水疗的方法很多，其中水中步行治疗由于水的静压力和浮力，可使患者在减轻患肢负重状态下进行早期部分负重步行，有利于膝关节功能的康复。

四、膝骨关节炎

膝骨关节炎（knee osteoarthritis，KOA）是膝关节的一种最常见的、缓慢发展的慢性退行性关节炎，又称为膝关节退行性关节病、骨性关节病。其特征是膝关节软骨发生原发性或继发性退行性变，软骨下骨硬化或囊性变关节边缘骨质增生、滑膜增生、关节间隙变窄，关节囊挛缩、韧带松弛或挛缩和肌肉萎缩无力等，继而出现不同程度的疼痛、肿胀、变形，致膝关节屈曲或伸直障碍、关节僵硬与不稳定，导致功能减退甚至丧失，影响患者生活自理和社会活动的参与。其变性的原因至今未明，但关节面的劳损和营养障碍是重要的诱发因素。

原发性骨关节炎多发生于中老年。发病率随年龄的增长而增加，女性多于男性。流行病学调查表明，60岁以上的人群中患病率可达50%，75岁以上的人群中则达80%。该病的致残率可高达53%。无明确的全身或局部诱因，与遗传、肥胖、内分泌、代谢障碍及外伤和磨损等因素有一定的关系。骨关节炎好发于负重大、活动多的关节，如膝、脊柱（颈椎和腰椎）入髋踝和手等关节，其中膝关节的发生率最高。本病与关节的应力负荷密切相关，肥胖者的下肢关节应力负荷较大，易发生此病。

继发性骨关节炎可发生于任何年龄，常继发于下列情况：先天性关节畸形；各种原因引起的关节面不平整；关节外畸形致关节对合不良；关节不稳定；某些关节疾病使关节软骨受损；医源性因素，如长期不恰当地使用皮质激素引起关节软骨病损等。

（一）膝骨关节炎的诊断

1. 损伤机制 膝骨关节炎是伴随人体老化进程的一类临床表现。中、老年膝骨关节炎往往是在老化、关节退化的基础之上，运动过度、疲劳，或者继发于创伤、炎症、关节不稳定、半月板切除手术、先天性疾病等，导致关节软骨变形、坏死、剥脱。膝关节正常运动需要膝周韧带、关节囊、骨和半月板结构的完整及神经-肌肉调控机制的作用。这些组织、结构的损伤、功能丧失，将使膝关节运动时的瞬时中心和运动轨迹发生变化，导致关节软骨的应力异常，最终发生膝骨关节炎。膝关节长期静止不动或者关节制动也会因软骨失去营养而退变，同时关节囊、韧带短缩，会增加关节局部应力，久之发生骨关节炎。在上下楼梯、攀登、爬山，行走距离或时间过长时，感觉关节部位不适、酸胀，甚至出现短暂疼痛。运动时发生意外，工作、劳动强度较大，肥胖，伴有其他内科疾病等都可加速关节退变，并引发临床症状。

2. 症状

（1）关节疼痛：是膝骨关节炎最突出的临床表现。早期主要表现为运动量大、活动多、上下楼梯、抬重物时出现关节部不适、酸胀、短暂疼痛，休息后可以缓解。天气变化、寒冷、潮湿环境均可加重疼痛。随着病情的进展，膝关节出现持续性疼痛，甚至夜间痛、行走痛，可伴有关节肿胀。

（2）晨僵：关节晨起时僵硬，活动不利。晨僵持续时间一般较短，活动后可改善。部分患者可出现关节交锁。病情严重时关节活动受限，甚至跛行。

（3）关节变形：膝关节滑膜炎、积液可表现为关节肿大，早期为关节周围的局限性肿胀，随病情进展呈现弥漫性肿胀、滑囊增厚或关节积液。后期可在关节周围触及骨赘，因骨赘形成或者关节力线改变出现关节变形，严重时可出现膝内翻或膝外翻畸形。

（4）骨摩擦音（感）：关节软骨破坏，关节面不平整，活动时可以出现弹响、骨摩擦音（感）。

（5）肌肉萎缩：长期关节疼痛限制，活动能力下降，导致关节周围肌肉萎缩，大腿变细，关节活动无力。

3. 体征 关节部压痛，关节肿胀，活动障碍，骨摩擦音。关节力线改变，畸形。部分患者出现浮髌试验阳性，髌骨固定。

4. 辅助检查 X线片示受累关节非对称性关节间隙变窄，软骨下骨硬化、囊性变，关节边缘骨赘形成或关节变形，还可伴有不同程度的关节积液，关节内可见游离体。

(二) 膝骨关节炎的治疗

1. 非手术治疗

（1）改变不适宜的生活、工作、运动方式，使患者明确治疗目标：缓解疼痛，改善和维持关节功能，延缓疾病进展。体重指数超过 $25kg/m^2$ 者，建议减肥。

（2）药物治疗：非甾体抗炎药是膝骨关节炎缓解疼痛症状的常用药物，包括局部外用药物和口服药物。目前多采用缓释或控释剂型。栓剂经肛门给药可以避免对胃肠和十二指肠的刺激，减轻胃肠道不良反应。

（3）关节腔注射药物可有效缓解疼痛，改善关节功能。该方法是侵入性治疗，必须严格无菌规范操作。

（4）缓解骨关节炎症状的药物，包括双醋瑞因、氨基葡萄糖、硫酸软骨素等。这类药物有促进软骨、滑膜代谢，缓解疼痛症状，改善关节功能，延缓病程的作用。

2. 手术治疗

（1）关节镜微创手术：膝骨关节炎伴有关节交锁症状者，如游离体、半月板撕裂、移位等，采用微创手术取出，关节镜下行髌外侧支持带松解术。

（2）截骨术：胫骨近端截骨术通过改变力线来平衡两侧关节间隙的负荷。该手术操作简单、保留关节、经济有效。可用于年龄较轻、膝关节屈曲超过90°、无固定屈曲挛缩畸形、无关节不稳及下肢动静脉严重病变的患者。

（3）人工全膝关节置换术：人工关节置换是严重膝骨关节炎骨、软骨广泛破坏，关节畸形，症状持续、典型，生活严重受影响患者的有效治疗方法。

（4）单髁置换术：适用于膝关节单侧间室膝骨关节炎，疼痛、功能障碍等临床症状经过非手术治疗无效，影像学检查关节侧关节间隙狭窄明显，对侧关节间隙正常的患者。

(三) 中医治疗

本病多发生于老年人，以膝关节疼痛、变形、功能活动受限为主症。在下肢点穴、按压、推拿、滚法的基础上，为解除疼痛，改善功能，以膝摇晃法为主。

1. 牵引摆动法 患者仰卧。助手以治疗巾兜住大腿部。术者拿摇患肢踝部，牵拉，在牵拉的同时，进行小腿旋转摇晃（图5-18），随后屈膝推揉内侧副韧带（图5-19）。

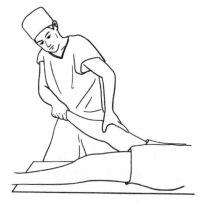
图 5-18 牵拉摇晃

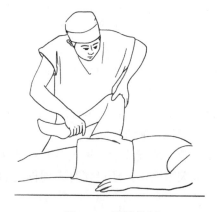
图 5-19 屈膝推揉

2. 旋转摇晃法　患者仰卧。术者一手拿踝，另一侧前臂提兜住腘窝部，向外侧旋转屈曲摇动 5~6 次，然后向内侧旋转屈伸摇动 5~6 次，旋转时注意保持向前方的提拉力（松解关节粘连），支持屈曲，以利于增加关节间隙（图 5-20、图 5-21、图 5-22、图 5-23）。

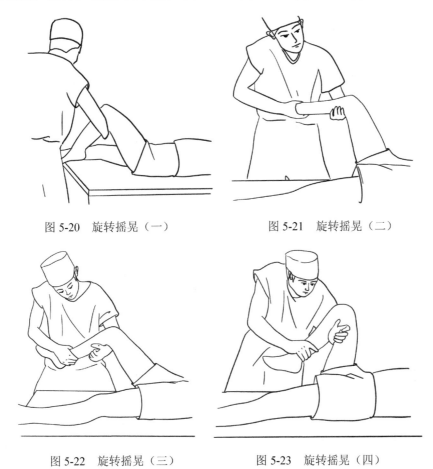

图 5-20　旋转摇晃（一）　　图 5-21　旋转摇晃（二）

图 5-22　旋转摇晃（三）　　图 5-23　旋转摇晃（四）

（四）康复治疗

1. 急性期的康复治疗　目的为消炎消肿，缓解疼痛。

（1）休息与运动之间的平衡：急性期需适当减少患侧下肢的运动，但不可制动。

（2）物理因子治疗：应用低、中频电疗（经皮、干扰电），可促进局部血液循环、缓解疼痛；应用高频电疗，可消炎镇痛、缓解肌肉痉挛、改善血液循环作用，急性期宜用无热量电疗，也可用超声波治疗，可减轻组织粘连，缓解疼痛。

（3）运动功能贴扎技术：改善肢体肿胀。

（4）运动疗法：关节的活动度训练采取以股四头肌为主的肌力增强训练。股四头肌在膝关节的稳定和代偿机制上起重大的作用，可以预防 OA 屈曲畸形的发生，急性期以伸膝末端等长收缩训练为主。活动量指征：以活动后有轻度疼痛为宜，如果活动后第 2 天疼痛仍未消失，则说明活动量过大，应予以调整。

2. 缓解期的康复治疗　主要目的为改善恢复膝关节活动度，提高膝关节周围肌力及膝关节稳定性。

(1)防止关节屈曲畸形,改善伸膝角度:膝关节的屈曲畸形不仅严重影响患者的行走功能,也是康复治疗及手术治疗很难解决的问题,预防膝关节的屈曲畸形至关重要。手法治疗有以下5种。①仰卧位伸膝:在放松大腿屈肌群的前提下,用持续牵伸的手法,使膝关节伸直,在牵伸时可增加小腿外旋的力,每次牵伸时间大于15秒,共5~8次。②俯卧位伸膝:先放松大腿屈肌群,将患者膝移至床边,治疗者一手固定大腿,一手作用于小腿,使膝伸直,牵伸时间大于15秒。③重物压直:患者取仰卧位,伸患肢,于膝关节上方加沙袋,其重量根据患者的耐受力而定。一般加压重量以能持续加压30分钟所承受的重量为宜。前10分钟无明显疼痛,关节基本处于放松状态,中间10分钟轻度疼痛,后10分钟明显疼痛,但能忍受。持续时间过短则为重量过大,持续时间过长而没有反应则重量过小。随着角度的改善,可垫高足跟以获得更大效果。④髌骨的滑动:患者取仰卧位,膝下垫以小枕,使之微屈。一手掌根部置于髌骨下极,另一手置于其手背部,两肘伸直,向上向内侧方向推动髌骨。可在手法的基础上配合患者主动伸膝动作同时进行。⑤胫骨的前方滑动:患者取仰卧位,屈膝约25°(膝关节韧带以关节囊最松弛的位置)。一手置于股骨下端大腿前面,以固定膝部,另一手置于小腿近端腘窝处,向胫骨前方用力,使胫骨向前滑动。或者固定胫骨,向股骨施加向后滑动的力。

(2)改善膝关节屈曲活动度,手法治疗:①卧位屈膝。患者取俯卧位,大腿固定,被动屈曲小腿或俯卧位,被动屈膝的同时伸髋关节,在屈膝的同时可对大腿前群肌肉牵伸。②坐位屈膝。患者取坐位,膝置于治疗床边,治疗者用手固定大腿或腘窝,另一手加力于患肢小腿前部,使膝屈曲,同时牵伸时增加小腿内旋。③髌骨滑动。患者仰卧,膝垫以小枕,使之微屈,治疗者一手置于腘窝,以固定膝关节,另一手掌根部置于髌骨上方,肘伸直,向下和外侧方向推动髌骨。可在手法的基础上配合患者主动屈膝动作同时进行。④胫骨后方滑动。患者取仰卧位,屈膝约25°,治疗者一手于大腿外侧置于股骨下端腘窝处,以固定膝部,另一手虎口部置于胫骨粗隆处,肘伸直,向胫骨后方用力,使其向后滑动。⑤膝关节凹滑法。患者取俯卧位,屈膝。患肢小腿远端置于治疗者腋下,治疗者一手置于小腿近端后面,另一手置于小腿近端前面,上身用力作用于小腿远端使膝屈曲的同时,胫前的手同时向胫骨后方用力,使胫骨向后滑动。⑥股骨胫骨间分离运动,患者取俯卧位,大腿固定,屈膝约25°,治疗者双手握紧患侧髁部,沿小腿长轴方向牵拉使股胫关节面分离。用力大小依病情及患者疼痛感而定。

(3)肌力训练:①等长收缩训练。膝伸位股四头肌静力性等长收缩。②等张抗阻训练。强化股四头肌肌力,增强膝关节的稳定性。③多角度抗阻训练。多角度抗阻训练可有效提高关节终末力量,增强膝关节伸直位最大负荷耐受量,还可避开产生关节疼痛的角度。患者坐位,膝放于治疗床边,在伸膝的不同角度,给予一定的阻力,使伸膝肌处于等长收缩状态。在肌力明显减弱的角度,重点进行此项训练。在出现疼痛的角度不做此项训练,而在大于和小于疼痛角度的体位做抗阻力训练,能使疼痛缓解。

(4)关节稳定性训练:①加强股内侧肌训练,利用生物反馈刺激股内侧肌,同时做伸膝末端抗限收缩训练,起到增强膝关节稳定的作用。②站立位重心移动训练。③利用平衡垫进行膝关节控制本体感觉训练。④在不同体位下练习关节的控制能力。⑤同时可进一步加强患侧腿髋、踝部的灵活性和肌肉控制能力。

(5)矫形支具与辅助器具:用于减少受累关节的负重。①护膝:适用于膝关节骨关节炎而膝关节不稳定的患者。使用后可改善膝关节的稳定性,减轻疼痛和改善步行能力。②手杖:适用于膝骨关节炎患者步行时下肢负重引起关节疼痛或肌肉无力支重困难者。使用手杖以减轻关节负荷。③轮椅：膝不能行走者使用。

（6）心理治疗：膝骨关节炎患者常出现抑郁、焦虑等症状，应及时进行心理辅导，使患者在认识上进行自我调整，增强治病信心。心理状态的改善有助于预防和控制疼痛，提高治疗效果。

3. 健康教育

（1）调节生活方式：减少不合理运动，减少每日运动总量，避免危险因素，保护膝关节，用减轻关节负荷的动作来完成日常生活活动。

（2）适当进行有氧运动：自行车、游泳、散步、太极拳等。

（3）减体重训练：减轻膝关节负荷。

（4）戒烟：吸烟会加重骨关节炎症状。

（冯海燕　林效宗　李　伟　穆玉龙）

第五节　跟　腱　炎

跟腱炎是指跟腱急、慢性劳损后形成的无菌性炎症，是影响踝关节的一个常见问题，也是骨科常见病，近年来发病有逐步上升的趋势，占职业性损伤和运动性损伤的48%。跟腱炎治疗不彻底常导致跟腱断裂，使一个运动员的运动生涯结束。跟腱损伤后修复和愈合不易，对家庭、社会影响亦较大。跟腱是人体最厚最强的肌腱，它由腓肠肌和比目鱼肌的肌腱在足跟上方约15cm处融合而成。小腿三头肌和跖肌表面深筋膜向下延续至跟腱并构成跟腱外膜，在跟腱背面，深筋膜与跟腱之间有4~8层润滑层，每层有独立的营养血管，各层之间可相互滑动，以适应踝关节的屈伸活动。跟腱的血供来自胫后动脉和腓动脉，其走行方向与跟腱纤维一致。有研究表明，跟腱在跟骨结节以上2~6cm处血供最差，这恰好解释了为何这一区域是跟腱损伤的好发部位。另外一些研究证实在跟腱中段血管数量减少。从组织学上看，跟腱主要包括胶原纤维和周围的蛋白多糖基质以及数量较少的腱细胞。跟腱中胶原占70%，其中95%为Ⅰ型胶原，少量为弹性蛋白和蛋白多糖。正常跟腱细胞不断产生纤维性和非纤维性细胞外间质，同时也吸收胶原纤维。当跟腱损伤后，成纤维细胞异常活跃增生并合成胶原蛋白和基质，最终形成胶原纤维束。

一、跟腱炎的临床诊断

（一）损伤机制

一般认为过劳、运动训练错误、鞋不合脚、由僵硬和无力引起的解剖学异常等是引起跟腱炎的重要因素。有研究表明，跟腱炎的发生有3个最相关的病因学因素。过度训练；足部功能性过度旋前；小腿三头肌肌力减弱。过度训练可使小腿肌肉疲劳达到顶点，易引起跟腱初级束和次级束的微小撕裂，导致局部炎症反应。足部功能性过度旋前，可引起跟腱的鞭打效应，进而引起跟腱内细微撕裂。小腿三头肌肌力减弱，在剧烈运动中缺乏柔韧性和灵活性，极易引起跟腱这一薄弱环节的损伤。

（二）症状

主要表现为局限性疼痛，严重时表现有皮肤发红、局部肿胀、皮温升高，足跖屈时症状加重。

（三）体征

局部皮色正常或潮红，压痛点明确，休息时放松跟腱疼痛减轻。反复发作的慢性患者，有发生跟腱或滑囊钙化或骨化的可能，尤其患有跟腱后滑囊炎时，隆起更加明显，甚至可触及肿块。两指挤压试验阳性。

（四）辅助检查

1. X 线检查 早期无改变，晚期可有跟骨结节脱钙、囊样变，也可有骨质增生。
2. B 超 在急性期可见局部积液，而慢性期可见局部粘连、低回声增厚区。
3. MRI 可见局部积液、增厚、钙化、肌腱变形或跟腱部分撕裂，跟骨病变。

二、跟腱炎的临床治疗

1. 手术治疗 非手术治疗无效时，可手术治疗。行滑囊清理切除术，甚至切除与滑囊相邻的部分跟骨骨质。

2. 非手术治疗 首先是调整运动强度，避免足部过度训练，症状典型时完全休息，休息时间的长短根据患者疼痛的严重程度和持续时间确定。可用踝、足支具。口服非甾体抗炎药可减轻症状，理疗等也可取得良好疗效。

三、跟腱炎的中医治疗

手法治疗步骤如下。患者坐于床边，足自然下垂，术者坐于患者前方，双膝屈曲 90°。患者伤足放于术者膝上，术者扶压患者足踝部进行固定拿捏（图 5-24），后行推法（图 5-25）。

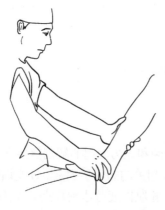

图 5-24　固定拿捏

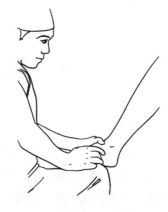

图 5-25　推法

术者拿捏小腿,带动患踝旋转(图5-26),术者揉压伤处(图5-27)。

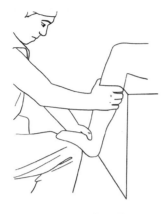 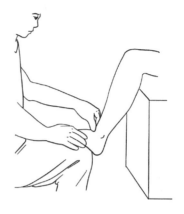

图 5-26 拿捏转踝　　　　　　　　　图 5-27 拿捏揉压

四、跟腱炎的康复治疗

(一)运动疗法

1. 手术治疗后的运动疗法　强调小腿三头肌的牵拉(图 5-28)以及跟腱的离心训练(图 5-29),促进肌腱功能恢复。

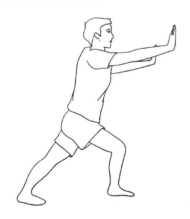 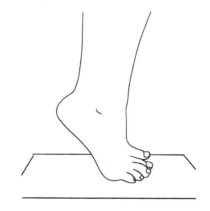

图 5-28 小腿三头肌的牵拉　　　　　图 5-29 跟腱的离心训练

2. 非手术治疗的运动疗法

(1) 第1阶段(0~2周):休息、短期制动,可给予单拐减少负重。足跟垫抬高足跟,足弓垫支持足弓,用减震矫形器控制足跟的异常活动或减小足跟受到的应力有助于减轻疼痛。夜间睡眠时佩戴 5°背屈踝足矫形器牵伸紧张的跟腱。开展无痛下的足趾、髋关节的肌力训练。

(2) 第2阶段(2~4周):根据患者疼痛的严重程度和持续时间,决定制动期限和支具使用期限。使用减震支具辅助行走、夜间踝足支具改善踝背屈。待疼痛得到控制,逐步开展踝关节活动度训练,包括小腿三头肌主被动牵伸、小腿肌筋膜的手法放松。开展踝关节周围肌群适度肌力训练,从等长肌力训练开始,逐渐过渡至等张肌力训练。

(3) 第3阶段（4~8周）：逐步去足跟垫、踝足矫形器等。继续加强踝关节活动度训练，恢复踝背屈关节活动度。继续踝关节肌力训练，尤其加强踝跖屈肌力训练，逐步开展踝跖屈离心肌力训练。根据患者治疗后反应，调整运动强度和运动总量。

(4) 第4阶段（术后8~12周及以后）：恢复正常关节活动范围，有较好的本体感觉、协调性及正常步态。

（二）物理因子治疗

跟腱滑囊炎物理因子治疗特点是促进局部组织血液循环、促进局部炎症浸润和渗出物的吸收，促进组织代谢营养、控制炎症等作用。超短波或短波无热量和微热量用于急性和亚急性炎症期。激光有较好的镇痛、改善组织代谢作用。

（三）康复教育

预防本病的重要措施包括穿着合适的鞋，鞋帮过紧局部挤压受力会导致损伤。使用足弓垫、足跟垫及矫形器可有效防止病变加重。

（穆玉龙　郭亚山　沈子龙）

参 考 文 献

戴过戎. 2003. 现代骨科学. 北京：科学技术文献出版社

黄文宝，何育风，梁培荣，等. 2019. 中医药治疗肱骨内上髁炎研究进展. 世界最新医学信息文摘，19（82）：75-76

刘柏龄. 2002. 中国骨伤治疗（彩色图谱）. 北京：北京科学技术出版社

马坪楠. 2014. 伤科熏洗汤熏洗治疗足跟痛的临床疗效观察. 武汉：湖北中医药大学

毛宾尧. 2009. 现代膝关节外科学. 2版. 北京：科学出版社

莫通. 1997. 骨科临床康复学. 北京：中国科学技术出版社

荣国威，王承武. 2012. 骨折. 北京：人民卫生出版社

司言词. 2011. 针灸临床笔记. 北京：人民军医出版社

王亦璁. 1997. 膝关节韧带损伤的评估. 中华骨科杂志，17（8）：536

王亦璁. 2007. 骨与关节损伤. 4版. 北京：人民卫生出版社

王予彬，王惠芳. 2019. 运动损伤康复治疗学. 2版. 北京：科学出版社

向进. 2010. 温针灸配关节松动术治疗肩周炎的临床疗效观察. 中国社区医师（医学专业），17（12，242）：119-120

胥少汀，葛宝丰，徐印坎. 2005. 实用骨科学. 3版. 北京：人民军医出版社：761-769

徐卿荣，朱振安. 2005. 前交叉韧带胫、股骨重建位置变化对等距特性的影响. 中华创伤杂志，21（2）：131-133

杨述华. 2009. 加强对膝关节损伤的研究及治疗. 中华创伤杂志，20（2）：65-67

朱毅，米立新. 2019. 康复治疗师临床工作指南·肌骨疾患康复治疗技术. 北京：人民卫生出版社

Fabrikant J M, Park T S. 2011. Plantar fasciitis (fasciosis) treatment outcome study: plantar fascia thickness measured by ultrasound and correlated with patient self-reported improvement. Foot（Edinb），21（2）：79-83

Mahowald S, Legge B S, Grady J F. 2011. The correlation between plantar fascia thickness and symptoms of plantar fasciitis. J Am Podiatr Med Assoc, 101（5）：385-389

Taunton J E, Ryan M B, Clement D B, et al. 2002. A retrospective case-control analysis of 2002 running injuries. Br J Sports Med, 36（2）：95-101

Taylor S A. Hannafin J A. 2012. Evaluation and management of elbow tendinopathy. Sports Heathy, 4（5）：384-393

Wearing S C, Smeathers J E, Yates B, et al. 2009. Bulk compressive properties of the heel fat pad during walking：a pilot investigation in plantar heel pain. Clin Biomech（Bristol, Avon）, 24（4）：397-402

Wu C H, Chang K V, Mio S, et al. 2011. Sonoelastography of the plantar fascia. Radiology, 259（2）：502-507

第六章

脊柱脊髓损伤及疾病的治疗与康复

第一节 脊柱骨折

脊柱骨折是骨科常见的创伤，其发生率占全身骨折的5%～6%，多发生于脊柱活动度大、应力相对集中的部位。由于解剖学特性，腰椎在矢状方向上非常灵活，因此，易受屈曲和伸展力的影响，胸腰椎交界处是其中最脆弱的部分，故胸腰段骨折发生率最高，常可并发脊髓或马尾神经伤，特别是颈椎骨折脱位合并脊髓损伤，发病率可高达70%，能严重影响患者的生存质量，甚至危及生命。

脊柱是由椎骨、椎骨间的关节及韧带联结而成，构成人体的中轴，是支撑人体的重要支柱，脊柱的主要功能是支撑躯干和保护椎管内的脊髓。从侧面观察脊柱，成人脊柱有颈、胸、腰、骶4个生理性弯曲，其中颈曲和腰曲凸向前，胸曲和骶曲凸向后。脊柱的每一个弯曲，都有它的功能意义，颈曲支持头的抬起，腰曲使身体重心垂线后移，以维持身体的前后平衡，保持稳固的直立姿势，而胸曲和骶曲在一定意义上扩大了胸腔和盆腔的容积。总体而言，脊柱的生理弯曲增加了脊柱的弹性，缓冲了震荡，对脑有保护作用。

由于两个椎骨间的连接是稳定的，运动范围小，故脊柱的运动在相邻两椎骨之间是有限的，但整个脊柱的活动范围较大，可作屈、伸、侧屈、旋转和环转运动。

Louis于1977年提出了脊柱的柱体学说，后期Denis、Ferguson和Kaye等提出了三柱学说。通过临床实践，人们认为Ferguson分法更好一些，前柱成分由前纵韧带、椎体和纤维环的前中2/3组成；中柱由椎体和纤维环的后1/3、后纵韧带组成；后柱为后部结构，包括关节突、关节囊、黄韧带、棘间韧带、棘上韧带。脊柱的三柱体学说对阐述脊柱骨折的机制和断定骨折的稳定性有重要指导意义，为进一步治疗奠定了基础。

脊柱骨折根据骨折的部位可分为颈椎骨折、胸椎骨折、腰椎骨折；根据损伤机制可分为压缩性骨折、屈曲-分离骨折、旋转骨折，根据骨折的稳定性可分稳定骨折、不稳定骨折等。

一、临床表现

（一）症状

主要症状有局部疼痛，站立、翻身困难，腰椎骨折患者屈伸下肢出现腰痛，腹膜后血肿患者可出现腹胀、腹痛，截瘫患者表现为下肢感觉、运动障碍。

（二）体征

脊柱周围的肿胀及触痛、叩击痛、皮下瘀血、脊柱活动受限等，合并马尾神经损伤患者出现完全性或不完全性感觉、运动和括约肌功能障碍。

二、相关检查

常规行颈、胸、腰椎正位、侧位、斜位 X 线检查，进一步明确骨折可行 CT、骨三维 CT 重建、脊柱 MRI 检查，其他检查有超声、电生理检查。

三、诊断

多有明确外伤史，任何可引起脊柱过度屈曲、伸展、旋转、侧屈的暴力都可造成脊柱的损伤，如交通意外、高处坠落伤、运动失误等；患者脊柱区域疼痛，活动受限，四肢感觉运动障碍等临床表现；结合 X 线、CT、MRI 等影像学检查可明确诊断。

四、西医治疗

（一）颈椎骨折

1. Jefferson 骨折 又称寰椎前后弓骨折（图 6-1），可行非手术治疗，Halo-Vest 固定 12 周（图 6-2），或行颅骨牵引治疗。

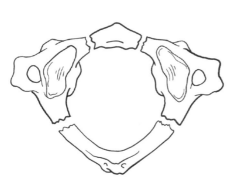
图 6-1 寰椎前后弓骨折

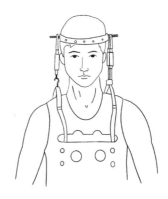
图 6-2 Halo-Vest 固定

2. Hangman 骨折 又称枢椎椎弓骨折（图 6-3）。由于椎弓骨折向后移位，椎管容积增大致脊髓受压，故枢椎椎弓骨折可行牵引复位，Halo-Vest 固定 12 周。若枢椎椎弓骨折合并创伤性滑脱（图 6-4）需行颅骨牵引复位、内固定、植骨融合治疗。

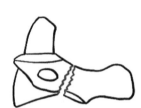
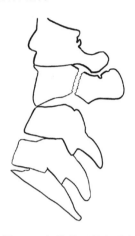

图 6-3　枢椎椎弓骨折　　　　图 6-4　枢椎椎弓骨折并创伤性滑脱

3. 齿状突骨折 分为三型（Anderson-D'Alonzo 分型）：Ⅰ型是齿状突尖部骨折，为齿状突尖韧带和一侧的翼状韧带附着部的斜行撕脱骨折，较为少见。Ⅱ型是指齿状突基底部与枢椎体交界处的骨折，此型骨折最为常见并且不稳定，且骨折部血液循环较差，骨折不愈合率高达 60%。Ⅲ型是延伸到枢椎椎体的骨折，骨折端下方有较大的松质骨基底，骨折线常涉及一侧或两侧的枢椎上关节面（图 6-5）。对于没有移位的齿状突骨折，一般采用 Halo 架或头颈胸石膏固定 6~8 周。对于有移位的齿状突骨折，应予以颅骨牵引，牵引重量逐渐增至 3kg 左右，最重不超过 5kg。对于前脱位的患者，头颈双向牵引更易使其复位，牵引过程中需随时床边拍片以了解复位情况，以免过度牵引，发生危险。当 X 线片显示骨折复位良好后，在牵引状态下予以 Halo 架或头颈胸石膏固定 8~12 周。对于齿状突Ⅱ型骨折，可行前路齿状突螺钉固定术，恢复解剖序列，直接对骨折处加压固定，保留寰枢椎关节运动，早期功能锻炼。对于齿状突骨折合并寰枢椎脱位者，可行后路寰枢椎椎弓根螺钉固定融合术。

4. 寰枢椎脱位 是上颈椎最常见的损伤，若未经及时治疗，其脱位程度常进行性加重，导致脊髓高位受压而危及生命，由于其潜在危险性大，应积极治疗（图 6-6）。术前应先以 5~

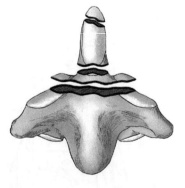
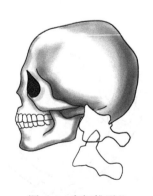

图 6-5　齿状突骨折分型　　　　图 6-6　寰枢椎脱位

7.5kg 牵引数日以获得复位，复位后减轻重量持续牵引，由于此种脱位属于不稳定损伤，故需牵引下复位后行寰枢椎融合术治疗。

5. 下颈椎骨折脱位　指 C_3～C_7 骨折脱位。

（1）屈曲压缩性骨折：较轻者只有椎体的楔形压缩，较重者合并韧带损伤。轻度压缩可行颈托固定 8～12 周；较重者可牵引复位，石膏或颈胸支具固定；牵引复位后仍不稳则需颈椎内固定融合术治疗。

（2）椎体爆裂性骨折：常为垂直暴力所致，常累及椎管，压迫脊髓。临床上常行颈前路椎体切除、植骨融合内固定术治疗。

（3）关节突绞锁：可行颅骨牵引复位，复位成功后行颈椎内固定植骨融合术治疗。

（4）颈椎过伸性损伤：为挥鞭性损伤，上肢症状重于下肢。颈椎过伸性损伤可并发多种类型的脊髓损伤，尽早手术治疗可明显改善脊髓神经功能，手术方式有前路、后路及前后路联合减压、矫形、内固定。

（二）胸腰椎骨折

1. 压缩性骨折　一般发生于椎体的前部，椎体压缩不超过 50%，后凸角度小于 30%，可予非手术治疗，非手术治疗的主要方法是支具外固定或者卧床休息，应用支具固定 10～12 周，并逐步进行功能锻炼。

2. 爆裂性骨折　椎体周壁骨折，特点是椎体后侧壁的骨折，爆裂性骨折中如椎管侵占大于 50%或出现神经损害症状需手术治疗，常规术式为后路椎管减压、骨折撑开复位、椎弓根螺钉内固定（图 6-7，图 6-8）。

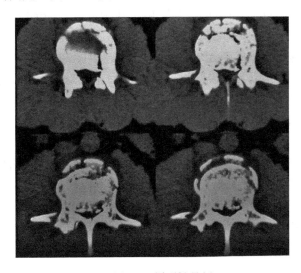
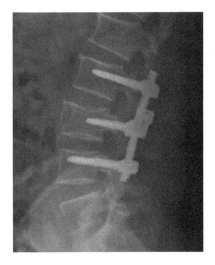

图 6-7　爆裂性骨折　　　　　　　图 6-8　内固定术后

3. 屈曲分离性骨折　被认定为不稳定损伤，需手术重建脊柱的稳定性，进行局部节段的固定和后侧融合。

4. 骨折-脱位　脊柱的三柱损伤，伴有较高的神经损伤，多数患者需手术治疗，手术目的是恢复脊柱序列、重建稳定、防止继发损害。主要的手术方式为后路减压、骨折复位、椎弓根螺钉内固定或前后路联合手术治疗。

五、中医辨证论治

对于脊柱骨折的患者，中医治疗不占优势，但是对于骨折程度较轻的稳定型颈椎骨折，可以选择中医进行治疗。例如，积极地进行牵引，局部颈托外固定，应用一些活血化瘀和促进患者骨折愈合的膏药，口服活血化瘀和促进患者骨折愈合的药物进行治疗。近年来，有学者在颈前路钛板结合术后配合中医药物治疗颈椎骨折，结果示明显提高了植骨的融合率，有利于脊髓神经功能的恢复。

（一）辨证要点

中医学认为，脊柱骨折发生在外部，内部损伤了气血，也有中医的学者提出了对于脊柱骨折的治疗需要从整体出发，不仅要重视脊柱骨折的手术外部治疗，还要兼顾中医的内部治疗，急性内外兼治。对于脊柱骨折传统医学辨证论治虽缺乏统一认识，但多以活血化瘀、通督为治疗原则，兼顾强筋健骨、益精填髓、补益气血，同时注意相关并发症的防治。

（二）证治分型

1. 早期（气滞血瘀型） 伤后1～2周，脊柱损伤部位局部肿胀、疼痛，胃纳不佳，血离经脉，瘀积不散，大便秘结，证属气滞血瘀型，治宜行气活血，消肿止痛，此期功能锻炼主要是肌肉的收缩，促进消肿、防止肌肉萎缩和预防关节粘连。此时由于创伤对胃肠道的刺激，短期内出现肠蠕动减慢、腹胀、食欲不振等，因此饮食宜清淡，忌辛辣、油腻食品。

中医处方：桃仁6g，当归6g，红花6g，赤芍6g，川芎6g，大黄10g，生地黄12g，柴胡12g。

2. 中期（瘀血未尽、筋骨未复型） 伤后3～6周，损伤诸症经过初期治疗，肿痛虽消但未尽，筋骨已连但未坚，舌暗红，苔薄白，脉弦缓，证属瘀血未尽、筋骨未复，治宜活血和营，接骨续筋。此期主要是关节活动锻炼，可指导患者活动骨折附近关节并逐步加大锻炼强度。此时的饮食应由开始的清淡改为高蛋白，高热量，高纤维素，多维生素，含钙、磷元素丰富的食物。

中医处方：乳香6g，红花6g，当归6g，没药6g，白芍15g，川续断10g，秦艽10g，蒲黄10g。

3. 晚期（肝肾不足、气血两虚型） 伤后6～8周，损伤日久，正气必虚，此外瘀血凝结，肌筋粘连挛缩，复感风寒湿邪，腰膝酸软，倦怠乏力，舌淡，脉细，证属肝肾不足、气血两虚，治疗以补益肝肾、调养气血为主。功能锻炼上扩大活动次数及范围，以适应生活和工作的需要。饮食上宜进食益气养血、调养脾胃、滋补肝肾之食。

中医处方：菟丝子10g，当归10g，白芍15g，熟地黄10g，山药15g，山茱萸10g，川芎10g，补骨脂15g。

六、康复治疗

（一）目标

对于脊柱骨折恢复期的患者，经非手术治疗、手术治疗，病情平稳后，需尽早开始康复治疗。多数学者认为开展早期康复治疗可促进患者的肢体功能恢复，提高其生活质量，临床效果理想。康复治疗目标有促进骨折愈合；恢复脊柱的稳定性和柔韧性；预防肌萎缩、慢性疼痛及消除长期卧床对机体的不利影响。早期康复治疗，既预防了脊柱骨折相关并发症，又能促进残存功能的最大恢复，对残存肌肉原有功能进行再训练，从而代偿已失去的部分功能。应个体化地对患者进行循序渐进的、系统的康复训练，争取让更多的患者功能独立，重新回归社会。

脊柱骨折康复，一般包括两大部分内容，即腰背肌及手术部位的肌肉功能的训练，以及四肢及手部功能的锻炼。通常情况下，对于单纯的脊柱骨折、稳定脊柱骨折、无脊髓损伤者，可采取非固定部位功能锻炼，包括积极锻炼腰背肌，增强腰背肌力量；包括四肢和手部等主动运动和抗阻力练习，每天最大幅度地活动四肢各关节，注意充分屈伸活动，防止关节僵硬，增加肌肉力量。而对伴有脊髓、神经损伤者则按照脊髓损伤患者康复程序进行治疗和功能锻炼（详见本章第二节"脊髓损伤"）。

（二）治疗措施

1. 颈椎骨折的康复治疗

（1）稳定颈椎骨折：临床上对于稳定颈椎骨折康复治疗一般应在不影响颈部稳定性的前提下尽早开始。在复位固定稳妥的前提下，尽早进行功能训练，以早日圆满地恢复功能，当采用手术治疗并获得稳妥的固定，无须再用石膏等外固定措施时，一般在术后数日，手术疼痛有所缓解后，即应开始功能训练。

1）第一阶段：骨折发生1个月以内。此阶段为血肿炎症激化期，骨痂开始形成，骨折初步连接，患者一般以卧床休息治疗为主，有骨折脱位者可行颈椎牵引，康复治疗上建议患者行四肢的主动功能锻炼。运动功能障碍者或惧怕疼痛不敢锻炼者，可在家属帮助下行四肢被动功能锻炼，包括屈伸各关节、按摩肌肉等，目的为改善肢体血液循环，促进炎症消退，减轻疼痛，恢复肌肉功能，防止肌肉萎缩，预防关节僵硬、深静脉血栓形成等长期卧床并发症。

2）第二阶段：伤后1～3个月。此阶段为骨痂形成和骨痂塑形期，外伤经休养1个月后，软组织损伤已基本恢复，患者骨折部位疼痛基本消失，患者若有颈椎脱位，复位成功后，可在颈托保护下逐步下地活动。康复治疗以四肢的主动运动恢复肌力和耐力为主，同时逐渐增加颈肩部肌群的等长收缩训练。经学者研究颈部肌肉等长收缩训练对颈椎骨折术后患者颈部活动功能的影响，得出结论：颈部肌肉等长收缩训练能显著改善颈部的活动功能，有效缓解疼痛程度，提高日常生活能力。

3）第三阶段：骨折3个月以后。此阶段为骨痂塑形期，患者骨折已经初步愈合，并逐步重建加强。此期患者颈托可以逐步去除，可以增加颈部肌群的等张收缩练习，练习强度逐渐增加，同时开始做颈部关节活动度的恢复性训练，主要为颈椎前屈、后伸及侧屈练习，适当进行旋转运动，以恢复头颈部的柔韧性和灵活性。某些患者由于前两阶段锻炼比较差，可能存在关节粘连、颈椎僵硬、软组织水肿等情况，此时必须鼓励患者加强功能锻炼，配合药物和推拿等治疗措施促进关节活动、改善颈椎僵硬、减少组织水肿。此外，可以根据病情的需要适当配合物理治疗，但仍以主动运动和锻炼为主。

（2）不稳定颈椎骨折脱位：对于不稳定颈椎骨折脱位，须经过前路、后路或前后路联合手术重建颈椎的稳定性，解除脊髓压迫。康复治疗上应以有利于脊髓功能的恢复与重建、促进骨折的愈合以及保留肢体最大的功能作为重点。

1）急性期：注意颈椎制动以及患者体位的摆放，预防坠积性肺炎、压疮、深静脉血栓形成等长期卧床并发症；注意在颈托保护下定期翻身护理，鼓励患者咳嗽、咳痰。康复治疗仍以四肢主、被动功能锻炼为主，进行等长、等张肌肉收缩。

2）恢复期：由于此期颈椎基本恢复稳定性，去除颈部支具后逐渐开始颈肩部肌群等张肌力训练及颈椎柔韧性和活动度训练。肢体的康复锻炼以及二便功能康复训练根据脊髓损伤程度的不同而康复计划和重点有所不同（详见本章第二节"脊髓损伤"）。

2. 胸腰椎骨折的康复治疗

（1）稳定胸腰椎骨折：同理，稳定胸腰椎骨折的康复治疗一般也应在不影响腰部稳定性的前提下尽早开始。早期康复治疗的目的为防止腰背肌肉群萎缩，预防卧床并发症出现，促进软组织损伤快速修复，减少慢性腰背部疼痛，使患者早日参加社会活动。

1）第1阶段：伤后1周。腰背部损伤组织采取以磁热方式为主的物理因子疗法，四肢在伤后卧床开始即行屈伸功能锻炼的运动疗法，尤其是下肢，由于牵涉腰部疼痛，患者畏惧不敢活动，需耐心解释，鼓励患者克服恐惧，完成下肢的主动运动。

2）第2阶段：伤后2~3周。此阶段以软组织损伤修复为主，使患者损伤部位疼痛逐步减轻，在磁热等物理因子疗法的基础上加行腰背肌的等张收缩练习，并以滚圆木的方式翻身，通过增加腰背部肌群的肌力改善脊柱的稳定性，防止失用性骨质疏松，减轻软组织的纤维化粘连。腰背肌锻炼开始时臀部左右移动，接着要求做背伸动作，嘱咐患者以双肘关节、头部、双足跟部为支撑点，鼓励患者尽量向上挺肚子，使腰椎形成拱形，臀部离开床面，随着腰背肌肉力量的增加，臀部离开床面的高度逐步增加，此支撑拱桥式运动训练可以有效地锻炼腰背肌肉的力量（图6-9）。所有的腰背肌锻炼应该在医师的指导下进行，动作要缓慢，不要用力过猛，避免腰背肌损伤及骨折加重。

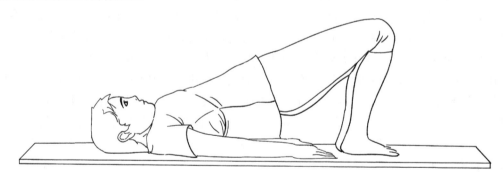

图6-9 支撑拱桥式运动训练

3）第3阶段：伤后4~8周。经过第2阶段的物理因子疗法和运动疗法，如患者在床面可随意轴向翻身，支撑拱桥式锻炼幅度和持续时间达标，且患者练习过程无明显疼痛，可在石膏或支具的保护下开始下地活动。此阶段下地行走时间不宜过长，最好在室内少量走动，适当倒退行走，最好有家人陪护。下地活动分解三个步骤：从床面移至地面；保持站立平衡；在家人或医师保护下行走。开始下地时，自己或者在家人的帮助下佩戴腰围，然后平翻到床边，俯卧于床面，面朝下，腿先着地，腿着地后腰部不要用力，且保持脊柱直立，避免腰椎屈曲，用双上肢撑起身体，然后慢慢起身（图6-10）。患者需首先站立于床边，如果出现头晕，应及时躺下，反复锻炼。患者站立无明显不适应后，在家人的保护下缓慢行走，并逐步加大行走距离。

坐立位时，需保持腰椎前凸，避免弯腰驼背的坐姿。

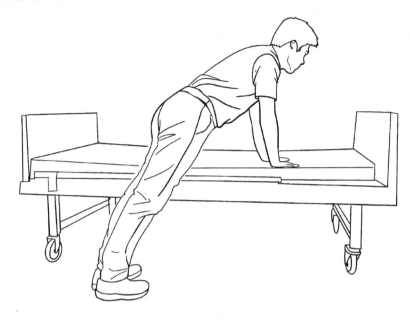

图 6-10　胸腰椎骨折下地方式

4）第 4 阶段：伤后 8～12 周。此阶段骨折逐步愈合，在医师指导下复查 X 线，明确骨折愈合后，可进一步增加腰背肌及腹肌练习的强度，并增加腰椎柔韧性练习。腰背肌练习应与腹肌练习相结合，以保持屈、伸肌平衡，增加腰腹肌肌力和肌耐力，加强腰椎的外在稳定性。腰椎活动度的训练主要为屈伸、后伸、侧屈三个方面，在此基础上可适当增加旋转功能。具体的练习包括手-膝四点跪位（图 6-11），尝试进行骨盆前倾-中立位-后倾的控制练习，增加腰部、髋部的灵活性和本体感觉；仰卧位，双侧膝抱胸练习；坐位向前弯腰、站立位向前弯腰；坐位左右侧屈躯干、旋转躯干。在每次弯腰练习后，应进行相应的伸展腰部的练习，如俯卧位，用上肢支撑上半身，进行腰椎后伸练习。

5）第 5 阶段：伤后 3～6 个月。治疗目标为无痛下完成负重体位各个方向的腰椎活动；恢复部分不加重症状的体育运动；保持腰椎中立位时，完成举重、推拉等功能性活动；为重返工作做准备。具体的练习包括仰卧位，保持腰椎中立位进行腹肌练习，如双腿空中自行车练习（图 6-12）；侧卧位髋外展，保持腹肌紧张，锻炼臀中肌；保持腰椎中立位功率自行车训练等。

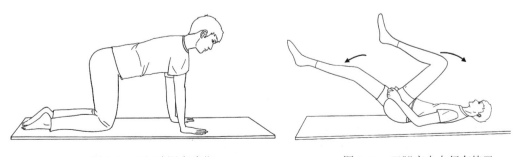

图 6-11　手-膝四点跪位　　　　　　图 6-12　双腿空中自行车练习

（2）不稳定胸腰椎骨折：当有神经损伤和骨折块突入椎管时，不宜采用手法复位，主要通过手术治疗，以达到神经减压和脊柱稳定的目的，术后患者无须石膏外固定，可使用辅助支具保护。随着骨科术后快速康复理念的发展，在术后 24 小时内拔除尿管、引流管，可以避免尿路、创口感染的发生率，促进患者的早期康复。对于不稳定性胸腰椎骨折，经手术治疗椎体稳定后，主张术后第一天以卧床休息为主，术后第二天鼓励患者开始四肢活动，并行相应的康复锻炼，具体康复治疗可参照"稳定胸腰椎骨折"。对伴有神经损伤的胸腰椎骨折，根据不同的脊髓损伤程度，采取相应的临床处置及康复治疗方案。需要注意的是，在实施康复治疗前应对患者进行全面的重新评估，包括生命体征、损伤原因及机制、体格检查及辅助检查等，以确保患者早期、安全、顺利地进入康复阶段（详见本章第二节"脊髓损伤康复篇"）。

（王春雷　齐月宾　姚　宇）

第二节　脊髓损伤

脊髓损伤指各种不同的致病因素直接或间接地导致脊髓结构和功能损害，造成脊髓不同程度的损伤，使受损平面以下出现感觉、运动功能障碍。胸腰段脊髓损伤后会引起受伤平面以下及双下肢的感觉和运动障碍，称为截瘫。颈脊髓损伤后，双上肢也出现神经功能障碍，为四肢瘫痪。

引起脊髓损伤的因素有很多，外伤为最常见原因，包括车祸外伤、工地意外、高空坠落伤、运动损伤、枪伤等，其他致病因素有炎症、肿瘤、代谢性疾病、医源性疾病等。

按照脊髓损伤的程度可分为完全性脊髓损伤、不完全性脊髓损伤；按照疾病的进展可以分为原发性脊髓损伤和继发性脊髓损伤。

完全性脊髓损伤指脊髓实质完全性、横贯性损伤，损伤平面以下的最低位骶部（$S_4 \sim S_5$）感觉、运动功能完全丧失，包括肛门皮肤黏膜交界处的感觉和肛门括约肌的收缩运动。需要注意的是，在脊髓休克期确定完全性脊髓损伤是不可能的，需要待脊髓休克期结束才能正确判断。完全性脊髓损伤以外的脊髓损伤均为不完全性脊髓损伤，即指损伤平面以下存在某些感觉、运动，并具有球海绵体反射。不完全性脊髓损伤包括中央脊髓综合征、前脊髓综合征、后脊髓综合征、Brown-Séquard 综合征。

一、临床表现

（一）症状

脊髓损伤后，根据不同的损伤平面、程度，可表现为不同的临床症状，还可出现一系列的全身性改变。

1. 脊髓休克　脊髓损伤后脊髓内的神经细胞受到震荡，引起脊髓功能暂时性丧失状态。可持续数小时至数周，但也可能持续数月。脊髓休克反射恢复的顺序一般为由低位向高位、由近端向远端。

2. 颈脊髓损伤 主要症状包括感觉、运动的异常，比如会出现四肢感觉的麻木、无力、刺痛，有的患者可能会出现中枢性高热，再者出现大小便异常或者是大小便失禁的情况。上颈椎损伤患者还可表现为呼吸困难、发绀；下颈椎损伤患者可出现肩部以下的四肢瘫痪，胸式呼吸消失，腹式呼吸变浅。

3. 胸髓损伤 患者表现为截瘫，下肢呈痉挛性瘫痪；损伤平面以下出现感觉减退或丧失；大小便可出现大便失禁、尿潴留、尿失禁等。

4. 脊髓圆锥损伤 临床一般以膀胱功能失调、肠道功能紊乱、性功能障碍以及鞍区感觉减退或缺失为主要表现，而肢体及躯干无神经损伤的症状。

5. 马尾综合征 患者主要表现为下肢的感觉和运动功能异常，常合并疼痛，很长时间不能恢复，患者肢体无力和感觉障碍常常是不对称的，且常常合并小便失禁及尿道括约肌的麻痹。

（二）体征

对脊髓损伤患者应当进行详细的体格检查，需详细了解损伤平面以下的感觉、运动功能、深浅反射、病理反射等，并确定四个平面，即感觉平面、运动平面、神经损伤平面、椎骨平面。检查完躯干和肢体后，还要检查肛门括约肌，了解有无自主收缩。

1. 感觉障碍 损伤平面以下的痛温觉、触觉和本体感觉减弱或消失。

2. 运动障碍 在脊髓休克阶段，脊髓损伤节段以下表现为弛缓性瘫痪，深浅反射均消失。休克期后，若脊髓为横断伤，会出现上运动神经元麻痹、肌张力增加、肌腱反射亢进、髌阵挛、踝阵挛和病理性反射。

3. 括约肌功能障碍 脊髓休克期表现为尿潴留。休克期过后，若脊髓损伤在骶髓平面以上，可形成自动反射膀胱，但不能随意排尿；若脊髓损伤平面在脊髓圆锥，则出现尿失禁、便秘和大便失禁。

二、相 关 检 查

X 线、CT 检查为脊柱脊髓损伤的常规检查，可以直接发现脊柱骨折的部位，间接了解脊髓损伤的程度；MRI 检查可明确脊髓损伤的部位及程度；体感诱发电位和运动诱发电位可了解脊髓的功能状况。基于电生理技术的感觉、运动和自主功能的客观及定量测量是未来脊髓损伤试验的有前途的工具，作为临床测量结果的补充，电生理记录可以提高脊髓损伤的诊断和明确患者分层，以及发现有益事件和不良事件。

三、诊 断

脊髓损伤通常需要根据患者的病史、脊髓损伤的典型症状、肢体感觉、运动障碍等体征，并配合 X 线、CT、MRI 等辅助检查才可以明确诊断。明确诊断后可依据脊髓损伤神经功能分类国际标准（ASIA 标准）进行脊髓损伤分类诊断。

四、西医治疗

（一）非手术治疗

1. 药物治疗 急性脊髓损伤患者，除了早期的直接损伤外，后期的继发损伤是引起脊髓神经功能障碍的主要原因，目前临床上主张早期应用药物治疗。

（1）甲泼尼龙冲击治疗：伤后8小时内使用，能阻止类脂化合物的过氧化反应，稳定细胞膜、减轻脊髓水肿、改善脊髓血流、预防神经变性、降低毒性物质释放。目前大剂量甲泼尼龙冲击方案争议较大，主要是肺感染、消化道出血等并发症的发生率增加。基于韩国的一项回顾性人群的队列研究，韩国急性脊髓损伤大剂量甲泼尼龙处方率有所下降，但仍处于较高水平。

（2）神经节苷脂（GM-1）：为一种含糖脂的唾液酸，是神经细胞膜的天然组成部分，能与神经细胞膜结合，提高神经的存活率，改善神经的传导速度，并具有清除自由基的作用，从而减轻其对神经细胞膜的损害。

（3）脱水剂：能使神经细胞水分向血液循环内转移，能减轻脊髓组织水肿，对减轻脊髓继发性损伤有一定的作用。临床上常用脱水剂有20%甘露醇、呋塞米。

（4）其他药物：其他药物有阿片受体阻滞剂、神经生长因子、去甲肾上腺素等。其中去甲肾上腺素国外实验证明能促进损伤脊髓的血流和氧合恢复，但尚需更多的临床应用来证实。

2. 高压氧舱疗法 高压氧环境可以改善脊髓组织缺氧，增加血氧饱和度，减轻缺氧引起的继发性损伤。此疗法有气压伤、氧中毒、头晕、耳鸣等副作用。

（二）手术治疗

脊柱脊髓损伤的患者在生命体征平稳的前提下应尽早手术治疗，早期手术有利于减轻脊髓水肿、减轻脊髓的继发性损伤、改善患者的预后。手术治疗方式为脊柱骨折复位、椎管扩大减压、植骨融合内固定。手术目的：一是重建脊柱的稳定性，便于翻身、护理和康复，减少脊髓损伤相关并发症，减少脊柱不稳引起的二次损伤；二是椎管扩大减压，为脊髓损伤的恢复提供一个良好的空间和环境。

五、中医辨证论治

（一）辨证要点

我国传统的中医理论中并没有"脊髓损伤"的病名，但中医典籍对本病的认识早有记载，《医宗金鉴·正骨心法要旨》曰："伤损腰痛，脊痛之症，或因坠堕，或因打扑，瘀血留于太阳经中所致。"脊髓损伤中医辨证治疗：脊髓损伤在中医理论中属于痿证，主要病机为督脉受损。督脉受损致肾精亏虚，肾阳虚损，肾主骨生髓，精亏则无以生髓充养于骨，故不能立。肾阳虚则四肢不得温养而瘫痪；肾开窍于二阴且主司二便，肾阳虚则肾气化功能失司，致二便潴留甚至大小便失禁；肾藏精主生殖，肾阳虚则性功能障碍等。脊髓损伤辨证主要为分清虚实，明确病位，治疗虚者宜健脾益气，滋补肝肾，实者清热化湿，祛瘀活血，要重视"治痿者独取阳明"，调治脾胃。

（二）证治分型

脊髓损伤辨证分型目前尚无统一标准，按照中医传统的辨证论治方法，脊髓损伤可以分为以下证型。

1. 瘀血阻滞，经络不通

主症：局部疼痛，肿胀，躯体活动受限，肢体出现感觉减退或丧失，肢体瘫痪，二便不通或失禁，脉涩沉，舌紫暗，苔黄。

施治：以活血化瘀、疏通督脉、泻下泻热为主。中医处方：当归、桃仁、红花、地鳖虫、泽兰、全蝎、枳壳、生大黄、厚朴、延胡索等。

2. 督伤络阻，脾肾阳虚

主症：面白，咳嗽无力，食谷不化，肌肉萎缩，肢体痿软无力，下肢水肿，二便失禁，小便清长，性功能低下，脉沉细，舌淡，苔薄白。

施治：以温通经络、续筋接骨、强健肌力为主。

中医处方：当归、鸡血藤、淫羊藿、地龙、土鳖虫、狗脊、骨碎补、全蝎、川续断、杜仲、豨莶草、补骨脂等。

3. 督伤阻络，肝肾阴虚

主症：瘫痪肌肉痉挛抽搐，肌萎肉削，形体消瘦，筋骨拘挛，动作益衰，大便秘结，小便淋漓，女子经闭，脉细数，舌质红，苔薄白。

施治：以滋补肝肾、调理脾胃、益精填髓为主。

中医处方：甘草、当归、阿胶、白芍、钩藤、牛膝、山楂、熟地黄、乌梅、龟甲、伸筋草、鸡血藤、豨莶草、土鳖虫等。

近年来，中医学者依据各自的临床经验开展了许多临床及实验等相关研究，研制了各自的专方专治，但仍需要更深入的临床研究。更多学者主张中西医联合治疗脊柱骨折合并脊髓损伤，能够更有效、更快速地改善患者病情，缩短患者的恢复时间。

六、康 复 治 疗

脊髓损伤患者通过手术减压脊柱恢复稳定性后，若患者病情平稳，此时康复治疗需尽早介入。脊髓严重损伤者，虽然神经功能不再恢复，但患者运动功能仍会有明显改善，医务人员需尽最大努力恢复和改善脊髓损伤患者的基本肢体功能，提升其生活质量。脊髓损伤的早期康复可以减少并发症的发生，如压疮、深静脉血栓形成、肺感染、泌尿系统感染等，也可以有效地改善患者的心理状态，为以后进行全面康复锻炼创造良好的基础。

（一）目标

脊髓损伤的康复预期目标包括三个方面。

1. 运动恢复 运动的恢复是患者及其家属关注的首要层面，是功能恢复的前提。对于不完全性脊髓损伤患者,其运动功能在伤后 2~3 个月恢复最快,3~6 个月恢复缓慢,恢复可持续 1~2 年。

2. 功能独立性 功能水平可以分为完全独立、有条件的独立、有条件的依赖、完全依赖。功能独立性内容包括自理能力、括约肌控制、转移、行走、认知等。

3. 回归社会和生命质量 尽最大努力使患者回归家庭和社会以及提高患者生活质量是康复工作的终极目标。

不同的脊髓损伤患者(不同损伤的水平、损伤的程度、年龄、身体素质等),其康复目标亦不同,这里需要的是个体化康复治疗。不同节段脊髓损伤的康复目标:C_4 损伤的患者,除头部能做自由活动外,四肢和躯干均不能活动,康复目标是日常生活完全依赖护理;C_5 损伤的患者,康复目标是日常生活动作大部分依赖护理;C_6 损伤的患者,康复目标能完成部分动作,部分依赖护理;C_7 损伤的患者,康复目标基本上能生活自理,需少量帮助;C_8~T_2 损伤的患者,康复目标是实现轮椅上生活自理,可做治疗性站立;T_3~T_{12} 损伤的患者,康复目标是实现轮椅上生活自理,可做治疗性步行;L_1~L_2 损伤的患者,康复目标是实现轮椅上生活自理,可做家庭功能性步行;L_3~L_5 损伤的患者,康复目标是实现轮椅上生活自理,可做社区功能性步行。

(二)治疗措施

1. 脊髓损伤的康复评定 包括运动功能的评定,感觉功能的评定,损伤平面的评定,日常生活能力的评定,关节活动度的评定,肌张力的评定,二便功能的评定,脊柱稳定性的评定。脊髓康复评定是制定康复治疗措施和判断预后及疗效的重要参考,并可以根据患者的康复进展和机体恢复情况进行持续评定,以便于动态调整康复训练方案。

2. 不同时期的康复治疗策略 根据脊髓损伤患者的病情进展和治疗后的情况,将康复治疗分为急性期、康复中期、康复后期(回归家庭和社会期)。

(1)急性期:一般指发病后 3 周以内。此阶段患者病情相对平稳,在不影响脊柱稳定及病情的前提下,尽早做康复训练,为后期的康复治疗奠定基础和创造条件。主要采取的方式是肢体被动功能锻炼,正确的翻身、体位摆放,教育患者学会咳嗽、咳痰,间歇性排尿训练等。实践证明,早期有限的康复训练可以缩短住院及康复总时间,减轻医疗负担。

(2)康复中期:一般指发病后 4~8 周。此阶段脊柱重建了稳定性,康复目标是最大限度地改善残存的肢体功能,维持关节的活动度,改善呼吸功能,预防压疮、深静脉血栓形成、坠积性肺炎、泌尿系感染、肢体挛缩等并发症。主要措施包括:①保持呼吸道通畅、促进痰液排出。②肢体被动训练及关节被动活动,循序渐进,动作轻柔,防止副损伤,对于完全性脊髓损伤者也可以使用支具使关节保持于功能位。③肌肉主动功能锻炼,患者所有残存的肌肉功能需最大限度的改善,均需渐进式的主动训练,为以后运动功能的恢复创造条件。④加强皮肤护理、会阴护理,预防压疮和泌尿系感染。⑤膀胱训练和直肠管理。定期夹闭尿管,行间歇性的膀胱训练;直肠管理包括辅助排便、饮食结构控制、直肠控制训练等,训练方法为双下肢并拢,双膝屈曲稍分开,轻抬臀部,缩肛、提肛 10~20 次。此法可促进盆底肌肉功能的恢复。

(3)康复后期:一般指发病后 8~12 周。此阶段的重点是获得姿势控制和平衡能力。主要康复措施包括如下内容。①卧床训练:脊髓损伤患者为了应用轮椅、拐或助行器,在卧床时要重视锻炼肩带肌力,包括上肢支撑力训练、肱三头肌和肱二头肌训练和握力训练。②坐立练习:进行坐立训练前患者的躯干需有一定的控制能力或肌力,双侧下肢各关节活动范围,特别是双侧髋关节活动范围需接近正常,坐位训练可分别在长坐位和端坐位两种姿势下进行,坐位训练还包括坐位静态平衡训练及躯干向前、后、左、右侧以及旋转活动时的动态平衡训练,早期的坐位训练可以改善患者的基本生活功能,如穿衣、洗脸、吃饭等。③减重步行练习:是一种科学有效的运动恢复方法,利用减重装置,减少上半身对下肢的负荷,有利于下肢肌力支撑能力不足的患者早期进行各种步行训练,应用的步法有四点步、摆至步、摆过步。④轮椅练习:脊髓损伤术后 2~3 个月,如果患者的脊柱稳定性良好,坐位训练已经完成,其可以独立坐 15 分钟以上时,就可以考虑开始进行轮椅训练,其中上肢力量及耐力的训练,是轮椅操纵的良好基础。训练的内容包括轮椅的向前驱动、向后驱动、向左转、向右转、单人上翘、执行过简单的障碍以及旋转,患者安全跌倒和重新坐直的训练,患者回归家庭、社会后,上下台阶和楼梯的训练,这些都是轮椅能力训练的范畴。⑤转移训练:转移是脊髓损伤患者必须具备的技能,包括帮助转移和独立转移,转移训练包括床与轮椅之间的转移、轮椅与地之间的转移、轮椅与汽车之间的转移以及轮椅与坐便器之间的转移等,在转移训练时可以借助一些辅助器具(图 6-13,图 6-14)。

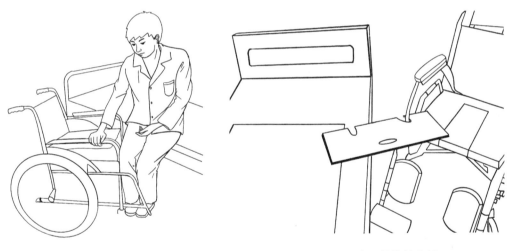

图 6-13　床—轮椅转移　　　　　图 6-14　床—轮椅转移板

3. 主要康复措施

(1)康复机器人治疗:康复机器人是康复医学技术和机器人技术结合的一种新的医疗产物,其总的目标是替代和辅助康复治疗师,对行动障碍患者进行治疗。肢体康复机器人具有客观性、无疲劳性、训练强度可靠等特点,已经成为康复治疗的必要辅助手段。康复机器人主要分为上肢康复机器人、牵引式下肢康复机器人和悬挂式下肢康复机器人。①上肢康复机器人:可以分为两大类,一类为末端牵引式康复机器人,另一类为外骨骼式康复机器人。末端牵引式上肢康复机器人是一种通过机器人连杆结构运动带动附着其上的上肢运动来达到康复训练目的的机械系统。外骨骼式康复机器人是目前研究的热点(图 6-15)。②牵引式下肢康复机器人:多适用于运动功能完全丧失的瘫痪患者的康复训练前期。牵引式下肢康复机器人有两种,一种是末端牵引式康复机器人,多用于缓解瘫痪带来的关节僵硬、肌肉萎缩等并发症;另一种是多关节牵引式下肢康复机器人，此类下肢康复机器人既可以方便地实现单关节的运动，也能够完成多关节协调的训练，运动轨迹在工作空间内可自由编程，并具备多种主、被动康复训练策略。③悬挂式下肢康复机器人：又称为直立式下肢康复机器人，多适用于下肢运动功能完全丧失的患者康复中后期，患者在使用直立式下肢康复机器人进行康复运动时采用的站立姿态，相对于坐卧式训练，这更加贴近于日常生活中下肢的活动方式，有利于激发患者自主地为身体提供支撑，对于恢复患肢的步行功能有很大的帮助（图6-16）。步态训练对于下肢运动功能障碍是非常重要且有效的康复运动手段，传统康复方法使用悬吊机构和挽具支撑患者的部分体重，将其直立于跑步机上，理疗师手动操控患者的下肢配合跑步机的运动节奏完成步行训练，该过程费时费力，而悬吊减重式步态训练机器人可以大幅度降低理疗师的人员需求和体力消耗，同时能确保优良的康复效果。

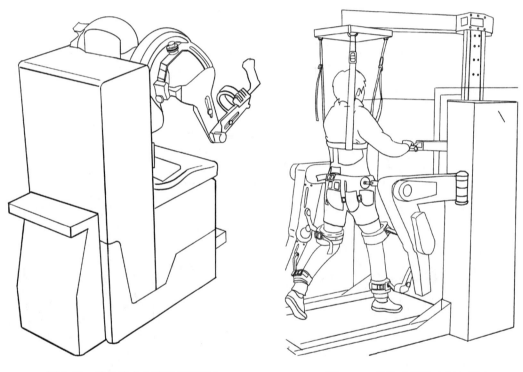

图6-15 外骨骼式上肢康复机器人　　图6-16 悬挂式下肢康复机器人

（2）运动治疗（功能训练为主）

1）传统的运动疗法

A.维持关节活动范围的运动疗法：根据是否使用外力，有主动运动和被动运动。主动运动是指患者主动以肌肉收缩形式所产生的运动，根据外部力量的参与分为自主运动、助力运动和抵抗运动，主动助力运动（运动动作是由肌肉主动收缩完成一部分，另一部分是由外力完成）分类有滑轮练习、悬吊练习、器械练习；被动运动（运动时肌肉不收缩，肢体完全不用力）整个运动过程都是由外力完成的。例如关节可动范围运动，能保持关节的活动范围，防止关节挛缩，又如关节松动术，它既可以保持又能改善关节的活动范围，减轻疼痛。

B.增强肌力和肌肉耐力的运动疗法：增强肌力和肌肉耐力有共同之处，统称为力量练习，适用于脊髓损伤肌萎缩无力患者。肌肉力量训练是以超负荷的原理为基础，通过肌肉的主动收缩来改善或增强肌肉的力量。训练的方法有主动运动、辅助主动运动、抗阻力运动、等长运动。具体应用方案有渐进抗阻力法、短促等长练习、短促最大负荷练习等。

C. 牵伸软组织的技术与方法：脊髓损伤患者，肌张力的增高和肌肉痉挛会导致关节的固定和挛缩，导致运动功能障碍，所以需对此进行牵伸训练。牵伸是一种使关节周围挛缩的软组织松弛的牵伸矫正的治疗方法，目的是改善或恢复关节周围软组织的伸展性，增加或恢复关节的活动范围，调节肌肉张力，提高肌肉兴奋性，防止不可逆的组织挛缩。软组织牵伸方法有手法牵伸、器械牵伸、主动抑制和自我牵伸。实施牵引技术前需做好评估和准备工作，预防不必要的副损伤。

D. 恢复平衡功能的运动疗法：平衡功能又指姿势控制，是能控制人的重心在相对稳定的范围的一种自动的和可以适应的过程。平衡功能的训练包括静态平衡训练（姿势的控制）、动态平衡训练和反应平衡训练。具体方法包括坐位、手膝位、跪位、立位平衡训练（图 6-17～图 6-20）。

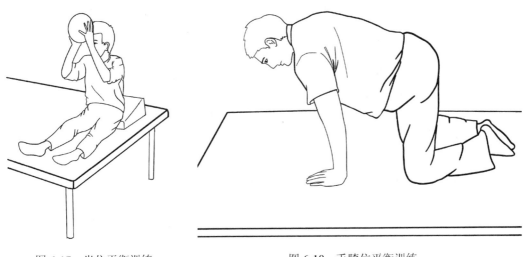

图 6-17　坐位平衡训练　　　　图 6-18　手膝位平衡训练

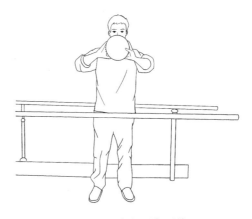

图 6-19　跪位平衡训练　　　　图 6-20　立位平衡训练

E. 其他运动疗法：增强肌肉协调能力的运动疗法、恢复步行功能的运动疗法、增强心肺功能的运动疗法等。

2）神经生理学疗法：即神经肌肉促进技术，主要针对治疗中枢神经损伤引起的运动功能障碍的治疗方法。临床常用的神经肌肉促进技术有多种感觉刺激技术（Rood 技术）、神经发育技术（Bobath 技术）、运动再学习法等。

（3）物理因子治疗：对脊髓损伤患者的功能恢复有辅助及促进的作用。作用机制：能改善血液循环，加速损伤修复；缓解肌肉痉挛和镇痛；兴奋神经系统及肌肉组织，防止肌肉萎缩及神经麻痹；松解粘连及软化瘢痕。主要的物理因子治疗有以下几种。

1）电刺激疗法：电刺激能对病变的神经肌肉发挥特有的刺激效应，是神经损伤最常用、最有效的治疗方法之一，一般在损伤后 2~3 周才开始进行，电刺激疗法不但能起到治疗作用，还有利于功能的恢复。

2）超声治疗：超声的机械作用、热作用和空化作用，能促进及诱发许多化学变化，导致人体局部组织血流加速，血液循环改善，新陈代谢旺盛，组织再生修复能力加强，肌肉放松，肌张力下降，疼痛减轻或缓解。

3）水疗：利用水的浮力能缓解患者肌肉紧张，加快血液循环和淋巴回流，神经损伤后的肢体在水中运动时水的浮力有助于瘫痪肌肉的运动。

4）其他物理因子治疗：对于脊髓损伤患者可以根据病情特点和需要，选择不同的物理因子治疗，如低中高频电流疗法、磁疗、蜡疗、微波治疗、紫外线疗法等。

（4）作业治疗：作业治疗的目的是训练残存功能，恢复部分甚至全部生活自理能力，最终回归家庭和社会。第 1 阶段以床边训练为主，以预防关节僵硬、挛缩，肢体浮肿、变形等继发病症为主要内容。第 2 阶段以预防压疮等并发症，并开展与病情相适应的各种功能训练为主要内容，包括从卧床到坐位的适应性练习；关节活动度的维持、扩大训练和肌力强化训练；功能性训练等。第 3 阶段以回归家庭和社会的准备为主要内容，包括生活环境的调整、心理社会支持、职业准备等。

（5）心理治疗：对脊髓损伤患者抑郁和焦虑情绪的治疗是心理康复的一项重要内容，及时有效地纠正内心不良情绪，对心理康复和临床治疗具有重要意义。对于脊髓损伤患者，早期的心理康复可以改善其心理状态，减少其负面情绪，有利于患者心理状态和功能的恢复，对该病的预后和康复具有重要的现实意义。

脊髓损伤心理适应阶段：震惊阶段、否定阶段、抑郁反应阶段、对抗独立阶段、适应阶段。临床实践中，针对不同的患者、不同的心理分期，采取相应的心理治疗方法，以达到最佳的治疗效果。

（6）中医传统治疗

1）推拿疗法：按摩推拿可以疏通经络、松解粘连、缓解痉挛、促进组织修复、改善关节功能。在临床实践中，腹部推拿手法联合中医药，用来治疗脊髓损伤后尿潴留和便秘，且疗效确切。推拿常用的手法有按法、揉法、搓法、抖法等。

2）针灸疗法：针灸在改善脊髓损伤患者的运动功能、感觉功能、膀胱功能等方面有独特的优势。有些学者总结近年来针灸治疗脊髓损伤方面的穴位选择规则、针灸操作和针灸方法，发现针灸治疗脊髓损伤选穴灵活、因人而异、因时而异，多取督脉穴、夹脊穴、八髎穴、手三里穴、足三里穴、远近配穴以及辨证选穴，针灸方法多样化，可以使用电针、芒针、耳针、暖针等。

3）中药疗法：中药治疗，配合针灸、推拿，增强疗效。中药除了内服之外，还可以外用进行中药理疗，如酒醋疗法、热敷、煎药洗烫等。

（三）脊髓损伤主要并发症的防治

1. 压疮 脊髓损伤患者，因长期卧床或感觉、运动障碍等，致皮肤及软组织长时间受压，血液循环障碍，出现坏死，产生压疮。压疮多发生于骶尾部、足跟部、股骨大转子等骨隆突部位。压疮分为四期，各期特点及主要治疗如下。Ⅰ期：皮肤红斑，周围水肿。此期加强护理，勤翻身，避免潮湿、长时间受压，加强营养，增加机体抵抗力，并使用液体敷料涂抹于发红皮肤，可使用热敷或红外线照射灯方法。Ⅱ期：出现水疱，浅层坏死。此期保护皮肤，避免感染，对于小的水疱（直径小于2cm）减少摩擦，自行吸收，对于大的水疱可用无菌注射器抽出水疱，无菌敷料包扎，同时使用红外线或紫外线照射治疗。Ⅲ期：皮肤全层坏死。Ⅳ期：坏死范围涉及肌肉、韧带、骨骼。Ⅲ期、Ⅳ期压疮需根据情况清除坏死组织，伤口渗出可使用银离子敷料或负压引流技术治疗，在此基础上控制感染，根据病情特点及药敏试验结果选用合适的抗生素，康复治疗上可使用氧疗、紫外线照射、超短波等治疗。压疮的预防与康复，能有效减轻患者的痛苦，缩短患者康复的时间，对压疮患者来说非常重要。

2. 深静脉血栓形成 由于脊髓损伤患者双下肢活动障碍，容易出现双下肢深静脉血栓，局部表现为局部疼痛、肢体肿胀。血栓局部反应不可怕，一旦脱落则引起致命的肺栓塞，临床上需引起重视，当以预防为主。预防主要包括药物预防和物理预防，药物一般选用低分子肝素钠、利伐沙班等；物理预防包括双下肢早期主被动功能锻炼、下肢肌肉等长收缩训练及由远端向近心端的手法按摩等，也可用空气加压按摩仪进行按摩治疗。

3. 坠积性肺炎 脊髓损伤患者长期卧床、呼吸力量弱、抵抗力低，容易发生上呼吸道感染，引起坠积性肺炎。临床上应重视脊髓损伤患者坠积性肺炎的预防，除增加营养、提高患者的抵抗力外，还要对咳痰不利的患者勤翻身、拍背、叩胸，或对痰液较多而难以排出的患者给予雾化吸入，并予以吸氧、吸痰。康复治疗上予以膈肌和肋间肌的功能训练，如横膈肌阻力训练、呼吸阻力训练等，通过这些措施促进痰的排出，可防止痰液的淤积，降低坠积性肺炎的发生率。在药物治疗上，中药痰热清、西药盐酸氨溴索等药物具有促进痰液排出、防止痰液再生的良好疗效。

4. 泌尿系感染 脊髓损伤患者膀胱尿道功能障碍，引起尿潴留或排尿困难，容易导致泌尿系感染。临床上对泌尿系进行早期处理，其主要目的是建立理想的自动排尿功能，减少残余尿，预防尿路感染。预防策略：鼓励患者定时定量饮水，减少留置导尿或间歇性导尿，注意会阴部的清洁护理，指导患者进行膀胱功能训练等。膀胱功能训练是帮助脊髓损伤患者恢复膀胱功能最有效的方法，配合中医手法按摩会取得更满意的效果。膀胱功能训练包括膀胱括约肌控制力训练（如盆底肌肉训练）、水出入量控制训练、排尿反射训练等。

5. 神经源性膀胱 是脊髓损伤常见的一种较严重的并发症。神经源性膀胱的非手术治疗主要是手法排尿、导尿治疗、药物治疗和康复治疗；手术治疗主要有自体膀胱扩大术、肠道膀胱扩大术、骶神经调节术等。目前膀胱起搏器是治疗排尿障碍的最新微创治疗手段，具有良好的应用前景。

6. 神经源性肠道功能障碍 是脊髓损伤后常见并发症之一，主要表现为腹胀、便秘和大便失禁，神经源性肠道功能障碍患者生活质量受到很大影响，导致社交障碍。临床主要治疗包括饮食调节、药物治疗（如促胃肠动力药、栓剂等）、中医疗法（如针灸、推拿等）。肛门灌洗是一种比较新型的干预手段，目前已在国外有较广泛的应用。

（王春雷　齐月宾　穆玉龙）

第三节　颈　椎　病

颈椎病又称颈椎综合征，系指由颈椎间盘、颈椎等发生退变及其继发改变，压迫或刺激颈部脊髓、神经根、血管、食管等组织而产生的一系列临床症状和体征。患病人群起初以中老年居多，近年来，由于工作的性质其发病呈年轻化趋势，与颈部的长期劳累有很大关系，常见于长期伏案工作人员。颈椎病的病因和发展机制一般认为是多种因素共同作用的结果，椎间盘退行性变和继发关节退变是颈椎病的发病基础，目前存在的学说主要有机械压迫学说、不稳定学说、血运障碍学说。根据受刺激和压迫的部位组织不同，颈椎病分为神经根型颈椎病、脊髓型颈椎病、椎动脉型颈椎病、交感型颈椎病、其他类型颈椎病（食管型颈椎病、颈型颈椎病）。

一、临床表现

（一）症状

1. 神经根型颈椎病　此型发病率最高，患者常有颈项痛，颈部发僵，上肢出现沿神经根走行的放射性疼痛和麻木，患侧上肢可出现感觉沉重，握力减退，时间长者出现肌肉萎缩。

2. 脊髓型颈椎病　为颈椎病中最严重的类型。多数患者出现一侧或双侧上肢或下肢麻木，双足沉重感，行走不稳，出现脚踩棉花感，束胸感，双手乏力，不灵活，笨拙，在后期可出现大小便障碍和痉挛性瘫痪。

3. 椎动脉型颈椎病　当颈椎出现退变或阶段性不稳时，可使椎动脉扭曲受压，造成椎基底动脉供血不足，出现发作性眩晕，耳鸣，听力减退，视力障碍。当头颈处于某一位置时，可出现下肢突然无力猝倒。

4. 交感型颈椎病　症状繁多，可出现头痛、头晕、记忆减退，眼干、视物模糊、耳鸣、听力减退，恶心、腹胀、心悸、心律失常，面部多汗或无汗等。

5. 食管型颈椎病　出现咽部不适、咽部异物感、吞咽困难等症状，部分患者可伴有颈部酸痛、手指麻木等症状。

（二）体征

1. 神经根型颈椎病　颈部僵直，活动受限，患侧颈部肌肉紧张，椎旁有压痛，受累神经支配区感觉障碍，肌力减退。患侧上肢腱反射减弱或消失，椎间孔挤压试验阳性，臂丛神经牵拉试验阳性。

2. 脊髓型颈椎病　有感觉障碍平面，肌力减退，四肢肌张力增高，腱反射活跃或亢进，腹壁反射、提睾反射减弱或消失，踝阵挛和髌阵挛阳性，病理反射阳性，如霍夫曼征阳性，巴宾斯基征阳性。

3. 椎动脉型颈椎病　后枕部压痛阳性，颈部屈伸、旋转活动受限，椎动脉转颈试验阳性。由于局部解剖的关系，椎动脉型颈椎病患者也常常伴有神经根型症状，出现上肢麻木。

4. 交感型颈椎病　客观体征少，颈椎活动一般正常，椎旁可有压痛。

5. 食管型颈椎病　可有颈部僵直，颈椎活动受限，合并其他类型颈椎病可出现其他相关体征。

二、相关检查

（一）颈椎 X 线检查

颈椎正位片上可见钩椎关节增生，变尖；侧位片上可见颈椎曲度改变、生理前凸减少、消失甚至反曲，椎间隙变窄，椎体前后方骨质增生，颈椎双斜位片可见椎间孔狭窄，颈椎屈伸位片可示颈椎节段的不稳定。

（二）颈椎 CT 检查

CT 不但能直接观察椎间盘突出的位置、方向、程度，还能清楚显示椎管结构的改变，以及显示有无后纵韧带骨化、黄韧带肥厚等。

（三）颈椎 MRI 检查

MRI 可以全面地观察脊髓受压部位及形态改变，也可以显示椎管内、脊髓内部的改变，已经成为颈椎外科的常规检查。近年来，颈椎动态 MRI 也逐渐成为颈椎检查的常用方法，可以早期发现脊髓型颈椎病。

（四）椎基底动脉多普勒

椎基底动脉多普勒是检查椎动脉供血不足的有效手段，也是诊断椎动脉型颈椎病的常用检查手段。

（五）肌电图

肌电图适用于以肌肉无力或肌萎缩为主要表现的患者，可定位病变的神经。

三、诊　　断

根据患者有慢性劳损史或外伤史，颈椎病多发生于中老年人或长期伏案的工作者，出现颈部疼痛，活动受限，四肢疼痛、麻木、乏力、笨拙、脚踩棉花感等症状，查体有颈椎活动受限，椎旁压痛，肢体有感觉障碍平面，肌力减退，腱反射改变，椎间孔挤压试验阳性，臂丛神经牵拉试验阳性，结合影像学检查（如颈椎 X 线、CT、MRI、彩超等）可明确颈椎病诊断，并可进一步分型。

四、西 医 治 疗

(一) 非手术治疗

非手术治疗是治疗颈椎病的最主要也是最基本的方法,非手术治疗适应证为绝大多数的神经根型颈椎病、椎动脉型和交感神经型颈椎病,手术恢复期患者,以及一部分早期症状非常轻微的脊髓型颈椎病。主要包括以下几种治疗方案。

1. 颈椎制动休息 是颈椎病的基础治疗,在颈椎病治疗期间,应强调颈部的休息、制动,减少颈椎的活动,以减少颈椎周围组织张力,减轻肌肉痉挛,减少因颈椎不稳导致的异常活动和刺激症状等,病情严重者可以卧床休息。颈椎制动一般可使用围领或颈托,应注意的是不宜长期佩戴,以免引起颈部肌肉萎缩,造成依赖。临床上一部分患者通过颈椎制动休息或卧床休息,症状得到缓解。

2. 药物治疗 治疗颈椎病的药物可起到辅助对症作用,主要有镇痛药物、肌肉松弛类药物、营养神经类药物。镇痛药最常用的是非甾体抗炎药,疼痛严重者可使用吗啡类镇痛药,抗炎镇痛药主要不良反应以胃肠道反应为主,一般与保护胃黏膜药合用。肌松类药物有缓解肌肉痉挛、减轻疼痛的作用,常用药物有氯唑沙宗片、巴氯芬片等。营养神经类药物最常用的是维生素 B_1 和维生素 B_{12},主要起帮助神经功能恢复的作用。激素类药物一般于术后应用 3~5 天,对于颈椎病急性发作患者也可以短期应用。脱水消肿类药物如甘露醇,联合激素类药物可以提高疗效。钙通道阻滞剂(如盐酸氟桂利嗪)能缓解血管痉挛,改善椎动脉缺血,对椎动脉型颈椎病有一定疗效。

3. 牵引治疗 颈椎牵引治疗可以缓解颈椎间盘压力,减轻其对神经根的刺激,也可以缓解肌痉挛,改善颈部及肢体的疼痛症状,目前是部分类型颈椎病的有效非手术治疗手段。但对脊髓型颈椎病患者是否使用牵引治疗,目前仍有争议,一般认为早期、症状轻的脊髓型颈椎病患者可以小重量牵引,病情严重者或病程长者避免使用。牵引方法主要分为坐式牵引、卧位牵引、携带式牵引。目前有许多颈椎牵引器产品,使得颈椎牵引变得更方便、更安全、更有效。

(二) 手术治疗

颈椎病手术治疗适应证:脊髓型颈椎病患者一旦确诊,就应该手术治疗;经过严格非手术治疗无效,严重影响工作、生活的神经根型颈椎病;神经根疼痛剧烈,上肢肌肉或手内在肌肉无力、萎缩,经非手术治疗 4~6 周仍有发展趋势者。临床中对于椎动脉型、交感神经型颈椎病,由于疗效不确切,需慎重选择手术治疗。

颈椎病的手术治疗方案需依据颈椎病病理及临床情况来决定,手术方式:①颈椎前路椎间盘摘除,椎间植骨融合内固定术。此术式为颈椎病最经典的手术,主要解决脊髓或神经根前方的压迫。②颈椎前路椎体次全切除,椎间植骨融合内固定术。此术式适用于椎体后方有致压物,需减压的患者。③颈后路颈椎管减压术。包括椎板成形术、椎管减压术,适用于多阶段椎间盘突出或颈椎管狭窄。④颈椎间盘置换术。这是一项新的治疗技术,但临床中需严格把握手术适应证。近期有学者应用前路椎体前移融合术治疗颈椎管狭窄合并颈椎间盘突出的报道,也有学者应用此术式来治疗颈椎病合并后纵韧带骨化。

五、中医辨证论治

（一）辨证要点

由于理论体系的不同，在中医中没有关于颈椎病的著作，然而，经过大量的实践和观察，中医详细记录了类似于我们今天描述的各种类型的颈椎病的症状和治疗方法，颈椎病中的颈、肩、臂痛等症状多出现在祖国医学的痹证、眩晕中，这些症状主要是由外伤或气血两虚、风寒湿热而引起的，而头晕、耳鸣、目眩等症状大多与痰浊、肝风和虚寒致病有关。所以颈椎病的特征还是以痹痛为主症，本虚标实。

（二）证治分型

颈椎病症状复杂，辨证思路不同，证型可不同，辨证施治目前无统一标准。综合大多数中医学者研究，颈椎病辨证分型一般可分为风寒痹阻型、气滞血瘀型、气血亏虚型及肝肾不足型。

1. 风寒痹阻型　患者多有受风、受凉病史，症见后枕部疼痛，颈部僵硬，疼痛以局部冷痛为主，经冷刺激后加重，伴一侧手臂麻木发冷，肌肤冷湿、畏寒喜热，脉多紧弦，舌苔薄白，多见于神经根型颈椎病和颈型颈椎病。治疗以温经活血为主，其代表方为桂枝葛根汤。方剂组成：葛根 12g，桂枝 6g，芍药 6g，生姜 9g，炙甘草 6g，大枣 3 枚。

2. 气滞血瘀型　患者多有伏案工作史，症以颈肩部疼痛、麻木为主，颈部僵硬，活动受限，伴有上肢麻木，脉弦涩，舌苔白滑，多见于神经根型颈椎病和颈型颈椎病。治疗以活血化瘀、通络止痛为主，其代表方为补阳还五汤。方剂组成：黄芪 30～120g，当归尾 6g，赤芍 5g，地龙 3g，川芎 3g，红花 3g，桃仁 3g。

3. 气血亏虚型　患者多有偏头痛，眩晕，视物模糊，记忆力减退，身软、乏力、心悸、胸闷，颈部酸痛，脉细弱，舌苔薄白，多见于椎动脉型颈椎病、交感神经型颈椎病。治疗以益气和血、醒脑宁神为主，其代表方为益气聪明汤。方剂组成：黄芪 30g，甘草 10g，芍药 15g，黄柏 10g，人参 10g，升麻 10g，葛根 15g，蔓荆子 10g。

4. 肝肾不足型　患者有颈项部疼痛，四肢麻木，四肢不灵活，双下肢软弱无力，行走吃力，严重者四肢瘫痪、二便障碍，少苔，脉细弱、虚而无力，多见于脊髓型颈椎病。中医治疗以滋肾为主，其代表方为六味地黄汤。方剂组成：熟地黄 15g，山茱萸肉 12g，山药 12g，牡丹皮 10g，泽泻 10g，茯苓 10g。

对于颈椎病，医者需坚持中医临床思维，重视对患者病因、病机的把握，辨证施治，结合针灸、按摩、理疗等其他治疗手段，能获得一定疗效。

六、康复治疗

由于颈椎病的病因复杂、症状多样、功能障碍各异，所以颈椎病的康复治疗需根据不同的发病时期的病理特点以及不同临床症状，并基于循证的原则，制定不同的康复治疗方案，并将各种治疗方案优化组合，发挥协同作用。

(一)目标

急性期:此阶段疼痛最为剧烈,肢体麻木,眩晕,颈椎功能严重受限。此期康复目标为解除颈项部的肌肉痉挛,缓解疼痛,消除神经根水肿,减轻血管痉挛,改善眩晕等症状。治疗措施一般采用制动休息、颈托固定、牵引和物理治疗等。

慢性期:此阶段患者疼痛较急性期轻,四肢麻木症状反复,劳累后加重,颈部的活动度明显改善。慢性期的康复目标为逐步消除患者的临床症状,改善活动能力,预防复发,提高生活质量。

术后康复:颈椎病术后康复治疗越早越好,颈椎病术后康复训练对身体的康复至关重要。颈椎病术后总体的康复目标为控制疼痛、促进神经功能恢复,为骨愈合提供理想的环境。

(二)治疗措施

临床工作中我们需合理选用康复治疗措施,必要时联合运用,优化康复治疗效果。

1. 矫形支具治疗 颈椎支具固定既能限制颈椎运动(包括颈椎前屈、后伸、侧曲、左右旋转活动),又能减轻头部重量施加给颈椎的压力,同时有上提的支撑力,能缓解颈部肌肉紧张,一定程度上能减轻颈椎间盘的压力,减轻疼痛,巩固疗效。最常用的颈椎矫形支具有颈托和围领(图6-21)。

2. 牵引治疗 颈椎牵引治疗对颈椎病治疗有效。研究表明,颈椎牵引可有效缓解放射性疼痛及相关功能障碍。临床中最常用的是枕颌带牵引(图6-22),牵引时需掌握牵引的角度、牵引的重量和牵引的时间。目前颈椎牵引没有统一标准,牵引方法也非常杂乱,大多数学者推荐个性化牵引治疗,安全有效,能改善颈椎病患者的症状。

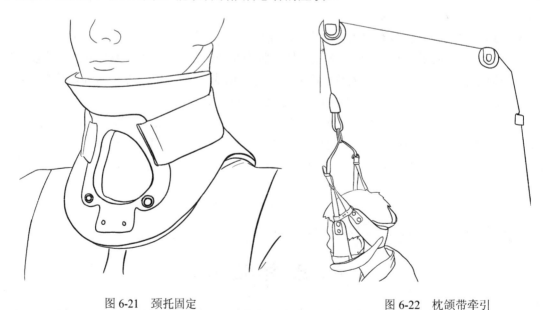

图6-21 颈托固定　　　　　　　　图6-22 枕颌带牵引

3. 物理因子治疗 物理因子治疗颈椎病的主要原理为扩张血管、改善局部血液循环、缓解肌肉和血管痉挛、消除神经根和周围软组织的水肿,是颈椎病常用的治疗和康复手段。常用的方法有电脑中频治疗、直超短波疗法、直流电离子导入疗法等。

(1) 电脑中频治疗：电极片一般置于颈椎两侧，电流强度以患者感觉适中为准，根据不同的病情使用相应的处方，每次 20 分钟，每日一次，10 天为一个疗程。

(2) 超短波疗法：一般使用超短波电疗机，治疗时将颈部导子置于颈后及肩背部，每次 20 分钟，每日一次，10 天为一个疗程。

(3) 直流电离子导入疗法：将作用极置于颈后部，非作用极置于患侧上肢，导入药物一般有镇痛类药、维生素类药物等，每次 20 分钟，每日一次，7 天为一个疗程。

(4) 红外线照射疗法：红外线灯置于颈后部，照射距离一般为 30~40cm，温热量，每次 30 分钟，每日一次，7 天为一个疗程。

(5) 石蜡疗法：一般于颈后盘蜡，每次 30 分钟，每日一次，10 天为一个疗程。

4. 针灸治疗 针灸治疗颈椎病疗效显著且无副作用，能有效缓解临床症状，提高治疗效果，减轻患者痛苦，有助于提高患者的生活质量，值得临床应用。临床中对症状较轻的颈椎病，包括神经根型、交感型、椎动脉型，一般采用针灸的方法，包括毫针疗法、艾灸等。不同临床类型的颈椎病，主症不同，选穴不同，一般选用大椎穴、颈夹脊穴、后溪穴等，每次留针 30 分钟，每日一次，2 周为一个疗程。

5. 手法治疗 中医治疗颈椎病的手法主要有三类，包括理筋类手法、牵引类手法、整复类手法。西医手法治疗常用的有 Mckenzie 手法、Maitland 手法。行手法治疗前，康复治疗师需要与患者交流，反复评估治疗程序和技术反应，以做出正确的判断和治疗选择，最终在安全的前提下取得最好的疗效。

6. 运动疗法 是治疗颈椎病的重要康复手段，通过颈部肌肉增强训练，保持颈椎稳定，防止肌肉萎缩，增强机体的抵抗能力，恢复功能，巩固疗效，是一种投入少、效率高的辅助治疗方法。传统的运动疗法有太极拳、五禽戏等，现代医学运动疗法有颈部抗阻力运动（图 6-23）、颈部静力增强训练（图 6-24）、颈部悬吊训练等。在临床治疗中为自己的患者制定合理的运动处方，以达到治疗方法的个性化和合理化。

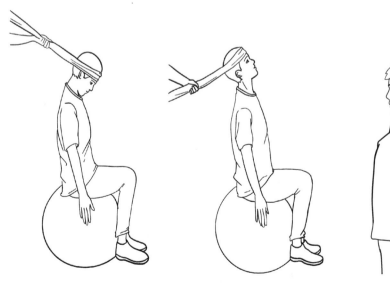
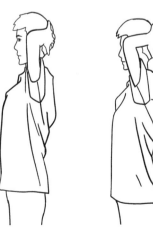

图 6-23 颈部抗阻力运动　　　　　图 6-24 颈部静力增强训练

7. 颈椎病日常管理 临床中颈椎病的治疗关键在于预防和延缓疾病的进展,所以对颈椎病患者的日常管理和颈椎保健非常重要。首先,需纠正患者的不良习惯,避免长时间伏案和低头工作,改善不良坐姿,防止颈椎曲度改变;其次,避免颈部外伤,注意颈部保暖,避免习惯性落枕,防止颈椎病症状加重;再次,需纠正不良睡姿,科学选用枕头,大多数学者推荐人体工学乳胶枕,此枕不但能优化头颈部姿势和放松颈部肌肉,还能改善患者颅颈角及颈屈伸肌耐力;最后,加强对颈部肌肉的功能锻炼,如颈椎保健操、"米"字操等。

8. 术后康复 颈椎病行椎间盘切除或椎体次全切除者,术后第一日可下地活动,同时可做四肢功能锻炼,下地活动时,需颈托固定。头颈部活动时间和活动量按手术方式、范围决定。术后次日开始可做局部超短波治疗,去除颈托后做颈部活动锻炼的同时,为防止粘连,改善颈椎僵硬,可做局部直流电离子导入疗法、红外线治疗或热疗等。

(王春雷 齐月宾)

第四节 腰椎间盘突出症

腰椎间盘突出症是指在腰椎间盘退变、变性的基础上,加上外来的诱发因素,使纤维环破裂、髓核突出,压迫神经根或马尾神经所表现出的一种临床综合征,是腰腿痛常见及重要的原因。腰椎间盘突出常常是在椎间盘退变的基础上发生的,外伤则是发病的重要原因之一,遗传因素、职业因素、妊娠等也与腰椎间盘突出相关。根据腰椎间盘突出的程度及病理,将腰椎间盘突出分为五种病理类型,包括膨出、突出、脱出、游离型椎间盘。目前腰椎间盘突出导致腰腿疼痛的机制有对神经根的机械压迫学说、对周围组织产生的化学性刺激及椎间盘自身免疫学说。

一、临 床 表 现

(一)症状

1. 腰痛 是腰椎间盘突出症的早期症状,也是最常见的首发症状。引起腰痛的原因是突出的椎间盘对邻近组织(主要为神经根及窦椎神经)造成机械性刺激与压迫,疼痛的特点表现为腰骶部的弥漫性钝痛、酸痛,有的可影响到臀部,活动时疼痛加重,卧床休息后疼痛减轻。

2. 坐骨神经痛 典型症状为一侧或双侧下肢的放射痛,表现为由腰骶部向臀部、大腿后侧、小腿后外侧至足部的放射性疼痛。根据腰椎间盘不同的突出节段,其放射性疼痛部位亦不相同。临床上根据特殊对应关系,可以依照下肢放射痛的具体部位和区域推断出病变的节段。

3. 马尾综合征 一般出现于中央型腰椎间盘突出症,临床少见。马尾神经受到突出的腰椎间盘压迫后,出现排便及排尿障碍,马鞍区麻木、刺痛等,一些患者可左右交替出现坐骨神经痛,严重者可出现大小便失禁或双下肢不完全性瘫痪等症状。

（二）体征

1. 脊柱外形 90%以上的腰椎间盘突出症患者有不同程度的脊柱侧弯，侧弯的方向与突出的髓核位于神经根的腋侧或外侧有关系，如突出的髓核位于神经根的腋侧，则腰椎凸向健侧，弯向患侧；如位于神经根的外侧，则腰椎凸向患侧，弯向健侧。其他脊柱外形改变有腰椎生理前凸变浅、消失等。腰椎间盘突出症脊柱外形的改变是一种姿势性代偿，能够减轻神经根的压迫和牵张。

2. 腰椎活动 主要表现为腰椎活动受限，特别是前屈活动，因为前屈活动会对受压的神经产生牵张作用，加重患者疼痛。后伸活动也受限，因为后伸时，椎间隙后方变窄，迫使髓核向后方挤压，使患者疼痛加重。腰椎有侧弯时，腰椎向凸侧侧弯受限。

3. 压痛及叩痛 病变的节段椎旁有压痛点，一般为深压痛。有的压痛点除了局部疼痛外，还有时会向臀部、下肢沿着坐骨神经分布区放射；叩痛以棘突处最为明显，由叩击振动病变部位所致。

4. 肌力改变 根据受累节段的不同，其支配的肌肉可出现肌力减弱或肌肉萎缩，如 L_5 神经根受压可致拇背伸肌力减弱。

5. 感觉障碍 可表现为主观麻木和客观麻木。神经感觉障碍区域与受累的神经支配区相一致，早期表现为皮肤痛觉过敏，然后出现麻木、感觉减退。L_5 神经根受压可致小腿外侧、足背内侧、拇趾感觉障碍。

6. 反射改变 以反射减弱为最常见，也可出现反射消失。$L_{3~4}$ 椎间盘突出可出现膝腱反射减弱或消失，$L_5 \sim S_1$ 椎间盘突出可出现跟腱反射减弱或消失。

7. 特殊体征

（1）直腿抬高试验：检查时，患者仰卧，伸膝，检查者一手压膝，一手托足跟部，缓慢抬高患肢，如患者出现疼痛或不能继续抬高者为直腿抬高试验阳性，并记录抬高角度，在30°～70°出现症状具有临床意义。腰椎间盘突出症患者的阳性率可达90%以上。

（2）直腿抬高加强试验：检查者按上述方法将患者下肢直腿抬高到产生疼痛的高度，并向下放5°～10°，以使坐骨神经痛消失，检查者用一手固定此下肢保持膝关节伸直，另一手持患者足跖背伸踝关节，产生下肢放射痛者为阳性，该试验可鉴别神经根性或是肌肉因素所引起的直腿抬高受限。后者直腿抬高试验阳性，加强试验可呈阴性。

（3）股神经牵拉试验：患者处于俯卧位，患侧髋、膝关节伸直，医师一手固定患者的骨盆，另一手握住患者小腿下端往上提，使髋关节处于过伸位，引发大腿前方放射痛则为阳性，临床上一般用来检查 $L_{2~3}$ 和 $L_{3~4}$ 椎间盘突出的患者。

（4）仰卧挺腹试验：患者仰卧，双手放于腹部或两侧，以头部及两足跟为着力点，做挺腹抬臀的动作，出现患肢坐骨神经痛者为阳性。

二、相 关 检 查

（一）腰椎 X 线检查

腰椎正位片可呈现脊柱侧弯，突出的髓核位于神经的腋侧，腰椎凸向健侧，如位于神经根的外侧，则腰椎凸向患侧。腰椎侧位片可出现腰椎生理前凸变浅，椎间隙变窄，椎体骨质增生。

（二）腰椎CT检查

CT不但能直接观察椎间盘突出的节段、方向、程度，还能清楚地显示椎管结构的改变，确诊率可达90%以上。

（三）腰椎MRI检查

MRI可以全面地观察腰椎间盘突出的髓核、硬膜囊及神经根之间的关系，对于椎间盘的退变也可直接观察其信号的改变程度，为临床提供重要的诊断信息。

（四）其他

脊髓造影、肌电图等。

三、诊　　断

腰椎间盘突出症的诊断，是依靠患者的年龄、病史、症状体征和影像学检查综合分析得出的。诊断依据围绕以下五个要点：第一，要考虑到病史，很多椎间盘突出症的患者有腰部外伤史、慢性劳累史和着凉史。第二，出现临床症状，如腰痛、下肢放射性疼痛，而且这种疼痛因腹压增加和姿势改变诱发加重。第三，有临床体征，包括椎旁局部压痛、腰椎侧凸、腰椎活动受限、下肢感觉肌力改变等。第四，出现特殊的体征，如直腿抬高试验阳性，股神经牵拉试验阳性。第五，影像学检查，X线检查有侧弯、椎间隙变窄，CT或MRI检查显示椎间盘突出的节段、部位及程度。

四、西医治疗

（一）非手术治疗

绝大多数腰椎间盘突出症患者可通过非手术治疗而愈，此为首选治疗方案，非手术治疗适应证为初次发病，病程较短，症状较轻，影像学检查无严重椎间盘突出。主要包括以下几种治疗方案。

1. 药物治疗　治疗腰椎间盘突出症的药物主要有抗炎镇痛类药物、活血化瘀类药物、营养神经类药物。抗炎镇痛类药物最常用的是非甾体抗炎药，如阿司匹林、尼美舒利分散片、塞来昔布、双氯芬酸钠等。其主要不良反应以胃肠道反应为主。活血化瘀类药物主要为中药和中成药，常用药物有肿痛安、抗骨增生胶囊、筋骨痛消丸等。营养神经类药物最常用的是甲钴胺，主要成分是维生素B_1和维生素B_{12}，主要起营养神经的作用。其他药物有组织脱水药（如20%甘露醇）、糖皮质激素（如地塞米松等）。

2. 卧床休息　是腰椎间盘突出症的基础治疗方法，大部分患者通过卧床休息，症状能明显缓解甚至消失。卧床时间一般为3~4周，卧床的姿势根据疼痛缓解的程度选择平卧或侧卧，症状缓解后，患者可以佩戴腰围下地活动。

3. 牵引治疗 机制主要是通过减轻椎间盘内的负荷和压力，使小关节松弛，减轻神经根或硬膜受到的压迫，而达到止痛的目的。牵引也可以减轻腰部肌肉的痉挛和紧张，但对于巨大腰椎间盘突出或脱出的患者需慎用，可能会导致神经损伤加重。临床实践证明，牵引治疗同时加用中医整脊疗法效果显著。

4. 硬膜外或神经根阻滞 对于上述非手术治疗无效仍有疼痛的患者，可采用此方法止痛。通过椎管内注药，以减轻神经根无菌性炎症和水肿，阻断疼痛的恶性循环，达到止痛的目的。常用阻滞药物有局部麻醉药（如利多卡因等）、糖皮质激素（如地塞米松等）、维生素类药物（如维生素 B_6 等）。

（二）手术治疗

当腰椎间盘突出症患者出现以下情况时，应考虑手术治疗：病史超过 3 个月至半年，经过严格非手术治疗无效，或非手术治疗有效，经常复发且疼痛较重者；病史较长，严重影响工作或生活；出现单根神经麻痹或马尾神经受压的临床表现。

腰椎间盘突出症的手术治疗方案有很多，主要包括：①后路经椎板间开窗髓核切除术，此术式为经典手术。②微创治疗，近年来微创技术迅猛发展，方式多样，综合起来可分为两大类：一类是通过物理或化学的方法使髓核减少或消失，如化学髓核溶解疗法、经皮激光椎间盘汽化减压术、等离子射频消融术等；另一类是用微创通道切除椎间盘，如经皮穿刺腰椎间盘切除术、内窥镜下腰椎间盘切除术等。近年来椎间孔镜技术成为新的治疗趋势，创伤小，术后恢复快，为腰椎间盘突出症的治疗提供了新的途径（图 6-25）。

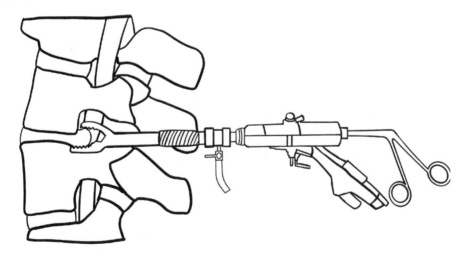

图 6-25 椎间孔镜技术

对于腰椎间盘突出症合并有腰椎不稳或退行性滑脱者可行经后路腰椎间盘摘除植骨融合内固定术（图 6-26）。

目前国外有学者应用显微镜行开窗腰椎间盘切除术治疗腰椎间盘突出症，疗效显著，住院周期短，且能使患者早期恢复日常活动。

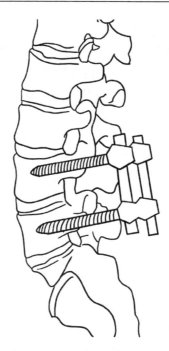

图 6-26　经后路腰椎间盘摘除植骨融合内固定术

五、中医辨证论治

（一）辨证要点

腰椎间盘突出症在中医学上归属于"腰痛""腰腿痛""痹证"等范畴。中医学认为，气血、经络与脏腑功能的失调和腰痛的发生有密切的关系，该病以经脉痹阻、腰府失养为病机关键，外因责之于风、寒、湿、热侵袭人体，痹阻经络，气血运行不畅；内因归咎于肾精气亏虚，督脉失养。病理性质有虚实之不同，但以本虚标实为多。腰椎间盘突出的中医辨证治疗以肾虚为本，风、寒、湿、热、气、血、痰、瘀为标，总体以补肾通督为基本治则，并根据寒湿、湿热不同，分别予以施治。腰椎间盘突出症遵循中医整体观念，辨证论治，采用中药内服外用，取得不错的疗效。中药多采用活血舒筋止痛的药物，常用药物有牛膝、乳香、当归、续断、红花、没药等。再根据不同证型，加入对症药物，气滞血瘀者加入五灵脂、香附，寒湿型加入干姜、附子，肾虚者加入杜仲、山萸肉、白芍、熟地黄、五加皮等。

（二）证治分型

中医治病要求辨证论治，要根据腰椎间盘突出症患者的证候特点来指导用药，腰椎间盘突出症的中医辨证分型可分为四型。

1. 气滞血瘀型　患者疼痛以刺痛症为主，疼痛较为明显，疼痛部位固定，白天轻，夜晚重，痛处拒按，腰椎板硬，近期大多有腰外伤史，舌质暗红，或有瘀点，脉弦紧或涩。治疗以活血化瘀、舒筋通络、行气镇痛为主。

方药：身痛逐瘀汤（王清任《医林改错》）加减。

身痛逐瘀汤组成：秦艽3g，川芎6g，桃仁9g，红花9g，甘草6g，羌活3g，没药6g，当归9g，灵脂6g，香附3g，牛膝9g，地龙6g。方中秦艽、羌活祛风除湿，桃仁、红花、当归、川芎活血祛瘀，没药、灵脂、香附行气血，止疼痛，牛膝、地龙疏通经络以利关节，甘草调和诸药。

2. 风寒湿型 患者腰腿冷痛，症状受冷加重，受热减轻，四肢发凉，喜温怕冷，舌质淡，苔白滑或腻，脉沉而迟缓。治疗以祛风散寒化湿、滋补肝肾为主。

方药：独活寄生汤（孙思邈《备急千金要方》）加减。

独活寄生汤组成：独活9g，桑寄生6g，杜仲6g，牛膝6g，细辛6g，秦艽6g，茯苓6g，肉桂6g，防风6g，川芎6g，人参6g，甘草6g，当归6g，芍药6g，熟地黄6g。方中独活、桑寄生祛风除湿，养血和营，活络通痹，为主药；牛膝、杜仲、熟地黄补益肝肾，强壮筋骨，为辅药。

3. 湿热痹阻型 腰腿疼痛，以热痛为主，局部表现为红、肿、热、痛，遇热疼痛加重，口舌干，小便短赤，大便不畅，舌红苔黄腻，脉濡数或弦数。治疗以清热利湿、舒筋通络为主。

方药：四妙散（张秉成《成方便读》）加味。

四妙散组成：苍术12g，黄柏12g，薏苡仁30g，忍冬20g，萆薢20g，木瓜15g，防己15g，海桐皮15g，牛膝15g，甘草6g。方中苍术与黄柏应用有清热燥湿的功效，加入牛膝补肝肾、强筋腱骨。

4. 肝肾亏虚证 腰痛伴有腰膝酸软、口苦咽干等症状，劳累后症状明显加重，休息后症状缓解，疼痛日久肢体麻木。偏阳虚者面色苍白，手足不温或腰腿发凉，或有阳痿，早泄，妇女带下清稀，舌淡苔白滑；偏阴虚者面色潮红，咽干口渴，心烦失眠，多梦或有遗精，舌红少苔，脉弦细数。偏阳虚证治疗以温肾壮阳为主。方药以右归饮为主加减。偏阴虚证治疗以养阴通络为主，药用左归丸加减。

方药：右归饮、左归饮（张景岳《景岳全书》）加减。

右归饮组成：熟地黄6~9g或加至30~60g，山药（炒）6g，山茱萸3g，枸杞子6g，甘草（炙）3~6g，杜仲（姜制）6g，肉桂3~6g，制附子3~9g。方中用附子、肉桂温补肾阳以煦暖全身，但纯用热药势必伤阴，故取六味丸之山药、萸肉、熟地黄以滋阴，使阳有所附，枸杞子补肝肾，杜仲益肾强腰脊。

左归饮组成：熟地黄24g，山药12g，山茱萸9g，枸杞子9g，茯苓9g，炙甘草6g。方中重用熟地黄为主药，甘温滋肾以填肾阴，辅以山茱萸、枸杞子养肝肾，合主药以加强滋肾阴而养肝血之效。

中医学上用来治疗腰椎间盘突出症的方剂众多，且各具特色，但我们需熟悉不同证型腰椎间盘突出症之间的区别与联系，掌握临床上中医用药规律，寻找病因，辨证治病。

此外中药外用已被广泛运用于治疗腰椎间盘突出症，是腰椎间盘突出症非手术治疗的一种重要治疗方式。实际临床工作中，许多学者开始推崇中西医结合治疗腰椎间盘突出症，如有些学者研究得出活血化瘀类中药复方联合椎间孔镜手术可提高临床疗效。

六、康复治疗

大多数腰椎间盘突出的患者可以接受康复治疗。康复治疗效果与患者症状的严重程度和配合康复治疗的程度有关,术后康复治疗应在康复评定后,根据评定结果合理进行。术后康复治疗的开始时间与手术方式有关,对于微创手术患者的康复治疗可以相对早期进行,开放手术后的康复治疗应在保证手术部位稳定,不影响愈合的前提下进行。目前不少学者主张腰椎间盘突出症髓核切吸术后进行渐进式分阶段康复,可取得更佳的康复效果。

(一)目标

急性期:此阶段疼痛最为剧烈,腰背肌紧张,严重影响患者的工作与生活,此期患者应卧床休息,卧床时间一般为3~4周,下地活动时可借助腰围保护;牵引治疗时距离不宜过大,时间不宜过长;手法治疗以肌松手法为主,应避免对腰背部进行等张收缩训练;肌肉电兴奋的理疗项目对于急性期的患者属于禁忌。急性期的康复目标主要为控制疼痛,放松腰背肌,减轻脊柱压力,减轻椎间盘负荷,缓解神经压迫症状,以提高患者下一阶段康复治疗的依从性。

慢性期:此阶段患者疼痛较急性期轻,症状反复,劳累后加重,此期可用温热物理治疗,改善血液循环;手法治疗以松动手法为主,对腰背部和腹部肌肉进行肌力训练,以提高腰椎的稳定性;鼓励患者适度活动,避免可能加重症状的姿势;改善工作和生活环境,防止疾病复发。慢性期的康复目标通过健康宣教,使患者掌握工作及生活中正确的腰椎姿势;通过增强肌力训练,增加脊柱的稳定性,减少复发;进一步缓解腰腿痛症状,提高患者的生活质量。

术后康复:腰椎间盘突出症术后总体的康复目标为控制疼痛,预防神经根粘连,促进愈合,增加腰椎稳定性,逐步恢复腰椎活动度,争取患者早日恢复日常的生活,重返工作岗位。

(二)治疗措施

根据腰椎间盘突出症不同时期、不同的个体化表现,可选择腰椎牵引治疗、物理因子治疗、针灸治疗、手法治疗、运动疗法等治疗方法。

1. 腰椎牵引治疗 腰椎牵引是非急性期腰椎间盘突出症的有效治疗方法,临床上牵引治疗方法有很多,其中包括腰椎持续牵引法、牵引床治疗、现代电脑三维动态牵引等,康复治疗中我们需要根据患者不同的病情特点进行选择。腰椎持续牵引法:主要的操作是患者卧硬板床,康复师用骨盆牵引带缠绕、固定于骨盆处,于左右两侧各连接一根牵引绳至床的脚端,绳子通过床头滑轮后每侧各悬挂8~10kg重量,床脚抬高5cm,以产生相应的牵引力,进行24小时不间断的牵引。患者在一开始行牵引的时候,经常会不习惯或感到不适,康复师需根据情况调整牵引的时间和牵引的重量,直到患者逐渐适应。牵引床治疗:患者仰卧于牵引床,床板的对接处与患者的皮带处于同一位置,系紧胸部和骨盆处的绑带,按下手控器的按键进行牵引,在牵引过程中,患者根据自身的感觉决定牵引的时间和牵引的力量,切勿急功近利。现代电脑三维动态牵引:按照运动速度分为快速运动和慢速运动,慢速运动能量较低,患者感觉舒适,是目前较理想的三维腰椎牵引方式。三维牵引治疗可以纠正小关节紊乱、缓解肌肉痉挛、还纳突出的髓核、改善髓核与神经根的关系,治疗效果更佳。

2. 物理因子治疗 外科治疗作为腰椎间盘突出症的一种侵入性治疗方法,有时患者难以接受,而物理因子治疗由于其无损伤、痛苦小、副作用小而已被大多数患者接受,而且治疗效果显著。临床中我们要善于利用各种物理因子的优缺点,并根据患者病情特点,合理运用。

(1)超短波疗法:超短波治疗仪通过电容电极输出能量,将患部置于电极之间,在高频电场的作用下，产生热效应，这种热效应使患部的表层和深层组织均匀受热，能增强血管通透性，改善微循环，达到消炎、止痛、解痉等作用，治疗腰椎间盘突出症电极一般置于下腰部，微热量，气距 3～4cm，每次 12～15 分钟，每日一次，12 次为一个疗程。

（2）电脑中频治疗仪：它主要是利用一定频率的电流引起舒适的震颤感和肌肉颤动，中频电流是一种等幅正弦交流电，无电解作用，治疗后局部皮肤不易产生刺激点，有利于长期治疗。在同一作用部位由于不同的人对中频电流强度的耐受程度差异大，所以治疗时需注意电流的大小。使用时电极可置于腰骶部或臀部、下肢处，根据不同的病情使用相应的处方，如坐骨神经痛处方，每次 20 分钟，每日一次，15 次为一个疗程。

（3）红外线照射疗法：临床治疗腰椎间盘突出症时，可将红外线灯置于腰骶部照射，治疗中应注意询问患者的感觉，观察局部反应，必要时可调整灯距，距离一般为 30～50cm，温热量，红外线的照射量以患者有舒适温和感为准，每次 20～30 分钟，20 次为一个疗程。

（4）超声疗法：在对腰椎间盘突出症的治疗中，超声波能起到镇痛、解痉挛、加速局部血流等效果。超声波还可阻止腰部肌肉、肌腱和韧带的退行性变化，改善其脱水状态，增加其弹性。具体方法为腰椎旁或沿坐骨神经走行移动治疗，每次 8～10 分钟，每日一次，10 次为一个疗程。

（5）石蜡疗法：腰骶部蜡疗能使局部小血管扩张，可以改善腰背部血液循环、代谢和缓解腰背部肌肉痉挛，且蜡疗热能持续时间长，有利于抗炎止痛。每次 30 分钟，每日或隔日一次，10～20 次为一个疗程。

3. 针灸治疗 针灸治疗腰椎间盘突出症的作用机制主要是扩张腰背部的周围血管，改善微循环，加速组织代谢，松解周围组织的粘连，延缓椎间盘退变，减轻神经机械损伤。针灸一般选取腰部的肾俞穴和阿是穴，臀部和下肢一般选用环跳、殷门、承山、阳陵泉、悬钟、丰隆，可以结合艾灸治疗，也可以用穴位注射治疗。每次选用 3～5 穴，每日一次，每次留针 20 分钟，10 次为一个疗程。

4. 手法治疗 是治疗腰痛最常用的方法，可以分为传统的推拿手法、流派特色手法、国外手法三大类。传统的推拿手法作为中医特色治疗，有独特的疗效，如松解理筋手法、点按法等。国外 McKenzie 疗法用于治疗腰腿痛已经获得国际康复医学的认可。现阶段，对腰椎间盘突出症患者手法治疗有效的原理暂时未完全明确，但最近的研究表明，手法治疗腰椎间盘突出症的生理效果主要是通过水扩散和分子转运来实现的。

5. 运动疗法 腰椎间盘突出症患者应积极配合运动疗法，以提高腰背肌的力量，增加韧带弹性，维持脊柱的稳定性。近年来有学者强调对腰椎间盘突出症患者进行脊柱核心稳定性训练，悬吊运动疗法就是目前比较流行的康复治疗技术（图 6-27），此疗法以神经肌肉激活技术为治疗理念，通过绳索将人体的一定部位悬挂起来，使人体在不稳定支撑的状态下，对患者进行体能训练，以提高核心肌群的力量。悬吊运动疗法能有效减轻腰椎间盘突出症患者的疼痛程度，提高患者运动系统功能状态，促进患者的康复，治疗周期一般为 2～4 周。

6. 心理干预 慢性腰背痛患者往往有恐惧逃避或心理压力，有时会出现急躁、抑郁，这时需要进行心理干预，尤其是心理压力过大，不能较好地配合手术治疗的患者。临床中需对患者进行有针对性的心理调节，去除有害的精神因素，提高心理应对能力，保证手术顺利实施。目前导向性心理干预研究比较多，一定程度上能减轻患者焦虑，增加疼痛的耐受性，减轻术后疼痛，促进疾病的康复。

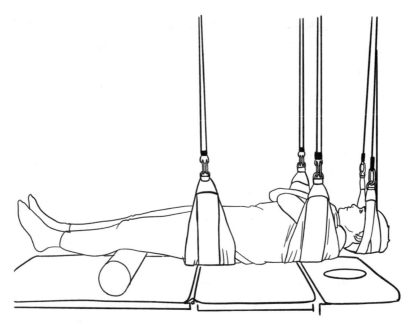

图 6-27 悬吊运动疗法

（王春雷　齐月宾　姚　宇）

参 考 文 献

陈琛，张平安，王晓伟，等. 2018. 神经节苷脂辅助治疗脊髓损伤患者的临床疗效及对炎症反应的影响. 实用药物与临床，21（11）：1224-1228

陈郭勋. 2019. 三维牵引治疗腰椎间盘突出症的疗效观察. 广州：广州中医药大学

陈国锋，杜运阿，俞扬. 2011. 中医药配合颈前路治疗下颈椎骨折脱位 25 例. 湖北中医杂志，（7）：53-54

陈洁文，王丽品，钟诗婷. 2020. 腰椎间盘突出症髓核切吸术后渐进式分阶段康复管理效果分析. 黑龙江医学，44（8）：1150-1152

陈新华，樊一桦，于臻. 2017. 中药内服治疗腰椎间盘突出症的临床研究进展. 天津中医药大学学报，36（3）：237-240

陈燕超. 2020. 中医骨伤手法配合桃红四物汤辨证加减治疗气滞血瘀型腰椎间盘突出症 55 例. 中医外治杂志，29（4）：32-33

崔小锋，苏元元，王新军. 2019. 推拿治疗腰背肌筋膜炎临床研究进展. 新疆中医药，37（3）：107-109

邓德万，王彬，周震，等. 2020. 针灸治疗腰椎间盘突出症机制研究概况. 针灸临床杂志，36（1）：91-94

冯超博，樊云山，贺石生. 2020. 颈椎牵引的若干问题讨论. 上海医药，41（2）：3-5

冯俊飞. 2019. 脊髓圆锥损伤诊断与治疗的进展. 临床骨科杂志，22（6）：758-761

付蕾. 2013. 补肾壮筋汤对肾虚腰痛的疗效分析. 中医临床研究，5（7）：75-76

龚礼，范少勇. 2019. 腰椎间盘突出症微创治疗的临床进展. 江西中医药，50（3）：77-80

郭锰，齐伟，孙雅蕙，等. 2019. 红外热成像技术在腰背肌筋膜炎诊断中的应用. 临床医药文献电子杂志，6（92）：137-140

侯彩云，韩继明，贺清明. 2018. 快速康复外科理念在骨科围手术期护理中的应用. 世界最新医学信息文摘，

18（45）：96-98

黄锦文，庞贞兰. 2016. 腰背肌筋膜炎中医药治疗研究进展. 临床合理用药杂志，9（31）：177-179

黄友，彭博. 2017. 中医康复治疗脊髓损伤的临床研究进展. 湖南中医杂志，33（8）：204-207

蒋伟，唐震，黄炳仓. 2016. 腰背部浅筋膜炎的MRI表现. 医学影像学杂志，26（1）：91-93

蓝鋆，姚敏，王晶，等. 2015. 颈椎病不同中医证候分型的研究概况. 中国中医骨伤科杂志，23（4）：67-70

李冬梅. 2014. 导向性心理干预对腰椎间盘突出症患者术后疼痛的影响. 中国伤残医学，000（2）：212-214

李建北，耿萍. 2018. 基于现代康复理论对针灸推拿治疗脊髓损伤的思考. 山东中医杂志，37（6）：530-532

李建军，杨明亮，杨德刚，等. 2017. "创伤性脊柱脊髓损伤评估、治疗与康复"专家共识. 中国康复理论与实践，23（3）：274-287

李俊毅，孔赏，马虎升，等. 2020. 运动疗法治疗颈椎病的研究进展. 风湿病与关节炎，9（1）：76-80

李婷. 2019. 多针浅刺治疗慢性腰肌劳损的临床研究. 长春：长春中医药大学

李晓林，刘海涛. 2016. 加味葛根汤治疗寒湿型腰肌劳损30例. 现代中医药，36（3）：34-35

刘佳. 2015. 联用电针疗法、推拿疗法和刺血拔罐疗法治疗腰背部肌筋膜炎的效果研究. 当代医药论丛，13（18）：283-284

刘灵均，敖俊. 2018. 颈椎过伸性损伤机制及治疗进展. 中国伤残医学，26（19）：97-98

罗晓. 2020. 脊柱骨折合并脊髓损伤术后早期康复治疗的临床效果及生活质量影响评价. 医学食疗与健康，18（13）：217-218

牛朝阳，李鹏超，孟庆良. 2020. 腰椎间盘突出症的中医诊疗思路探析. 辽宁中医杂志，47（9）：37-40

牛传欣，崔立军，鲍勇，等. 2020. 上肢康复机器人用于神经康复的研究进展. 中国康复医学杂志，35（8）：916-920

邱买发，肖伟平. 2014. 中医辨证治疗颈椎病的体会. 实用中西医结合临床，14（2）：53-55

孙洁. 2020. 刺络放血结合针灸治疗腰背肌筋膜炎的临床观察. 中国民族民间医药，29（16）：110-111

孙力盟，李长勤，姚健. 2016. 腰肌劳损磁共振影像学研究现状及进展. 泰山医学院学报，37（1）：116-120

孙庭湖，施少云. 2020. 颈部肌肉等长收缩训练对内固定术后颈部活动功能的影响. 中国卫生标准管理，11（11）：50-52

王玲洁，王子礼，杜俊龙，等. 2016. 中医对脊髓损伤的认识及治疗探析. 湖北民族学院学报（医学版），33（4）：62-64

王涛. 2018. 中西医结合治疗脊柱骨折合并脊髓损伤的疗效及安全性研究. 中国社区医师，34（23）：94-96

王维娜，赵苗. 2020. 针灸联合腰部康复训练治疗慢性腰肌劳损效果观察. 内蒙古中医药，39（1）：92-93

王雁慧. 2020. 针灸治疗颈椎病的临床疗效分析及机理探讨. 中医临床研究，12（8）：94-96

王予彬，王惠芳. 2019. 运动损伤康复治疗学. 2版. 北京：科学出版社

王昭力，王光辉. 2018. 慢性腰肌劳损中医治法近况概要. 齐齐哈尔医学院学报，39（12）：1431-1432

文俊，赵仲禄，李维燕. 2020. 从正虚邪实探讨独活寄生汤治疗腰痛. 新中医，52（15）：58-59

吴云军，王华军，郑小飞，等. 2020. 针灸治疗脊柱相关疾病的研究进展. 中华针灸电子杂志，9（3）：105-108

谢丽华，蔡灵波. 2017. 电针配合平衡火罐治疗慢性腰肌劳损疗效观察. 内蒙古中医药，36（9）：107-108

徐长明. 2020. 腹横肌训练对慢性腰痛人群肌肉压痛阈的影响. 上海：上海体育学院

徐超. 2020. 甲基强的松龙对急性脊髓损伤的治疗效果及安全性的Meta分析. 南昌：南昌大学

闫廷飞，王元，史建刚，等. 2019. 前路椎体骨化物复合体前移融合术治疗颈椎椎管狭窄症合并巨大椎间盘突出. 脊柱外科杂志，17（5）：303-307

杨海琳. 2020. 颈椎病物理治疗的疗效观察. 临床医药文献电子杂志, 7 (23): 16

姚辉斌. 2019. 身痛逐瘀汤对腰椎间盘突出症（气滞血瘀证）临床疗效的观察. 长沙: 湖南中医药大学

姚宇, 田万里. 2012. 动态颈椎 MRI 对脊髓型颈椎病的研究进展. 中国矫形外科杂志, 20 (5): 433-435

叶启彬. 2017. 腰肌劳损的发病机制与防治. 武警医学, 28 (11): 1081-1084

岳寿伟, 魏慧, 邵山. 2019. 颈椎病评估与康复治疗进展. 中国康复医学杂志, 34 (11): 1273-1277

张爱民, 徐银银, 刘健, 等. 2020. 甘姜苓术汤加味治疗寒湿腰痛的疗效探讨. 临床医学工程, 27 (8): 1053-1054

张芳芳. 2019. 磁共振成像对腰肌劳损腰痛的诊断价值. 影像研究与医学应用, 3 (17): 60-61

张富宏. 2017. 三联疗法治疗运动健身者腰肌劳损的疗效观察. 健康之路, 16 (9): 81

张刘波, 周峻, 王佩佩, 等. 2020. 脊髓损伤中医药辨证论治研究进展. 现代中西医结合杂志, 29 (16): 1813-1817

张兆杰. 2018. 脊柱退变性疾病的病因病机及辨证论治. 北京中医药, 37 (9): 869-871

张作军. 2018. 手法治疗腰肌劳损疗效观察. 实用中医药杂志, 34 (12): 1519-1520

赵成珍, 赵耀东, 张国晓, 等. 2020. 腰椎间盘突出症的中医药治疗进展. 中医研究, 33 (7): 67-71

赵恒, 王想福, 叶丙霖, 等. 2020. 中医药防治腰肌劳损的研究进展. 中医临床研究, 12 (18): 103-105

钟远明, 米琨, 许建文. 2015. 骨科中西医结合诊疗手册. 北京: 化学工业出版社

钟仲, 周红海, 徐毅高, 等. 2019. 颈椎病手法治疗研究近况. 广西中医药, 42 (6): 68-70

周谋望, 岳寿伟, 何成奇, 等. 2017. "腰椎间盘突出症的康复治疗"中国专家共识. 中国康复医学杂志, 32 (2): 129-135

朱俊琛, 龚悦诚, 熊忠兴, 等. 2020. 胸背部肌筋膜炎中西医治疗现状. 河南中医, 40 (4): 633-636

朱毅, 米立新. 2019. 康复治疗师临床工作指南·肌骨疾患康复治疗技术. 北京: 人民卫生出版社

邹丽, 常学宏, 牛振, 等. 2014. 超短波与电脑中频治疗颈椎病 28 例疗效观察. 海军医学杂志, 35 (5): 401

Abhilash P V, Rai M, Narayanan P M, et al. 2018. Comparison of effectiveness of upper quarter neurodynamic treatment and cervical traction in cervical radiculopathy-A pilot study. Indian Journal of Physiotherapy and Occupational Therapy -an International Journal, 12 (4): 55-60

Afshari F T, Choi D, Russo A. 2020. Controversies regarding mobilisation and rehabilitation following acute spinal cord injury. British Journal of Neurosurgery, 34 (2): 123-126

Choi S H, Sung C H, Heo D R, et al. 2020. Incidence of acute spinal cord injury and associated complications of methylprednisolone therapy: a national population-based study in South Korea. Spinal Cord, 58 (Suppl 1): 232-237

Fazli F, Farahmand B, Azadinia F, et al. 2019. The effect of ergonomic latex pillow on head and neck posture and muscle endurance in patients with cervical spondylosis: a randomized controlled trial. Journal of Chiropractic Medicine, 18 (3): 155-162

Grieser T. 2020. Radiological diagnostics of lumbar spine fractures. Der Radiologe, 60 (7): 624-641

Hamawandi S A, Sulaiman I I, Al-Humairi A K. 2020. Open fenestration discectomy versus microscopic fenestration discectomy for lumbar disc herniation: a randomized controlled trial. BMC Musculoskelet Disord, 21 (1): 384

Hubli M, Kramer J L K, Jutzeler C R, et al. 2019. Application of electrophysiological measures in spinal cord injury clinical trials: a narrative review. Spinal Cord, 57 (11): 909-923

Ma K, Zhuang Z G, Wang L, et al. 2019. The Chinese association for the study of pain (CASP): consensus on the assessment and management of chronic nonspecific low back pain. Pain Research and Management, 5 (1): 1-14

McPartland JM, Simons DG. 2006. Myofascial trigger points: translating molecular theory into manual therapy. J Man Manipulative, 14 (4): 232-239

Mitchell U H, Helgeson K, Mintken P. 2017. Physiological effects of physical therapy interventions on lumbar intervertebral discs: a systematic review. Physiotherapy Theory and Practice, 33 (9): 695-705

Pinchi E, Frati A, Cantatore S, et al. 2019. Acute spinal cord injury: a systematic review investigating miRNA families involved. International Journal of Molecular Sciences, 20 (8): 1841

Streijger F, So K, Manouchehri N, et al. 2018. A direct comparison between norepinephrine and phenylephrine for augmenting spinal cord perfusion in a porcine model of spinal cord injury. Journal of Neurotrauma, 35 (12): 1345-1357

第七章

骨关节疾病的治疗与康复

第一节 股骨头缺血性坏死

股骨头缺血性坏死是由于不同病因破坏了股骨头的血液供应所造成的最终结果，是临床常见的疾病之一。由股骨头塌陷造成髋关节的病残，一般病残较重，治疗上较为困难，因此，越来越引起医师们对这一疾病的关注。

一、病因

股骨头缺血性坏死可分为两类：一种是创伤性股骨头缺血性坏死，是由供应股骨头的血供突然中断而造成的；另一种是非创伤性的股骨头缺血性坏死，其发病机制是渐进的慢性过程。这些疾病的共同特点是损害了股骨头的血供。

二、发病机制

Trueta研究发现成人股骨头的血供主要是来自股深动脉的旋股动脉（图7-1）。外侧和内侧旋股动脉通过股骨的前后方在粗隆的水平相互吻合，从这些动脉特别是旋股内侧动脉发出许多小的分支，在髋关节囊的下方走行，沿支持带动脉的股骨颈被滑膜覆盖，其终末支在股骨头的软骨边缘进入骨内。Crock及后来的研究又对Trueta的描述进行了修正，目前对股骨头的动脉供应渐臻清楚。股骨头的动脉主要是来自附着于股骨颈基底关节囊的股骨颈动脉环，其中内侧旋股动脉的一个大分支组成动脉环的后部，外侧旋股动脉的一个分支组成动脉环的前部，其他血管（如臀下动脉）也可由分支参与动脉环的组成。从股骨颈动脉环等间距离发出分支，沿股骨颈滑膜反折部向上直达股骨头、颈交界处的关节软骨缘，这些发自股骨颈动脉环的颈升分支可根据解剖学位置进一步命名。

由于至今尚未找到可行的方法以显示股骨头的静脉回流，静脉造影无法显示从毛细血管至较大的滑膜下静脉系统，因此很少有股骨头静脉回流的报道。Crock于1984年发表了有关股骨头关节面下静脉系统的首篇论述，并通过影像学检查分析认为股骨头缺血性坏死与关节面下的静脉回流有关。

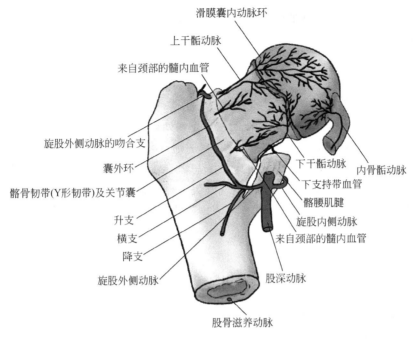

图 7-1 股骨头血液供给

（一）髋关节创伤

1. 创伤性髋关节脱位 有可能造成圆韧带血管和支持带血管的损伤。已有报道称髋关节脱位后股骨头坏死的发生率是 25%。儿童的创伤性髋关节脱位后股骨头缺血性坏死的发生率为 4%~10%，儿童较成人的股骨头缺血性坏死发病率低。创伤性髋关节脱位造成缺血性坏死与受伤时的年龄、有效复位的时间（不超过 24 小时）、髋关节损伤的严重程度、是否合并髋臼骨折、诊断的延误以及过早负重等因素有关。

2. 股骨头骨骺滑移 骨骺滑移可损伤骺外侧血管，在移位较为严重或是经过强烈的按摩者其股骨头坏死率可高达 40%。而移位较小者坏死的发生率仅为 5%。在骨骺滑移的患者中核素扫描可以用作检查是否有骨的缺血性坏死。

3. 股骨头无菌性坏死 在先天性髋关节脱位患者中发生率可高达 68%。这种并发症可受治疗方法和治疗中所固定位置的影响。极度外展位固定可导致血管结构的梗死和对股骨头的过度压力。在治疗一侧髋关节脱位时，将两侧髋关节同时做固定之后，在正常侧也可发现有股骨头缺血性坏死，而在正常侧未行固定者则很少发生股骨头缺血性坏死。

4. 其他 做髋关节滑膜切除时，如果将股骨头脱出，并切除关节囊、圆韧带等结构，也可造成股骨头缺血性坏死。

（二）血红蛋白病

血红蛋白病（hemoglobinopathies），是一组由于血红蛋白分子遗传缺陷引起的血红蛋白分子结构异常或肽链合成障碍的疾病。虽然总的发病率不高，但与股骨头缺血性坏死关系密切，应予注意。能导致股骨头缺血性坏死的异常血红蛋白种类很多，常见以下几种疾病：镰状细胞贫血、血红蛋白 C 病、珠蛋白生成障碍性贫血等。血红蛋白病造成股骨头缺血性坏死,是由全身的因素使血液黏稠度增加,血液在小血管内滞留、栓塞,阻断了骨的血液供给所致。

(三)减压病

减压病是由所处环境的气压骤然降低而造成的综合征,股骨头缺血性坏死为减压病的症状之一。减压病可发生在一些从事特殊工作的人群中,如在沉箱工作人员、深海潜水员,当他们在高气压的环境中迅速地进入高空,如无特殊装备则有产生减压病的可能。

减压病所造成的股骨头缺血性坏死的诊断:患者在出现症状之前,有进入高压环境或从事高空飞行的历史;可以无临床症状,也可出现髋关节疼痛或功能障碍;X线片上可见股骨头密度增高,也可见负重的关节面塌陷,但X线表现常出现在发病后数月至数年。

(四)服用激素

自1957年Pietrogramde等报道可的松引起股骨头缺血性坏死以来,应用激素所致不良反应逐渐被人们所认识,成为临床工作中经常可以见到的一种疾病。

服用皮质激素所造成的股骨头缺血性坏死的真正发病机制仍不清楚,有三种学说。

1. 脂肪栓塞 通过临床检查、尸体解剖、动物实验可观察到,长期应用皮质激素可使脂肪在肝脏沉积,造成高脂血症及全身脂肪栓塞。因此认为脂肪栓是栓子的来源;由于软骨下骨终末动脉管很小,脂肪球易于黏在血管壁上,造成血管梗阻致使骨缺血性坏死。

2. 凝血机制的改变 长期应用皮质激素可使血液处于高凝状态及引起血管炎,特别是在结缔组织病中易造成血管栓塞及骨坏死。

3. 骨质疏松 众所周知,长期应用皮质激素可产生骨质疏松,有人认为股骨头塌陷是由于骨质疏松造成骨小梁骨折及软骨下骨压缩,而不是由于缺血性坏死所致。

(五)乙醇中毒

乙醇中毒在居民中发病率有多少,国内尚未见统计数字。什么是过量饮酒,也无确切标准。欧美国家统计,乙醇中毒者占一般居民中的4%。同时应该注意的是,这类患者中常合并有胰腺炎、肝脏疾病和某些创伤。为什么在乙醇中毒的患者中能造成股骨头缺血性坏死,这种病理机制还不清楚。有人认为,是由于胰酶释放,造成脂肪坏死,继而钙化,X线片上所见骨硬化病变,即代表了脂肪坏死后的钙化区。另一种解释是过量饮酒可导致一过性高脂血症,并使血液凝固性发生改变,因而可使血管堵塞、出血或脂肪栓塞,造成缺血性坏死。

(六)其他因素

其他因素,如痛风、戈谢病、动脉硬化、盆腔放射治疗后、烧伤等,偶尔也会造成股骨头坏死。不过每种病例数量很小,难以讨论其发病机制。这些病变多损害了血管壁,由血凝块或脂肪堵塞血管造成骨坏死。

三、病　　理

前述各种病因破坏了股骨头血液循环而造成股骨头缺血性坏死,所以病理改变也都是类似的。

（一）早期

疾病的早期，由于滑液能提供营养，关节软骨没有改变。伤后几周之内，可见修复现象，从血液循环未破坏区（即圆韧带血管供应区）和下干骺动脉供应的一小部分处，向坏死区长入血管纤维组织。坏死的骨髓碎片被移除，新生骨附着在坏死的骨小梁上，之后坏死骨被逐渐吸收。有的学者认为，所有股骨颈骨折最初均有一定程度的缺血性坏死，常常涉及股骨头的很大一部分，但是这些股骨头只有很小一部分能在临床及X线片上表现有缺血性坏死。

（二）发展期

在一些病例中，股骨头缺血性坏死未能愈合，则发展为典型的缺血性坏死。经观察，股骨头缺血性坏死的病理改变较恒定，可分为以下五层。

1. 关节软骨层 股骨头各部位软骨改变不一。有些部分基本正常，有些部分软骨表面粗糙不平，细胞呈灶状坏死；软骨基质变为嗜酸性；有的软骨呈瓣状游离，但软骨并未死亡；可能滑液仍能供其营养。软骨之下附着的一层薄骨质，称为软骨下骨，如软骨下骨很薄，则细胞仍存活，较厚的软骨下骨细胞常无活力。

2. 坏死的骨组织层 镜下可见这部分骨质已坏死；陷窝中骨细胞消失；髓细胞被一些无细胞结构的坏死碎片所代替；坏死区内常见散在的钙化灶。

3. 肉芽组织层 包绕在坏死骨组织周围，其边缘不规则。镜下可见炎性肉芽组织，有泡沫样细胞及异物巨噬细胞。某些部分可见纤维组织致密，缺少血管；有的部分纤维组织疏松，有血管靠近坏死骨部分，有大量破骨细胞侵蚀坏死骨表面，并可见新形成的软骨。

4. 反应性新生骨层 镜下可见坏死骨的积极修复及重建，在坏死骨小梁的支架上有新骨沉积，大量新生骨形成，骨小梁增粗。

5. 正常组织层 股骨颈上的正常骨组织，这层的骨小梁与反应性新生骨层相比较细；含有丰富的髓细胞。

四、临 床 表 现

股骨头缺血性坏死早期可没有临床症状，而在拍摄X线片时发现，最先出现的症状为髋关节或膝关节疼痛。在髋部又以骨收肌痛出现较早，疼痛可呈持续性或间歇性，如果是双侧病变可呈交替性疼痛。疼痛性质在早期多不严重，但逐渐加剧。也可在受到轻微外伤后骤然疼痛。经过非手术治疗症状可以暂时缓解，但过一段时间后疼痛会再度发作。可有跛行，行走困难，甚至扶拐行走。

五、分　　期

股骨头坏死的分期很多，比较有影响的有Ficat分期（1980，又称法国分期）、Florida分期和Pennsylvania分期（1979）。Florida分期和Ficat分期均结合临床症状作为分期标准，特别是Ficat分期方案，简便、明白、易记，临床使用方便。

六、辅 助 检 查

(一) X 线检查

近年来虽然影像学有了长足的进步，但是对于股骨头缺血性坏死的诊断仍以普通的 X 线检查作为主要的手段，有时甚至不需要其他的影像学手段即可做出明确的诊断。股骨头血液供应中断后 12 小时骨细胞即坏死,但在 X 线片上看到股骨头密度改变至少需 2 个月或更长时间。骨密度增高是骨坏死后新骨形成的表现，而不是显示的为骨坏死的本身。

患者就诊时 X 线片的表现如下。

(1) 股骨头外形完整，关节间隙正常，但在股骨头持重区软骨下骨骨质密度增高，周围可见点状、斑片状密度减低区阴影及囊性改变。上述改变周围常包绕着密度增高的硬化带。

(2) 股骨头外形完整，但在股骨头持重区关节软骨下骨的骨质中，可见 1~2cm 宽的弧形透明带，构成"新月征"。这一征象在诊断股骨头缺血性坏死中有重要价值，易于忽视，读片时应仔细观察。

(3) 股骨头持重区的软骨下骨骨质呈不同程度的变平、碎裂、塌陷，股骨头失去了圆而光滑的外形，软骨下骨骨质密度增高。很重要的一点是关节间隙仍保持正常的宽度。Shenton 线基本上是连续的。

(4) 股骨头持重区（内上方）严重塌陷，股骨头变扁平，而股骨头内下方骨质一般无塌陷。股骨头外上方，即未被髋臼遮盖处，因未承受压力而成为一较高的残存突起。股骨头向外上方移位，Shenton 线不连续。关节间隙可以变窄，髋臼外上缘常有骨赘形成。

(二) CT

CT 在股骨头缺血性坏死诊断方面的应用可达到两个目的，即早期发现微小的病灶和鉴别是否有骨的塌陷存在及其范围，为治疗方案的选择提供信息。

在股骨头缺血性坏死早期,初级压力骨小梁与初级张力骨小梁的内侧部分相结合形成一个明显的骨密度增强区，在轴位像上呈现为放射状的影像，称为"星状征"。这种征象可作为早期股骨头缺血性坏死的诊断依据。

股骨头缺血性坏死晚期，轴位 CT 扫描中可见中间或边缘的局限的环形密度减低区。在此阶段，CT 的矢状面和冠状面的资料重建更为有用，它可以显示出软骨下骨骨折、轻微的塌陷及整个关节面的塌陷。

诊断股骨头缺血性坏死,CT 较普通 X 线检查可较准确地发现一些微小的变化，但是在早期诊断股骨头缺血性坏死，核素扫描和 MRI 比 CT 更为敏感。

(三) MRI

近年来，应用磁共振成像诊断早期股骨头缺血性坏死已受到了人们的重视，实践证明 MRI 是一种有效的无创性的早期诊断方法。MRI 最早可以出现有确定性意义的骨坏死的信号是在脂肪细胞死亡之后（12~48 小时）。由于反应性的纤维组织代替脂肪和造血细胞，其结果使信号的强度降低。信号强度的改变是骨坏死的早期并且敏感的征象，在一些病例中当核素扫描结果尚未发现异常时，磁共振成像已出现阳性结果。

（四）血流动力学检查

Ficat认为，对于X线片表现正常或仅有轻度骨质疏松，临床无症状或有轻度疼痛、髋关节活动受限者，做骨的血流动力学检查可以帮助确诊有无早期股骨头缺血性坏死，其准确率高达99%。

（五）动脉造影

股骨上端的动脉走行位置及分布均较规则，行径较直，可有曲度自然的弧形弯曲，连续性好。目前股骨头缺血性坏死的病因，多数学者认为是股骨头的血液循环受到损害。在动脉造影中发现动脉的异常改变，可为早期诊断股骨头缺血性坏死提供依据。

（六）放射性核素扫描及γ闪烁照相

放射性核素扫描及γ闪烁照相是一种安全、简便、灵敏度高、无痛苦、无创伤的检查方法，患者易于接受。对于股骨头缺血性坏死的早期诊断具有很大价值，特别是对X线检查尚无异常所见，而临床又高度怀疑有骨坏死之可能者，作用更大。放射性核素扫描及γ闪烁照相与X线检查相比，常可多提前3~6个月预报股骨头缺血性坏死，其准确率可达91%~95%。

（七）关节镜检查

近年来关节镜检查兴起，对股骨头缺血性坏死，特别是在早期可通过关节镜直接观察股骨头关节表面，并对其病变做出评估。

七、诊　　断

根据临床表现，结合辅助检查结果和分期标准，综合分析确诊。

八、治　　疗

股骨头缺血性坏死的治疗方法很多，但是目前面临的困难是对该病如何正确分期和选择合适的治疗措施。在股骨头缺血性坏死的治疗中首先应明确诊断、分期、病因等因素，同时也要考虑患者的年龄、身体一般状况、单髋或双髋受损，以便选择最佳的治疗方案。

常用的治疗方法有以下几种。

1. 非手术疗法　适用于青少年患者，因其有较好的潜在的自身修复能力，随着青少年的生长发育，股骨头常可得到改建，获得满意结果。对成人病变属Ⅰ、Ⅱ期，范围较小者也可采用非手术疗法。一般病变范围越小，越易修复。对单侧髋关节病变，病变侧应严格避免负重，可扶拐、戴坐骨支架、用助行器行走；如双髋同时受累，应卧床或坐轮椅；如髋部疼痛严重，可卧床的同时行下肢牵引常可缓解症状。理疗能缓解症状，但持续时间较长，一般需6~24个月或更长时间。治疗中应定期拍摄X线片，至病变完全愈合后才能负重。

2. 中医中药治疗　治疗分为口服药物和外治法。口服药物根据其病因病机进行辨证，主要以活血化瘀、益气补虚为主；而外治法包括针灸、中药熏洗及中药膏药贴敷等，中药熏洗及膏药贴敷疗法是使药物熏洗或部位贴敷通过皮肤渗透到患处，促进炎症的消退以达到活血化瘀的效果；针灸则是根据经络学说辨证取穴，刺激相关穴位，达到活血化瘀、去瘀生新的目的，在临床上一般内治法和外治法联合应用，共同奏效。另外，中医药内服副作用小，疗效突出，服用方便，在临床上也得到了广泛应用。

3. 股骨头钻孔及植骨术 股骨头缺血性坏死早期，股骨头的外形完整，且无新月征时可做股骨头钻孔及植骨术，如果手术适应证选择合适，可以帮助股骨头重建血供。在坏死的股骨头剖面上可见到病理性分层改变，与正常骨质交界处有一层反应性新生骨，新生骨较厚，质地硬，实际上形成了正常骨与病变区的一层板障，妨碍坏死区血液循环的重建。采用股骨头钻孔及植骨术可以使股骨头坏死区得到减压，并利于坏死骨区的修复。鉴于股骨头缺血性坏死常发生在两侧（非创伤性），对于无临床症状，但核素扫描证实为股骨头坏死者也可做该手术。

4. 带血管蒂游离腓骨移植 对于年轻股骨头缺血性坏死患者，理想的治疗方法应能缓解疼痛，防止髋关节进一步破坏，尽量保留股骨头。可以采取清除死骨，移植有活力、结构良好的新骨以防股骨头关节面塌陷。目前常用的方法有髓芯减压加松质骨植入、坏死骨清除加松质骨植骨、坏死骨清除加带肌蒂或血管蒂的松质骨移植。但许多研究人员均推崇以带血管蒂腓骨移植为有效的治疗方法。

5. 经粗隆旋转截骨术 一些保留髋关节的手术在股骨头缺血性坏死的治疗中，疗效不够满意。1973年日本Sugioka报道了他设计的一种新型手术，称为经粗隆旋转截骨术，近年来逐渐引起人们的注意。股骨头缺血性坏死的病变，常位于股骨头的前上部，而股骨头的后部常常仍保留有完整的外形、正常的软骨面及带有血液供给的软骨下骨。经粗隆旋转截骨术是在粗隆间嵴稍远侧，垂直于股骨颈纵轴做截骨，并使股骨头沿股骨颈纵轴向前旋转，从而使股骨头的坏死区离开负重区，股骨头后方正常软骨转到负重区并承受关节负重力。反之，如果坏死病灶集中于股骨头后方，则股骨头向后方旋转。截骨断端用长螺钉或加压钢板固定牢靠。

6. 髋关节融合术 选用髋关节融合术治疗股骨头缺血性坏死应非常慎重。因为融合术后发生不愈合或延迟愈合机会较多，常需要再次手术。非创伤性股骨头缺血性坏死常为双髋病变。全身疾病所致的双侧股骨头缺血性坏死者可达60%。对于双侧髋关节病变者，至少要保留一侧髋关节的活动。在病变发展过程中，难以决定哪侧融合更适合。现代生活中由于交通工具的发达，人们很少需要走很长的路，特别是对身高175cm以上的患者，做髋关节融合术后乘坐轿车非常不方便，故常拒绝这种手术。

如髋关节融合手术成功，则可解除髋关节疼痛，髋关节稳定，适于长时间站立或经常走动的工作。因此，对于不宜做其他手术的患者可选用髋关节融合术。

7. 人工关节置换术 股骨头缺血性坏死晚期患者因髋关节疼痛、活动受限、股骨头严重塌陷、脱位或继发性骨关节炎，而又不适于做保留股骨头手术者，可考虑行人工关节置换。然而，罹患股骨头缺血性坏死者常常为年轻的患者，造成股骨头缺血性坏死的病因多种多样，而不同病因所致的股骨头缺血性坏死对人工关节置换使用的寿命不尽相同，加之这些患者在人工关节置换前可能合并骨质疏松、用过或正在用激素类药物、合并有系统性红斑狼疮、戈谢病、肾功能不全等全身疾病，尽管临床对这类患者劝其减轻体重和活动量，通过提高患者骨骼质量，改进关节置换的手术技术、假体固定技术、假体设计和假体材料等措施，以延长人工关节的使用寿命,但截至目前,股骨头缺血性坏死行全髋关节置换总的失败率比骨关节炎高4倍。故在股骨头缺血性坏死患者选择人工关节置换时应特别慎重。在50岁左右选择人工关节置换术可使髋关节获得不痛、稳定而持久的功能,这是其他任何一种类型的髋关节成形术所不能比拟的。

(李 明 沈子龙)

第二节 膝骨关节炎

膝骨关节炎是由多种因素引起的关节软骨退变和以关节疼痛为主要症状的慢性疾病,发病与年龄、肥胖、炎症、运动损伤、遗传等因素有关。骨关节炎的诊断、治疗指南一般是由与临床治疗相关的风湿病专科或者骨科制定,因此具有一定的专科特点:骨科注重负荷、老化对关节软骨的力学损害;风湿科注重病变因子对关节软骨的病理损害,都是针对关节软骨的病理变化制定相应的临床诊断与治疗原则。王予彬根据几十年膝骨关节炎实验、临床研究与经验总结,基于运动康复医学整体分析的观点,提出膝骨关节炎的病理变化,不仅仅是关节部位的病理变化,尤其是关节软骨的病理改变,更重要的是关节周围肌力和肌力平衡、神经-肌肉调控机制、本体感觉、核心稳定机制的改变。这些病理改变决定了膝骨关节炎的临床症状与表现。只有针对这些综合因素的临床评估、治疗才能解决骨关节炎治疗的根本问题,即缓解症状、延缓老化、改善功能。

一、损伤/发病机制

膝骨关节炎是伴随人体老化进程的一类临床表现。中、老年膝骨关节炎往往是在老化、关节退化基础之上,运动过度、疲劳,或者继发于创伤、炎症、关节不稳定、半月板切除手术、先天性疾病等,导致关节软骨变性、坏死、剥脱。

(一) 膝骨关节炎发病的生物学因素

1. 年龄 50岁以上的人群膝骨关节炎的发病率随年龄增长而升高。

2. 遗传 膝骨关节炎偶有家族史,可能与遗传有关。

3. 内分泌 膝骨关节炎多发于绝经后的女性。有研究发现,雌激素对关节软骨代谢有调节和保护作用。生长激素有促进软骨代谢的作用,生长激素水平低下可导致软骨退变。

4. 酶与细胞因子的作用 膝关节软骨细胞合成的蛋白酶,如金属蛋白酶(metalloprotease)、血清蛋白酶(serine protease)、巯基蛋白酶(thiol protease)等在软骨基质的降解中起重要作用。这些酶的变化是膝骨关节炎软骨病理变化的基础。一氧化氮(NO)与一氧化氮合酶可催化炎症介质NO的产生,引起软骨代谢紊乱。肿瘤坏死因子α(TNF-α)与白介素-1(IL-1)等有相似的生物学特性,能刺激滑膜细胞前列腺素E_2(PGE-2)的产生,从而引发软骨的破坏。

（二）膝骨关节炎发病的生物力学因素

膝关节正常运动需要膝周韧带、关节囊、骨和半月板结构的完整及神经-肌肉调控机制的作用。这些组织、结构的损伤、功能丧失，将使膝关节运动时的瞬时中心和运动轨迹发生变化，导致关节软骨的应力异常，最终发生膝骨关节炎。膝关节长期静止不动或者关节制动也会因软骨失去营养而退变，同时关节囊、韧带短缩，可增加关节局部应力，久之发生骨关节炎。

二、临床表现

（一）关节疼痛

关节疼痛是膝骨关节炎最突出的临床表现。早期主要表现为运动量大、活动多、上下楼梯、抬重物时出现关节部不适、酸胀、短暂疼痛，休息后可以缓解。天气变化、寒冷、潮湿环境均可加重疼痛。随着病情的进展，膝关节出现持续性疼痛，甚至夜间痛、行走痛，可伴有关节肿胀。

（二）关节活动障碍

膝关节晨起时僵硬，活动不利，又称晨僵。晨僵持续时间一般较短，活动后可改善。部分患者可出现关节交锁。病情严重时关节活动受限，甚至跛行。

（三）关节变形

膝关节滑膜炎积液可以出现关节肿大，早期为关节周围的局限性肿胀，随病情进展呈现弥漫性肿胀、滑囊增厚或关节积液。后期可在关节周围触及骨赘，因骨赘形成或者关节力线改变出现关节变形，严重时可出现畸形。

（四）骨摩擦音（感）

关节软骨破坏，关节面不平整，活动时可以出现弹响、骨摩擦音（感）。

（五）肌肉萎缩

长期关节疼痛限制，活动能力下降，导致关节周围肌肉萎缩，大腿变细，关节活动无力。

三、临床诊断

（1）中老年患者反复或者持续膝关节疼痛、肿胀、晨僵。

（2）查体示关节部压痛，关节肿胀、活动障碍、活动时有骨摩擦音。关节力线改变，畸形。部分患者出现浮髌试验阳性，髌骨固定。

（3）X线片示，膝骨关节炎的典型表现为受累关节非对称性关节间隙变窄，软骨下骨硬化、囊性变，关节边缘骨赘形成或关节变形，伴有不同程度的关节积液，关节内可见游离体

（图7-2）。

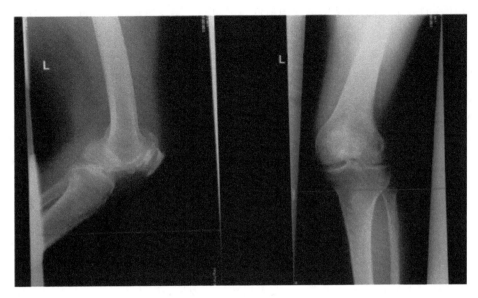

图7-2 膝骨关节炎X线片

（4）CT表现为关节间隙狭窄，软骨下骨硬化、囊性变和骨赘增生等，多用于鉴别诊断。

（5）MRI对临床诊断早期病变有一定价值，表现为受累关节的软骨变薄、缺损，骨髓水肿，半月板损伤及变性，关节积液。MRI常用于鉴别诊断。

（6）实验室检查提示，骨关节炎患者血常规、蛋白电泳、免疫复合物及血清补体等指标一般正常。可出现C反应蛋白和红细胞沉降率（血沉）轻度增高。

四、临床治疗

由于膝骨关节炎通常是在人体老化、关节退变过程中，身体负荷、运动量超过关节的承受能力导致的临床症状，因此，初期患者只要合理调整运动量、短暂休息、科学健身（有氧运动与无氧运动相结合）即可逐渐缓解症状。临床治疗的目的是缓解疼痛，延缓疾病进程，矫正畸形，改善或恢复关节功能，提高患者的生活质量。

（一）基础治疗

改变不适宜的生活、工作、运动方式，使患者明确治疗目标——缓解疼痛，改善和维持关节功能，延缓疾病进展。体重指数超过 $25kg/m^2$ 者，建议减肥。

（二）药物治疗

1. 非甾体抗炎药（NSAID） 是膝骨关节炎缓解疼痛症状常用的药物，包括局部外用药物和口服药物。

（1）局部外用药物：各种NSAID的凝胶贴膏、乳胶剂、膏剂、贴剂等，如氟比洛芬凝胶贴膏。局部外用药物可迅速、有效缓解关节的轻中度疼痛，其胃肠道不良反应轻微，但需注意局部皮肤不良反应的发生。

（2）口服药物：用药原则是尽量使用最低有效剂量，避免过量用药及同类药物重复或叠加使用。

对乙酰氨基酚具有良好的镇痛效果。对乙酰氨基酚主要通过抑制中枢 PGE-2 化合物，产生中枢性抑制作用，而不是外周 PGE-2，因此，胃肠道不良反应小，不影响血小板和凝血机制，常用于轻中度疼痛的患者。

NSAID（双氯芬酸、美洛昔康、布洛芬等）通过抑制环氧合酶（COX）的活性而抑制前列腺素（PG），发挥抗炎、镇痛作用。目前多采用缓释或控释剂型。栓剂经肛门给药可以避免对胃肠和十二指肠的刺激，减轻胃肠道不良反应。选择性 COX-2 抑制药（塞来昔布等）对 COX-2 抑制较强而对 COX-1 抑制较弱，因而大大减少了胃肠道的并发症。

2. 关节腔注射药物 可有效缓解疼痛，改善关节功能。该方法是侵入性治疗，必须严格无菌规范操作。

（1）玻璃酸钠类关节腔内注射：透明质酸对软骨具有生物屏障性保护、软骨营养、修复、缓解疼痛和润滑关节等作用。

（2）生长因子和富血小板血浆类：可改善局部炎症反应，并可参与关节内组织修复及再生，但目前对其作用机制及长期疗效尚需进一步研究。

3. 缓解骨关节炎症状的药物 包括双醋瑞因、氨基葡萄糖、硫酸软骨素等。这类药物有促进软骨、滑膜代谢，缓解疼痛症状，改善关节功能，延缓病程的作用。硫酸氨基葡萄糖可促进软骨基质的合成，降低软骨破坏酶的活性，并通过抑制可诱导的 NO 的合成和超氧化物自由基的产生，减少内毒素因子的释放，达到抗炎作用。

（三）手术治疗

1. 关节镜微创手术

（1）膝骨关节炎伴有关节交锁症状者，如游离体、半月板撕裂、移位等，采用微创手术取出。该手术以往称为关节清理术，容易误解为清理关节腔，甚至进行广泛的滑膜清理，不但增加手术创伤，而且还破坏了关节内感觉受体，在肌力减退的情况下，进一步损害神经肌肉反馈和关节本体感觉，加重临床症状。

（2）关节镜下髌外侧支持带松解术：髌外侧支持带浅层的斜向束起自髂胫束，止于髌腱及髌骨外缘。深层的横向束同样起自髂胫束，止于髌骨外侧缘。髌外侧支持带紧张会导致外侧支持带局部张力增加，髌骨活动度受限，逐渐形成髌外侧挛缩。髌外侧支持带松解术能改善髌外侧挛缩，降低外侧支持带局部张力。

值得注意的是，膝骨关节炎的临床表现并不总是与 X 线片关节损害的程度一致。近年来，关节镜手术的指征有些过宽，如部分中、老年人平时关节并无明显症状，在运动过度或者疲劳时，局部肿胀、疼痛，X 线检查呈骨关节炎改变，医师采用关节镜手术治疗后，有时症状反而加重，甚至持续疼痛，关节活动受限，影响生活、运动。因此，不能仅仅以 X 线检查有骨关节炎改变作为关节镜手术的指征，尤其是老年人，多数通过规范的康复治疗、生活、运动调整都可以达到缓解症状、改善功能的效果。

2. 截骨术 胫骨近端截骨术通过改变力线来平衡两侧关节间隙的负荷。该手术操作简单、保留关节、经济有效，可用于年龄较轻、膝关节屈曲超过 90°、无固定屈曲挛缩畸形、无关节不稳及下肢动、静脉严重病变的患者。

3. 人工全膝关节置换术 人工关节置换是严重膝骨关节炎骨及软骨广泛破坏、关节畸形、症状持续、典型、生活严重受影响患者的有效治疗方法。

4. 单髁置换术 适用于膝关节单侧间室膝骨关节炎，疼痛、功能障碍等临床症状经过非手术治疗无效，影像检查关节一侧关节间隙狭窄明显，对侧关节间隙正常的患者。手术要求患侧关节活动范围基本正常，力线改变 5°～10°，韧带完整，屈曲挛缩不超过 15°。单髁置换术后 15 年假体生存率为 68%～71%。

（四）康复治疗

1. 运动疗法 对膝骨关节炎患者的治疗非常重要，国际骨关节炎研究学会（OARSI）基于循证医学及国际共识所制作的最新治疗指南中对运动疗法的推荐强度为 96%。运动疗法能够有效缓解关节疼痛，增强关节稳定性，改善和维持关节功能，延缓疾病进程。

膝骨关节炎运动疗法需要在医师的指导下制定个体化的运动方案。选择正确的运动方式，根据病变关节的耐受度来确定运动量。对于急性发作期的患者，受累关节宜局部休息，以减轻疼痛，避免病情加重。

（1）有氧运动：采用正确合理的有氧运动方式（如游泳、骑自行车、慢跑等），增强体质的同时可改善关节功能，缓解疼痛。

（2）关节周围肌肉力量训练：加强关节周围肌肉力量，防止失用性肌萎缩，既可改善关节稳定性，又可促进局部血液循环。应由医师依据患者自身情况及病变程度制定并指导个体化的训练方案。具体方案如下。

1）股四头肌等长收缩训练：仰卧，伸直膝关节进行股四头肌静力收缩。每次收缩尽量用力，并坚持尽量长的时间，重复数次以肌肉感觉有酸胀为宜。

2）直腿抬高加强股四头肌训练：仰卧床上，伸直下肢抬离床面约 30°，坚持 5～10 秒，每 10～20 次为一组，训练至肌肉有酸胀感。

3）静蹲训练：屈曲膝、髋关节，但不小于 90°，做半蹲状，坚持 30～40 秒，每 20 次为一组。

4）抗阻力肌力训练：用皮筋、沙袋及抗阻力肌力训练设备进行抗阻力肌力训练。如股四头肌抗阻力肌力训练可用股四头肌训练仪，随肌力增强逐渐增加阻力。

5）等速运动训练：有条件者可以进行等速肌力训练。

6）水中步行训练及游泳：可以减轻体重对于关节的负荷，有利于肌肉的锻炼，同时也是一项极好的有氧运动，可以增强体质。

7）慢走：缓慢步行有利于软骨的代谢及防止肌肉失用性萎缩。

（3）关节活动度训练：主要指膝关节在非负重位的屈伸活动，保持关节最大活动范围。关节活动可以改善血液循环，改善关节软骨的营养和代谢，维持正常关节活动范围，提高肌力训练效果。

1）关节被动活动。采用手法及器械被动活动关节。

2）牵伸活动。主要目的是牵伸挛缩的关节囊及韧带组织。

3）关节助力运动和主动运动。在不引起明显疼痛的范围内进行主动或辅助关节活动，如采用坐位或卧位行下肢活动等。

（4）本体感觉训练：膝骨关节炎的本体感觉训练越来越引起人们的关注，不仅能改善关节的平衡、肌力、神经-肌肉反馈，还能起到稳定关节、防止跌倒作用。此训练可采用平衡垫训练，平蹲抛球训练，固定自行车训练，盲视下膝关节多角度重复训练等。采用 BIODEX 等速测试训练系统，以等速肌力训练和位置觉角度重现训练为主的膝关节本体感觉训练，可以改善膝骨关节炎患者本体感觉能力，增强膝关节肌力训练效果，并有效提高老年人的平衡能力。

（5）辅助支具：辅助装置或适应性支具是康复工程学中重要的治疗手段，对于病变较重、骨质疏松等关节负荷能力下降的情况，支具有利于消肿止痛，保护关节。采用手杖、拐杖、助行器、关节支具可以减少受累关节负重。对于膝骨关节炎伴发的内翻或外翻畸形，采用相应的矫形支具或矫形鞋，可以改变负重力线，平衡各关节面的负荷，尤其是高龄老年人，即使骨、软骨破坏较重，也可使用辅助器具，再配合适当的康复训练，以缓解甚至消除疼痛，避免手术风险。

2. 物理因子疗法 具有改善局部血液循环、消炎镇痛、防治关节软骨退变及改善关节功能的作用，包括热疗、冷疗、超声波疗法、电磁疗法、低能量激光疗法及经皮神经电刺激（TENS）等。TENS 对缓解患者的关节疼痛具有肯定效果。超声波疗法、脉冲电磁场及低能量激光疗法对于改善软骨组织结构、减少软骨细胞凋亡及延缓骨关节炎进程具有积极作用。针灸、牵引也可以酌情使用。

3. 传统医学治疗 推拿、按摩能够促进局部毛细血管扩张，使血管通透性增加，血液和淋巴循环速度加快，从而改善关节的血液循环，降低炎症反应，改善症状。应用推、拿、揉、捏等手法和被动活动，可以防止肌肉、肌腱、韧带等组织发生萎缩，松解粘连，避免关节挛缩、僵硬，改善关节活动度。

4. 心理治疗 有抑郁、焦虑的患者进行心理辅导、康复知识教育，促使其心理状况改善，有助于减轻疼痛，提高康复训练效果。

5. 康复教育 有文献统计，80%的骨关节炎患者会有活动受限，有的患者甚至存在一定程度的残疾。但是有 1/2 的骨关节炎患者完全没有骨关节炎相关问题的知识。患者应该了解骨关节炎的发生、发展规律，认识到膝骨关节炎是人体老化、退变的过程，患者本人也是实施治疗的主体。临床治疗包括养成良好的生活习惯、控制体重、调整生活方式和运动方式（运动处方）、关节保健，结合必要的康复训练，大多数患者都能够达到延缓病情、减轻症状、改善关节功能、恢复有质量生活的目的。

（沈子龙　郭亚山　王春雷）

第三节　类风湿关节炎

类风湿关节炎（rheumatoid arthritis，RA）为一种病因尚未明确的慢性系统性炎症性自身免疫性疾病，主要累及滑膜关节（又称可动关节），并常有其他不同脏器受累。其病理基础为自身免疫系统功能紊乱，攻击自身组织而造成滑膜炎、血管炎和关节软骨、软骨下骨以及周围的韧带和肌腱受累，导致关节软骨、骨和关节囊的破坏，严重时发展为不可逆的关节畸形和功能丧失。常见临床症状有晨僵、关节痛与压痛、关节肿胀、关节畸形及功能障碍。通常有疾病加重期，较少的活动期和真正的缓解期。一些患者若不治疗，大多数在几年内可出现渐进性的关节损害和严重的残疾。

一、流 行 病 学

RA 是一个世界性的难题，世界各地、所有种族皆有 RA 发病。成人中患病率为 0.5%～1%。有报道指出，美洲几个土著部族中甚至高达 3.5%～5.3%。女性的发病率是男性的 3 倍，最常见于 40～50 岁的女性。有研究者发现，RA 患者死亡风险的增加主要来自心血管疾病、感染、胃肠疾病以及呼吸系统疾病。

二、病因和发病机制

由于其疾病的复杂性，其病因和发病机制仍不完全清楚。但是目前认为与 MHC-Ⅱ 抗原、各种炎症介质、细胞因子、趋化因子有关。

（一）环境因素

细菌、支原体和病毒等一些感染可能通过活化 T、B 等淋巴细胞，分泌炎症因子，产生自身抗体，参与 RA 的发病和病情进展。感染因素的某种成分可通过"分子模拟"的机制导致自身免疫性反应，这也是目前自身免疫病比较公认的发病机制之一。

（二）遗传易感性

研究发现，HLA-DR4 单体型与 RA 的发病相关。单卵双生的发病率高于双卵双生，一级亲属可以达到接近 11% 的发病率。

（三）免疫紊乱

免疫紊乱由活化的 $CD4^+T$ 细胞和 MHC-Ⅱ 型阳性的抗原提呈细胞（antigen presenting cell，APC）浸润关节滑膜所致。滑膜关节组织的某些特殊成分或体内产生的内源性物质也可能作为自身抗原被 APC 呈递给活化的 $CD4^+T$ 细胞，启动特异性免疫应答，导致相应的关节炎症状。总之，RA 是遗传易感因素、环境因素及免疫系统失调等各种因素综合作用的结果。

三、病　　理

RA 的基本病理改变是滑膜炎和血管炎。滑膜炎是关节表现的基础；血管炎是关节外表现的基础，其中血管炎是 RA 预后不良的因素之一。增生的绒毛组织（血管翳）像恶性肿瘤一样，绒毛在显微镜下呈现为滑膜细胞层由原来的 1～3 层增生到 5～10 层或更多，其中大部分为具有巨噬细胞样功能的 DR-阳性 A 型细胞及成纤维细胞样的 DR-阴性 B 型细胞。增生的绒毛组织破坏关节内和关节周围组织，造成临床所见关节畸形和功能失常。

四、临床表现

（一）关节表现

最常出现的部位为腕、掌指、近端指间关节，其次是足趾、膝、踝、肘、肩、颈椎的寰枢关节、颞颌关节以及髋等关节受累。上述症状多为对称性出现，持续存在，时轻时重，伴有相应关节的肿痛及压痛，伴有或者不伴有皮肤褐色色素沉着。疾病晚期可以出现关节畸形，主要表现为腕和肘关节强直、掌指关节的半脱位、尺侧偏斜以及"天鹅颈"及"纽扣花样"两种相对特征性的临床表现。多数患者伴有晨僵的症状，而持续晨僵大于1小时，是RA的一种典型特征，往往和疾病的活动程度相关，是临床医师判定疾病活动的指标之一。

（二）关节外表现

RA的多数患者为缓慢隐匿的方式起病，在出现明显关节症状前可有高热、乏力、全身不适、容易被医师误诊的全身症状。随着时间的进展逐渐出现典型关节症状，少数患者在起病的数天内就出现多个关节症状。RA除累及关节外，还可引起其他脏器损害，是一种多器官损害的系统性疾病。在皮肤方面，类风湿结节是本病的特异性的关节外表现，与类风湿因子相关，可见于20%~30%的患者，多位于关节隆突部位关节的伸侧面，常见于伸肌腱的表面，质地硬，类似骨质，它的存在提示疾病活动，可随疾病的缓解而消失，也可出现在肺、胸膜、心包膜、巩膜和其他部位，包括在一些罕见器官，如心脏。在眼方面多与干燥综合征并存，表现为角膜结膜炎，少数可出现巩膜炎。

RA心肺受累通常包括肺间质病变、胸膜炎和心包炎。肺部病变较常见，部分患者为首发症状。RA的心血管影响可能包括长期的炎症导致渐进性的冠状动脉和肺血管受累引起相应的临床表现。RA常有血液学并发症，与慢性病贫血及血小板增多有关。RA患者淋巴瘤的风险也增加。Felty综合征（如脾大、中性粒细胞减少，严重者可伴有贫血及血小板减少）是一种少见的合并症，常伴有腿部溃疡、血管炎、关节畸形以及发热等其他全身表现。

五、诊 断

RA可在完整的病史和详尽的体格检查的基础上，结合临床表现、实验室检查以及影像学检查来完成诊断。为了能够做到早期诊断及治疗，分类标准已更新至2010年，及时诊断和治疗可使RA患者得到最大的受益。典型病例采用美国风湿病学会（ACR）1987年修订的分类标准（表7-1）进行诊断很容易。但临床一旦符合1987年的分类标准，多数患者都处于疾病的晚期，错过最佳的治疗时期，因此临床提倡早期诊断，尤其针对一些以单关节炎为首发症状的不典型RA及早期RA。因此2010年ACR和欧洲抗风湿病联盟（EULAR）联合提出了新的RA分类标准（表7-2），新标准发布后多国对其进行了验证，结果显示，病史在2年内患者早期诊断显著优于旧标准。但对于病程<3个月的早期骨关节炎中过度诊断问题更为突出，误诊率竟高达16.1%。为此我国学者制定了适合本国的早期RA分类标准（表7-3），研究发现我国的分类标准诊断价值明显优于1987年ACR分类标准，与2010年的分类标准相比更

简单实用，有利于早期 RA 的临床诊断。

表 7-1　ACR 1987 年修订的 RA 分类标准

1. 关节内或周围晨僵持续至少 1 小时
2. 至少同时有三个关节软组织区积液
3. 腕、掌指、近端指间关节区中，至少 1 个关节区肿胀
4. 对称性关节炎
5. 有类风湿结节
6. 血清 RF 阳性
7. X 线改变（至少有骨质疏松和关节间隙狭窄）

注：符合以上 7 项中 4 项可诊断为 RA（要求 1～4 条的病程大于 6 周）

表 7-2　2010 年 ACR/EULAR 修订的 RA 分类标准

项目	评分
1. 受累关节	（0～5 分）
a）1 个中到大的关节	0
b）2～10 个中大关节	1
c）1～3 个小关节	2
d）4～10 个小关节	3
e）大于 10 个小关节	5
2. 血清学	（0～3 分）
a）RF 和抗 CCP 抗体阴性	0
b）RF 或抗 CCP 抗体低滴度	2
c）RF 或抗 CCP 抗体高滴度（正常上限 3 倍）	3
3. 滑膜炎持续时间	（0～1 分）
小于 6 周	0
大于等于 6 周	1
4. 急性时相反应物	（0～1 分）
CRP 和 ESR 均正常	0
CRP 或 ESR 异常	1

注：小关节包括近端指间关节、掌指关节、第 2～5 跖趾关节、腕关节；大关节指肩、肘、髋、膝、踝；RF.类风湿因子；CCP.环胍氨酸肽；CRP.C 反应蛋白；ESR.红细胞沉降率

表 7-3　我国早期 RA 分类标准

1. 晨僵≥30 分钟
2. 14 个关节区至少存在 3 个部位的关节炎
3. 腕或掌指或近端指间关节，至少 1 处关节炎
4. 抗 CCP 抗体阳性
5. 血清 RF 阳性

注：具备 3 条以上可分类为早期 RA，敏感性为 84.4%，特异性为 87.4%

六、治 疗

目前 RA 仍不能根治,治疗的最终目标是减轻疼痛和不适,预防畸形和避免正常关节功能的丧失,以及维持正常身体和社会功能,使患者达到临床缓解或疾病的低活动度。按照早期、达标个体化的治疗原则。治疗始于医患者之间相互信任以及对于疾病的认识和治疗目标的共识。治疗包括一般治疗、药物治疗及外科手术治疗,对于出现关节畸形和强直的患者康复治疗也贯穿于整个治疗之中。

RA 的治疗目的为改善预后,保持关节、脏器的功能,缓解相关症状,提高生活质量。目前常用药物大致分为五大类,即非甾体抗炎药、改善病情的抗风湿药(DMARD)、糖皮质激素(GC)、植物药制剂和生物制剂等。

1. 非甾体抗炎药 主要作用机制是抑制体内环氧合酶(COX)活性,从而为抑制花生四烯酸转化为前列腺素的生物合成起到抗炎、解热、镇痛的作用。该药不能控制病情的进展,但可以快速有效地缓解症状。不推荐联合用药,因联合用药不增加疗效,增加不良反应,警惕心脑血管风险及肾脏毒性。

2. 改善病情抗风湿药(DMARD) 包括甲氨蝶呤、来氟米特、柳氮磺胺吡啶、羟氯喹、金制剂、青霉胺、硫唑嘌呤和环孢素,其中甲氨蝶呤作为首选药物被视为治疗 RA 的锚定药。甲氨蝶呤(MTX)为二氢叶酸还原酶抑制剂,可以单药或者联合其他 DMARD 药使用。由于各个 DMARD 药物有其不同的作用机制和不良反应,需定期监测。治疗每 1~3 个月应评估病情,必要时更改治疗药物,直到完全缓解或达到降低疾病活动度。

3. 糖皮质激素 治疗 RA 的原则为小剂量、短疗程。糖皮质激素联合 DMARD 药物[推荐小剂量(<7.5mg/d)]可延缓影像学进展。对于存在其他器官损害的重症患者可以考虑使用中、大剂量的激素,症状控制后逐渐减量,小剂量维持。对于顽固的关节损害,可以考虑局部关节腔注射激素,一年不超过 3 次,警惕痛风性关节炎的发生。

4. 植物药制剂 目前临床常用的植物制剂主要包括雷公藤总苷、青藤碱、白芍总苷等。该类药物具有一定的抗炎及免疫调节作用,以雷公藤总苷最为常用,临床使用需要密切监测性腺抑制等不良反应。

5. 生物制剂 目前临床使用的生物制剂:TNF-a 拮抗剂、IL-1 拮抗剂、IL-6 拮抗剂、CD20 单克隆抗体、细胞毒 T 细胞活化抗原 4(CTLA-4)抗体、JAK 抑制剂等,还有多种新的生物制剂在研究中。在其能够快速准确作用于靶细胞因子的同时,需要警惕感染(结核)的发生以及相应注射部位注射点皮疹。为了避免抗体的产生,临床往往联合甲氨蝶呤治疗。

6. 外科干预 对于临床上规律治疗仍存在单关节受累的患者以及关节强直的患者可以考虑外科干预。在外科干预的基础上联合内科的规范治疗,避免术后复发。

七、中医诊治与康复

RA 属于中医"痹证"范畴,早在《黄帝内经》中即有"风寒湿三气余至,合而为痹"的记载,又被称为"历节病""鹤膝风""骨痹""顽痹"等。本病的病机特点,气血、阴阳、脏腑亏损,外受风、寒、湿、热之困,导致体内有痰、浊、瘀阻于经络之间,使气血运行不畅,日久阻闭经络。

（一）诊断

本病的诊断可参照中华人民共和国中医药行业标准《中医病证诊断疗效标准》（ZY/T001.1-94）。

（二）中医证候诊断

1. 风湿痹阻证 肢体关节疼痛、重着，或有麻木肿胀，痛处游走不定，关节屈伸不利，遇潮湿寒冷气候则发作或加剧，反复发作，经久不愈，多见于上肢，舌质淡红，苔白腻，脉濡或滑。

2. 寒湿痹阻证 肢体关节剧烈冷痛，得寒痛剧，得热痛减，重痛不移肿胀麻木，屈伸不利，关节拘急，舌淡暗胖大，苔白腻或白滑，脉弦紧。

3. 湿热痹阻证 局部关节、肌肉肿痛，触之灼热或有热感，得冷则舒，汗出口渴不欲饮，尿黄便结，烦闷不安，或有发热，舌红苔，苔黄腻，脉濡数或滑数。

4. 痰瘀痹阻证 肢体关节胀痛日久不消，刺痛不移，夜间痛明显伴晨僵，屈伸不利，关节周围或皮下结节，或周围肌肉萎缩，面色晦暗，或肌肤甲错，舌暗紫，苔白厚或厚腻，脉沉细涩或沉滑。

5. 气血两虚证 关节、肌肉长期酸痛或隐痛，时轻时重，倦怠无力，活动后加剧，或肢体麻木，筋惕肉瞤，肌肉萎缩，关节变形；少气乏力，自汗，心悸，头晕目眩，面色白或萎黄，舌淡瘦，苔薄白，脉细弱。

6. 肝肾不足证 关节肌肉疼痛，肿大或僵硬变形，屈伸不利，腰膝酸软无力，关节发凉，畏寒喜暖，舌红，苔白薄，脉沉弱。

（三）治疗方案

1. 辨证选择口服中药汤剂、中成药
（1）风寒湿痹证
治法：祛风散寒，除湿通络。
代表方：防风汤、乌头汤、薏苡仁汤加减。
对于湿证较重的患者可采用羌活胜湿汤加减，中成药选用复方夏天无片、祛风止痛片、骨龙胶囊等；对于寒证为主的患者推荐方药为乌头汤合防己黄芪汤加减，中成药选用通痹片、复方雪莲胶囊等。
（2）湿热痹阻证
治法：清热除湿，祛风止痛，活血通络。
推荐方药：白虎加桂枝汤、宣痹汤合三妙散加减。
中成药：四妙丸、新癀片等。
（3）痰瘀痹阻证
治法：活血行瘀，蠲痹通络。
推荐方药：桃红饮、双合汤、小活络丹加减。
中成药：祖师麻片、大小活络丸等。

(4) 气血两虚证

治法：益气养血，补益肝肾，和营通络。

推荐方药：八珍汤合祛痹汤加减。

中成药：痹祺胶囊等。

(5) 肝肾不足证

治法：补益肝肾，蠲痹通络。

推荐方药：独活寄生汤加减。

中成药：独活寄生合剂、益肾蠲痹丸等。

2. 针灸疗法 局部取穴以阿是穴为主，可辨证选取。如湿热痹阻证可选取肩髎、肩贞、曲池、天井、阳池、外关、八邪、夹脊、环跳、承扶、鹤顶、解溪、八风、阳陵泉、昆仑、太溪等穴位；痰瘀痹阻证可取丰隆；肝肾两虚可选肾俞、命门等结合阿是穴。针刺时根据寒热虚实不同配合针刺泻法、补法，或点刺放血、穴位注射。除针灸以外还有水针和针刀可以选择。

3. 外治法 根据具体情况设定个性化治疗方案，可包括中药外敷、中药离子导入、中药泡洗和熏治、药浴、穴位贴敷等。

(四) 康复

1. 康复的评定 RA 患者多因关节肿痛及功能障碍影响日常生活前来就医，积极的治疗可以降低和延缓患者关节畸形及功能障碍发生的概率，在此基础上配合康复治疗可以使患者临床上得到更大的帮助。具体康复治疗前需要对患者进行如下的评定工作。

(1) 疾病活动度评价：目前可以参考临床指标〔如肿胀及压痛的关节数、患者对于疼痛和总体严重程度的评价、急性期反应物（C 反应蛋白、红细胞沉降率）〕以及 DAS28 用于评价疾病的活动程度。

(2) 疼痛评价：目前常用的是视觉模拟评分法（VAS）。具体方法为在长 100mm 的横线上，根据自己的感觉找到可以描述自己疼痛的具体位置，包括：0 分，没有疼痛；30 分以下可以忍受的疼痛；40～60 分疼痛但不影响睡眠；70～100 分疼痛难忍影响睡眠；100 分表示剧烈疼痛。Wong-Baker 面部表情疼痛量表评估人员根据 6 种面部表情判定疼痛的级别。

(3) 关节活动及肌力评定：关节活动主要是借助量角器等测量工具，在特定的体位下，测量关节的活动范围；肌力评定常用方法包括握力测试、捏力测试、四肢的肌力测试。此项评定往往在疾病的急性期过后进行，因为此部分测试会给患者带来不适。

(4) 手功能评定：主要对手进行 12 项操作的评估，包括悬垂、推压、托举、击打、触摸、球形抓握、动态操作、勾拉、球形指尖握、多指尖捏、两指尖捏、侧捏。

(5) 日常生活活动能力评估及步态分析：日常活动评定主要采用改良 Barthel 指数量表；根据患者的步态推断受累的部位及程度。

2. 康复治疗 由于 RA 是一种慢性迁延性疾病，临床根据康复的需求分为三期，即急性期、亚急性期、慢性期。不同时期的康复计划不同。

(1) 休息：此方式对于急性期患者尤为重要。有研究表示，休息可以减轻炎症程度，避免运动后带来的二次损伤及组织水肿。

（2）物理治疗仪

磁疗仪：通过仪器内部的生物磁效应来影响人体肌膜系统的通透性和生物高分子的磁矩取向、电荷微粒的运动、电流分布等，调整和恢复体内不平衡的功能状态，使组织细胞的理化过程改变，通过促进血液及淋巴循环，从而达到镇痛、消肿等作用。

红外灯照射：根据关节的大小可选取 250～1000W 的灯头，每天一次，照射 30 分钟左右。

高频电疗仪：包括短波、超短波及微波电疗仪，主要通过产生的电磁场进行治疗。本法具有温热效应和非温热效应两种，可超到消炎镇痛的作用。

经皮神经电刺激疗法：电流的强度选择能够引起震颤但是不会产生疼痛，频率选择以患者能够感受到症状缓解为宜，每次 30 分钟，每天 1～2 次。

冷疗可以用于急性期关节的康复治疗；石蜡疗法可用于亚急性期，每次 30 分钟，每天一次；温泉疗法也可缓解亚急性期关节的症状。

（3）关节活动：可以借助按摩、支具等进行关节活动。如下颌关节受累可采取按下关法（图 7-3）：患者仰卧，医者示指置于耳后翳风穴处，拇指置于耳前下关穴处，两指同时用力，持续按压 2～3 分钟。然后分别于两穴处施行指揉法 1～2 分钟。腕关节受累引起的腕管综合征可采取顺筋宽腕法（图 7-4）：患手置于桌面，医者先在患者的外关、合谷、阳溪、鱼际、劳宫及痛点等穴位处按压和揉摩；然后将患手在轻度拔伸下，缓缓旋转、屈伸腕关节数次；操作者将左手握住腕上，右手拇、示指依次捏住患手拇、示、中、环指远节，向远心端迅速拔伸，以发生弹响为佳。以上手法可每日做一次。对于已经出现关节变形的患者可采用矫形器干预，如掌指关节伸展辅助矫形器、掌指关节屈曲辅助矫形器、指间关节屈曲辅助矫形器和指间关节伸展辅助矫形器（图 7-5～图 7-8）。

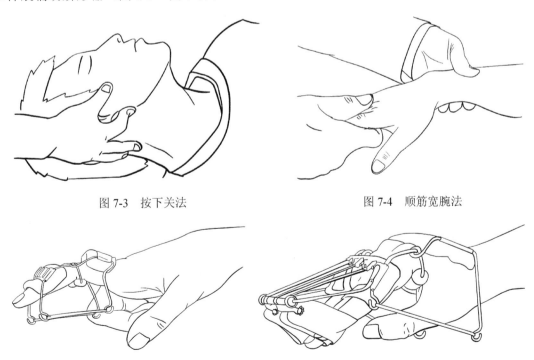

图 7-3 按下关法　　　　　　　　　图 7-4 顺筋宽腕法

图 7-5 掌指关节伸展辅助矫形器　　图 7-6 掌指关节屈曲辅助矫形器

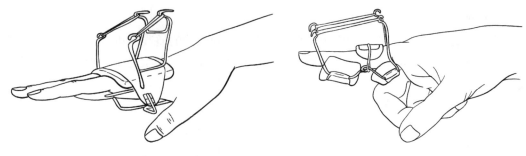

图 7-7　指间关节屈曲辅助矫形器　　　　　图 7-8　指间关节伸展辅助矫形器

（4）肌力训练：是一项漫长的训练过程，推荐患者在允许的情况下，在借助上述疗法的前提下可将等长肌力训练变成等张肌力训练。

（5）情感和心理治疗：由于部分患者长期治疗效果不理想而出现焦虑、抑郁，乃至自杀倾向，因此临床医师在积极治疗的前提下做好疾病的宣教和患者情绪、心理的疏导。

（李　伟　沈子龙）

第四节　强直性脊柱炎

强直性脊柱炎（AS）是一种以中轴关节受累为主，可伴发关节外表现，重症者可发生脊柱畸形和关节强直，是一种慢性自身炎症性疾病，属于血清阴性脊柱关节病的临床常见类型。

一、流 行 病 学

该病以年轻男性多见，患病率为 0.25% 左右。临床上约 90% 的患者表现为 HLA-B27 阳性。20% 左右的患者有家族聚集患病现象。中华医学会风湿病学分会公布的我国的患病率为 0.3%，男女比例为（2~3）∶1，且女性病情轻，疾病进展缓慢。

二、病因和发病机制

研究提示，该病与 MHC-Ⅰ类基因 HLA-B27 高度相关，其中较多研究提示 AS 与 HLA-B2704、B2705 和 B2702 呈正相关。在 H2A 区域内以及 HLA 区域外还存在 AS 的其他易感基因。一般认为 AS 可能和泌尿生殖道沙眼衣原体、志贺菌、沙门菌、弯曲杆菌和结肠耶尔森菌等肠道病原菌感染有关，引起免疫应答导致抗原提呈细胞的 HLA-B27 分子错误折叠，引发持续性的炎症反应。

三、病　　理

骶髂关节、脊柱及附着点的炎症是 AS 的特征表现。研究发现，炎症起源于上述部位的骨骼与软骨、骨骼与纤维软骨的交界处。炎症部位存在巨噬细胞和 $CD4^+T$ 及 $CD8^+T$ 细胞，以及大量的炎症细胞因子（如 TNF-α 和 IL-23 等）。反复的炎症可导致附着点侵蚀、附近骨髓炎症、水肿。炎症的修复和脂肪化生，乃至受累部位新骨形成、关节消失。典型的晚期表现是出现椎体方形变、韧带钙化、脊柱"竹节样变"等。

四、临床表现

该病一般起病较隐匿，往往容易被误诊为生长痛或腰椎间盘突出症相关疾病。男性较多见，发病年龄多在 20~30 岁，常表现为单侧、双侧或交替性臀部、腹股沟向下肢放射的酸痛等。症状在夜间休息或久坐时较重，活动后可以减轻。

五、诊　　断

目前常用的标准为 1966 年纽约标准（表 7-4）和 1984 年修订的纽约标准（表 7-5）。

1966 年纽约标准：符合双侧Ⅲ~Ⅳ级骶髂关节炎伴 1 项（及以上）临床标准，或单侧Ⅲ~Ⅳ级或双侧Ⅱ级骶髂关节炎伴临床标准（1）项或（2）+（3）可确诊 AS，符合双侧Ⅲ~Ⅳ级骶髂关节炎不伴有临床标准者为可疑 AS。

表 7-4　1966 年纽约标准

1. 临床标准
    （1）腰椎前屈、后伸、侧弯 3 个方向活动受限
    （2）腰背部疼痛病史及现症
    （3）第 4 肋间隙测量胸廓活动度<2.5cm
2. 放射学标准（骶髂关节 X 线分级）
    0 级：正常
    Ⅰ级：可疑
    Ⅱ级：轻度异常，可见局限性侵蚀、硬化，但关节间隙正常
    Ⅲ级：明显异常，存在侵蚀、硬化、关节间隙增宽或狭窄、部分强直等 1 项或 1 项以上改变
    Ⅳ级：严重异常，表现为完全性关节强直

1984 年修订的纽约标准：符合放射学标准和 1 项（及以上）临床标准者为确诊患者，符合 3 项临床标准或者符合放射学标准而不伴任何临床标准者为可疑患者。

表 7-5　1984 年修订的纽约标准

1. 临床标准
    （1）腰痛、晨僵 3 个月以上，活动改善，休息无缓解
    （2）腰椎冠状面和矢状面活动受限
    （3）胸廓活动度低于相应年龄、性别的正常人
2. 放射学标准（骶髂关节 X 线分级同纽约标准）
    双侧≥Ⅱ级或单侧Ⅲ~Ⅳ级骶髂关节炎

六、治　疗

2011年国际脊柱关节炎评估专家协会（ASAS）/欧洲抗风湿病联盟（EULAR）对AS的最新治疗及管理意见如下。

总体原则包括：①需要在风湿科医师的协调下多学科联合治疗；②其治疗目标为控制炎症，缓解症状，最大程度地提高患者生活质量，避免远期关节强直，保持社交能力；③AS的治疗目的是在医患共同决策下使患者得到最好的照顾；④药物和非药物治疗间相互配合，最大程度地减轻患者的疼痛、晨僵及疲劳。

（一）非药物治疗

AS的非药物治疗基础是患者教育和规律的锻炼及物理治疗，教育患者日常养成良好的生活习惯及日常的体态。在疾病晚期注意并发症以及骨桥骨折的发生风险。

（二）药物治疗

1. 非甾体抗炎药　对于存在疼痛和晨僵的AS患者的一线用药，常用药物有吲哚美辛、布洛芬、双氯芬酸等，使用此类药物需要注意避免两种同时使用。两种药物同时使用不增加疗效反而增加不良反应，同时该类药物最常见的不良反应包括常见的消化道症状，少数患者可出现溃疡，较少出现头痛、肝肾损害，需要警惕心血管风险，针对患者行个体化治疗。

2. 控制疾病抗风湿药　没有足够证据证实对于治疗AS有效。然而临床研究显示，DMARD中柳氮磺吡啶和甲氨蝶呤可以改善AS患者外周的症状（推荐证据等级为2级）。

3. 抗TNF拮抗剂治疗　为NSAID和物理治疗不满意或无效的中轴炎性疾病的患者的选择（推荐证据等级为1级）。根据ASAS的推荐，对于持续高疾病活动性的患者，无论是否应用传统治疗，都应该给予抗TNF治疗。那些对TNF拮抗剂治疗无效的患者换用第二种TNF拮抗剂可能会有效。使用该类药物注意结核、乙型肝炎和肿瘤的筛查。TNF-α需警惕注射点反应。

4. 糖皮质激素　循证医学证据不支持全身应用糖皮质激素治疗。对眼急性葡萄膜炎、关节的炎症可考虑予以局部直接注射糖皮质激素，每年不超过3次，3~4周为一个周期。

（三）外科治疗

对于存在严重的髋关节病变、严重残疾畸形的患者可以考虑外科手术干预。对于存在脊柱骨折及骨桥骨折的患者临床要尤为重视。

七、中医诊治与康复

AS在中医学的记载始于《素问·痹论》，属于中医学痹证中的肾痹范畴，指出"骨痹不已，复感于邪，内舍于肾……肾痹者，善胀，尻以代踵，脊以代头"形象地记载了晚期强直性脊柱炎的临床表现，并指出其发病是由肾虚的内因外加外邪或外伤引起的。

（一）诊断

本病的诊断可参照中华人民共和国中医药行业标准《中医病证诊断疗效标准》（ZY/T001.1-94）。

（二）中医证候诊断

1. 寒湿痹阻证 腰骶、脊背酸楚疼痛，痛连颈项，伴僵硬和沉重感，活动不利，背冷恶寒，阴雨潮冷天加重，或日轻夜重，得温痛减，或伴双膝冷痛，或恶寒怕冷，舌质淡，苔白或白腻，脉沉弦或沉迟。

2. 湿热阻络证 腰骶、脊背、髋部酸痛，僵硬重著，活动不利，或伴膝、踝等关节灼热，或见烦热、口干口苦、胸脘痞闷，小便黄赤，舌质红，苔黄腻，脉濡数。

3. 肾虚督寒证 腰脊僵板，驼背，髋部、颈部酸痛、冷痛，痛势隐隐，喜暖喜按，劳累或遇寒加重，转颈、扭腰及下蹲困难，或见关节强直，屈伸不利，或伴腿膝酸软乏力，俯仰受限，或肌肉萎缩，或畏寒肢冷，或大便稀溏，小便清长，舌淡嫩，苔薄白，脉沉细无力。

4. 肝肾阴虚证 腰骶部、脊背、颈部、髋部酸或疼痛势缓，喜按喜揉，或见关节强直变形，屈伸不利，或有四肢酸软乏力，肌肉萎缩，或有双目干涩疼痛，可伴有消瘦，咽干口渴，头晕心悸，耳聋耳鸣，心烦失眠，面色潮红，盗汗遗精，舌质红，苔少或薄黄，脉弦细数。

5. 瘀血阻络证 腰背疼痛剧烈，腰脊僵硬，固定不移，转侧不能，夜间尤甚，不能平卧，有时需下床活动后才能入睡，晨起肢体僵硬明显，或有关节屈曲变形，舌质暗或有瘀点或瘀斑，苔薄白或薄黄，脉细涩。

（三）治疗方案

1. 辨证选择口服中药汤剂、中成药

（1）寒湿痹阻证

治法：散寒除湿，通络止痛。

方药：蠲痹汤合桂枝汤加减或乌头汤加减。

（2）湿热阻络证

治法：清热解毒，利湿通络。

方药：四妙散合宣痹汤加减。

（3）肾虚督寒证

治法：温肾补督，养血柔筋，祛痹通络。

方药：青娥丸合独活寄生汤加减；益肾通督方；骨痹汤；阳和汤合右归丸加减。

（4）肝肾阴虚证

治法：补益肝肾，通络止痛。方药：当归地黄丸合虎潜丸加减。

（5）瘀血阻络证

治法：活血化瘀，通络止痛。

方药：大黄䗪虫丸合身痛逐瘀汤加减，桃红饮加减。

2. 针灸 主穴取肝俞、肾俞、膈俞、血海、夹脊穴、足三里，可配合合谷、丰隆、阿是穴等穴位选用补泻手法，进行针灸。

3. 推拿 揉两侧膀胱经，点按肾俞、三焦俞、腰眼、环跳，后依次按压胸椎、腰椎。

4. 外治法 根据具体情况设定个性化治疗方案，可包括中药外敷、熏洗、水疗、穴位贴敷等。水疗主要是利用不同温度、压力、成分的水，通过温度刺激作用改变神经和心血管系统的兴奋性；机械效应有利于促进静脉回流，减轻肢体关节的负荷。

（四）康复

1. 康复的评定 临床上来就诊的 AS 患者存在不同程度的关节受累及活动受限，严重者出现强直，积极的治疗可以降低和延缓患者关节畸形及功能障碍发生的概率。在此基础上配合康复治疗可以使患者临床上得到更大的帮助。具体康复治疗前需要对患者进行如下的评定工作。

（1）疾病活动度评价：通常采取 Bath 强直性脊柱炎活动指数及强直性脊柱炎健康评估问卷进行测评。

（2）疼痛评价：常规选用 VAS 评分法及 Wong-Baker 面部表情疼痛量表进行疼痛评价，在此基础上需要注意夜间痛的评估。

（3）关节功能评定：主要集中在脊柱的前屈、后伸、侧弯及旋转功能的评定，同时需要注意髋关节活动程度的评价。

（4）心理评定：主要采用焦虑自评量表和抑郁自评量表，让患者及其家属充分认识本病及其危害，给予心理及医疗指导，树立患者的治疗信心。

（5）对于疾病晚期，出现脏器受累的患者需要注意心功能及肺功能的评定，严重者包括视力的评定。

2. 康复治疗

（1）康复目标：在全面的药物治疗和支持治疗的基础上，配合康复措施对脊柱进行矫正，预防畸形加重，改善其脏腑功能。

（2）方法：运动疗法、牵引、物理因子治疗、水疗、电疗、光疗、超声波、矫形器矫正。其中推荐水疗原因如下：水疗是以水为媒介，利用不同温度、不同压力、不同成分的水，以不同的形式作用于人体，以预防和治疗疾病、提高康复效果。水疗温度刺激作用可改变神经系统和心血管系统的兴奋性；机械效应有利于促进静脉回流，浮力可以减轻肢体关节的负荷，利于水中开展各种治疗活动；同时，水是良好的溶剂，可在水中溶入治疗药物。运动疗法可以推荐 Williams 体操（图 7-9）。

（3）康复措施：轻型患者出现骶髂关节疼痛可以采用屈髋扳腰法、仰卧扳腰法。软性骶髂矫形器，是一种由帆布或者弹力布制成的软性矫正器，围在骨盆的外面，可以缓解患者腰骶部的疼痛，中晚期患者需要借助矫形器或者外科手术干预。

（4）行为干预：由于 AS 的患病人群年龄较小及部分医院缺乏对该病的认识，本病往往被误认为腰椎间盘突出症、腰肌劳损、生长痛等，导致疾病诊治的延误。因此需要患者注意以下几点：具有正确的姿势，无论是行走、站立还是坐位都应尽量避免脊柱弯曲；避免搬运重物、过强的体育运动、外伤。上述原因可以导致骨及骨桥发生骨折引起疼痛；尽量睡硬板床，枕头要低，推荐平卧尽量避免侧卧。对于出现髋关节受累的患者尽早就诊，避免于家中采用被动体位缓解疼痛，否则会加重关节畸形，甚至强直的发生。适当的体育锻炼不仅可以缓解症状，对延缓疾病的进展也有帮助，可采取小燕飞法加强腰背肌的锻炼、采取卷腹的方法加强腹肌的训练，对于病史时间较长的患者建议加强上述锻炼的同时注意加强胸廓的活动度，可采取深呼吸、

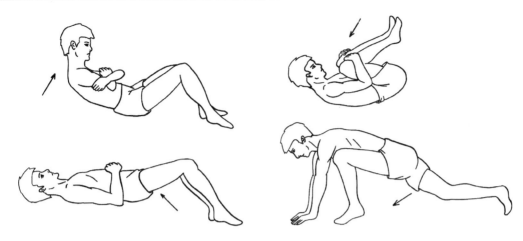

图 7-9 Williams 体操

吹蜡烛等。总之 AS 的治疗需在患者充分认识本病的基础上，积极的锻炼配合积极的治疗才能更好地控制疾病，避免或延缓致残的发生。

（李　伟　穆玉龙）

参 考 文 献

艾弗 J. 本杰明. 2019. 西氏内科学精要. 王晨主译. 北京：科学出版社

范恒. 2019. 中医诊断学. 北京：科学出版社

黄烽. 2011. 强直性脊柱炎. 北京：人民卫生出版社

金荣疆，唐巍. 2017. 中医养生康复学. 北京：中国医药科技出版社

李放，胥少汀，时述山. 等. 1995. 股骨头缺血坏死患者的手术治疗. 中华外科杂志，33（15）：292-294

李红玲，席彪. 2019. 社区康复培训指导手册. 北京：中国协和医科大学出版社

李丽，章文春. 2008. 中国传统康复技能. 2 版. 北京：人民卫生出版社

刘敬霞. 2018. 中医临床研究进展. 北京：中国中医药出版社

刘夕东. 2018. 康复工程学. 2 版. 北京：人民卫生出版社

卢亮宇，王予彬. 2007. 膝骨关节炎疼痛机制及治疗研究现状. 中国运动医学杂志，26（4）：512-516

汪悦，纪伟，陆燕. 2019. 实用中西医结合风湿免疫疾病治疗学. 北京：中国医药科技出版社

吴勉华，王新月. 2012. 中医内科学. 北京：中国中医药出版社

吴启富，范永升，叶志中. 2019. 风湿病中西医结合诊疗指南. 北京：人民卫生出版社

张奉春. 2017. 类风湿关节炎基础与临床进展. 上海：复旦大学出版社

张奉春，栗占国. 2015. 内科学·风湿免疫科分册. 北京：人民卫生出版社

朱天民. 2017. 中医营养与食疗. 北京：中国医药科技出版社

朱毅，米立新. 2019. 康复治疗师临床工作指南·肌骨疾患康复治疗技术. 北京：人民卫生出版社

Chang Y H，Hu C C，Chen D W, et al. 2009. local cancellous bone grafting for osteonecrosis of the femoral head. Innov，16（1）：63-67

Lee Goldman，2002. 西氏内科学·肌和结缔组织疾病. 王贤才译. 西安：世界图书出版社